全国卫生职业院校规划教材

供口腔医学、口腔医学技术、口腔修复工艺专业使用

口腔医学美学

（第2版）

主　编　徐流亮　叶文忠

副主编　孙海云

编　委　（按姓氏笔画为序）

　　　　王　琳　甘肃卫生职业学院

　　　　叶文忠　商丘医学高等专科学校

　　　　乔瑞科　青岛卫生学校

　　　　孙海云　廊坊卫生职业学院

　　　　赵凯冰　开封大学医学部

　　　　徐流亮　开封大学医学部

科学出版社

北京

内 容 简 介

本书是全国卫生职业院校规划教材之一,共包括 5 章,即美学基础、医学美学基础、口腔医学美学、口腔医学美学的临床应用、口腔颌面美容保健,从美学基础逐渐过渡到临床口腔医疗第一线,充分体现了美学理论知识与口腔医学各具体学科之间广泛而深入的结合,阐明了口腔医学美学的基本理论及其解决口腔医学临床问题的独到之处,给学习者提供解决口腔临床问题的方法、手段,使复杂问题简单化、疑难问题简易化;利用视觉原理在不移动牙齿的情况下使不整齐变整齐、不对称变对称、不美观变美观。同时使学习者和患者增加生活、工作乐趣,陶冶情操,提高审美能力。

本书主要适用于高等卫生职业院校口腔医学、口腔医学技术、口腔修复工艺专业。也可供口腔临床医生及口腔技工参考使用。

图书在版编目(CIP)数据

口腔医学美学 / 徐流亮,叶文忠主编 . —2 版 . —北京:科学出版社,2014. 4
全国卫生职业院校规划教材
ISBN 978-7-03-040284-4

Ⅰ. 口… Ⅱ.①徐… ②叶… Ⅲ. 口腔科学-医学美学-中等专业学校-教材
Ⅳ. R78-05

中国版本图书馆 CIP 数据核字(2014)第 055641 号

责任编辑:许贵强 / 责任校对:宋玲玲
责任印制:徐晓晨 / 封面设计:范璧合

科 学 出 版 社 出版
北京东黄城根北街 16 号
邮政编码: 100717
http://www.sciencep.com

北京科印技术咨询服务公司 印刷
科学出版社发行　各地新华书店经销
*

2005 年 8 月第 一 版　　开本:787×1092　1/16
2014 年 4 月第 二 版　　印张:11 1/2　插页:4
2015 年 8 月第五次印刷　字数:271 000

定价:32.00 元
(如有印装质量问题,我社负责调换)

前　　言

随着人民群众物质文化生活水平的不断提高,人们对美的追求也越来越迫切,对从事口腔医学工作者的要求也越来越高,已经不是简单地满足于功能的恢复,因此,要求从事口腔医疗的医务工作者必须有一定的美学修养。本书就是在此基础之上产生的。

本书在编写过程中,坚持"贴近岗位、贴近社会、贴近学生"的基础原则,保证教材的科学性、严谨性、实用性。语言上尽可能简练,内容上针对初学者情况以实用为特点、以满足临床工作需要和应对执业医师考试为上限。力求突出本课程的特点:追求美观,操作简单,理解问题容易化。提高学习者的美学修养,陶冶情操,促进学习者在临床工作、实际生活中自觉运用美的规律和创造美的能力。

本教材共分5章,即美学基础、医学美学基础、口腔医学美学、口腔医学美学的临床应用、口腔颌面美容保健。从美学逐步过渡到口腔医疗第一线,循序渐进,便于理解。本书插图丰富,彩色印刷。共有140多幅图。每章内容编写上都写了学习目标、目标检测,使其学习目标明确、重点突出,有利于学习者更好的掌握本书的知识点、及时反馈并校正,同时每章都有案例,针对问题学习,提高学习积极性、真实性,每章也都有链接,开阔学生视野,扩大知识面,从而提高学习兴趣和综合职业素质。

本教材编者,多为具有多年教学及临床经验双师型教师,有着丰富的美学审美知识和临床医疗经验,他们结合各自领域的专业特点,由美学角度从理论到临床实践加以论述,因此本书具有一定理论性又有较强的实战性。在编写过程中,得到参编学校和单位的大力支持及各位编委老师的不懈努力,特致以诚挚的谢意!

由于编者水平有限,参编教师在教学、临床医疗第一线任务重时间紧的情况下,编写难免有不妥或错误之处,恳请广大师生给予批评指正。

编　者
2013 年 12 月

目　　录

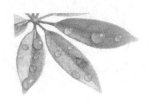

第 1 章
美学基础

1. 美及美学的产生。
2. 美的特征。
3. 美的基本形态。
4. 形式美及其基本规律。
5. 审美及审美能力。

随着人类文明的逐步提升，人从"自然的人"上升到"社会的人"，再上升到"审美的人"，经历了两个大的飞跃。其间，德国哈列大学教授鲍姆嘉通（A. Baumgarten，1714-1762）1735 年在《关于诗的哲学沉思录》里提出建立美学学科的建议，并首先使用了"美学"的术语。1750 年，他正式发表的《美学（aesthetica）》一书，标志着美学作为一门独立学科的诞生。他本人也被后人尊称为"美学之父"。到了今天，人们对美学的需要比过去任何时候都强烈。美学已渗透到口腔医学的各个临床科室，美学理论知识在口腔医疗实践中得到越来越多的应用。人的内涵要用美的含义去完善、丰富。美学是每一个口腔医学生的必备知识。

第 1 节 美的基本概念

一、美学的起源

（一）从古代石器和陶器看美的产生

原始人的石器，是把石头制作成各种形状的工具，主要是为了符合生产使用和生存斗争的需要。虽然外形粗笨简陋，但却蕴含着质朴的美学原理。如对称的石器，投射易于命中；两边薄中间厚表面光滑的石器，可减少阻力。这表明原始人类对自然形态的均衡、对称等形式美变化规律有了初步的掌握。后来出现了石头装饰品，这种与实用内容相分离的形式，标志着美开始成为独立的存在，表明人类创造美的审美观念的初步形成。到了陶器时代，人们开始在陶器上设计和制作纹饰，注重造型的美观，以形式表达情感，体现了实用中渗进人的精神因素和审美需求的特征。

（二）从原始艺术看美的产生

原始艺术产生于原始人的物质生产活动中。在劳动前和出征前为了相互鼓励以舞助兴，为在劳动中消除疲劳追求欢乐的场面，从而产生了音乐、舞蹈、诗歌等艺术形式。从中我们可以看到原始艺术美的萌芽。

（三）从社会的发展看美的产生

美是社会发展到一定阶段的必然产物。美是人们在满足物质生活需要的基础上提出的精神生活需要。墨子曰："食必常饱，然后求美；衣必常暖，然后求丽。"我国古代思想家如孔子、老子等认为美是一种和谐。

（四）从"美"字的含义看美的产生

东汉学者许慎《说文解字》中是这样解释"美"的："美，甘也。从羊，从大，羊在六畜主给善也。美与善同意。"在这段话里，首先对"美"的字形作了分析，"从羊，从大"，意指"羊"和"大"组成字形。由形而意，美的含义是羊的肥大、味美，即"羊大为美"。汉语对"美"的另一解释："美"的本意是头戴羊角或头部用羽毛装饰成羊角形状的人，即"羊人为美"。上述感觉在心理方面可以概括为快乐、愉悦和喜爱。可见，美的产生价值：其一，美是以生理愉快和享受为基础的审美快感；其二，是美具有一定的功利实用价值。

⊃链接

> 日本学者笠原仲二认为，"美"字包含四方面的含义。①视觉方面：羊之庞大及强壮在官能上的感觉；②味觉方面：肥美的羊肉之甘味在官能上的感觉；③触觉方面：羊皮作衣为最优良的防寒物品在官能上的感觉；④功利方面：期待这种动物具有很高的经济价值。

从美的产生，我们得出以下三点结论：首先，美产生于劳动，产生于人的物质实践活动。其次，在美的产生过程中，实用先于审美。再次，从实用到审美是一个漫长的历史过程，也是一种社会进步。

总之，美作为人类创造的客体对象，经历了由粗陋到精细，由低级到高级，由"纯实用"到"实用与审美结合"，再到"单纯审美"的发展过程。人在劳动中创造了美，同时提高了自身的审美能力，反过来又促进人类创造更美的事物，从而推动社会不断前进。

二、感性的美

美是物质的感性存在，人们在审美活动过程中，会萌发美感，常伴有强烈的情感反应，使人在生理上产生快感的同时在精神上感到舒畅满足。美的日常含义有两方面：一是由于生理需要得到满足而产生的舒适感和愉悦感，如在酷热的夏天喝杯冰镇饮料，寒冷的冬天围着火炉取暖，感觉美极了，人们既陶醉于黄山的自然美景，也常被故宫的宏伟建筑所吸引；二是用于伦理评价，指得到社会的尊重、理解、支持而产生的愉悦感和成就感，是对人的行为、思想、言论符合规范的一种赞同。一个人的生存和发展必须依赖社会，人在社会中，彼此真诚相待，相互尊重，如真挚的友谊、纯洁的爱情、和睦的家庭。

三、理性的美

理性的美是指"美"作为审美性质和美的本质所产生的美学理论，从而揭示美的规律。因此，美不仅需要包含或体现着社会生活的本质和规律，还要有能够引起人们特定情感反映的具体形象。美是一种发现，是一种创造，体现了人类认识世界与能动地改造世界本质力量的价值，是主观与客观的统一。

四、美的本质

美的本质是美学中的一个基本理论问题，也是一个期待解决的难题。西方的美学家就此问题争论不休,出现了"美在理论"和"美是理念的感性显现"等唯心派,以及"美在形式"和"美在生活"等唯物派。中国古代美学家的回答也如出一辙,有"美在和谐"和"充实之谓美"的观点。马克思指出,美学必须与实践结合,才能得到进一步的认识和巨大的生命力。美学的应用问题才是中国当代美学着力研究的主题。在实践中认识和检验美的本质及规律,并对相应的社会实践产生引导和提升作用。

美的本质的外在表现,归纳起来具有形象性、感染性、功利性和创造性四种特征。

1. 美的形象性　美是一种具体的、能被人的感觉器官感受到的、有一定观赏价值的形象,而绝非一种抽象的概念。

2. 美的感染性　美具有一种怡情愉悦性,引起人的喜爱和崇敬感情的独特性质,凡是美的事物都能使审美主体受到感染,为之陶醉。

3. 美的功利性　美具有对于人类直接或间接的有利、有用的社会功能。美的这一特征表明,世界上不存在任何一种与人类利益无关的美,劳动工具和劳动产品就表现了美的功利性。

4. 美的创造性　美不是虚无缥缈的东西,不仅客观存在,而且可以被创造。这一特征在艺术美和科学美中表现得尤为突出。比如一件艺术作品的审美价值,不仅表现在内容上有所创造,而且表现在形式上有所革新,往往通过艺术家的独具慧眼表达对丰富生活的真切体验,传达出时代的最强音。

🔗链接
我国审美标准的变迁

在对人体的评价中,我国不同历史时期也存在着不同的审美标准。如两千多年前的《诗经·卫风》中,描写美人为"硕人",硕者高大白胖也。在魏晋南北朝时代,则以瘦削为美,如"孔雀东南飞"中,用"口如含珠丹,指如削葱根,纤纤作细步,精妙世无双"描写焦仲卿妻的娇美。在唐代,则以胖为美,保存下来唐代绘画中,美人都是宽颐体胖,据说杨贵妃就很丰腴,嫉妒的人骂她为"肥婢"。清代,赞美妇女常以"长项削肩、瘦不露骨",即均匀、偏瘦及鹅蛋形脸、小脚为美。近现代,我国流行的选美标准,偏重于身高和"三围"。当下的美学标准也体现出多样化的特点。

第2节　美的基本形式

美以审美对象存在状态上的共同特点作为标准,并以它们的表现形式及特殊本质作为原则。归纳起来有四种形态:自然美、社会美、艺术美和科技美。

(一) 自然美

自然美是指自然事物(未加工的或已加工的)的美。大自然是人类诞生的摇篮、生活的源泉、栖息的环境。欣赏和领略自然美,对丰富人自身的精神生活、陶冶情操,大有益处。如皎洁的明月、多彩的云霞、奇异的山峰、辽阔的大海都属于自然美,它们的形态、质感、线条和颜色的天然感性特征,激发着人们的美感。经过人直接加工改造的自然美形态,即人在一定时间和空间内按照其自身的需要而营造出来的自然景物,也保持着一定程度的天然美特色。如扬州"个园"中的假山等。由于社会实践造成的自然人化,在感性的自然所积淀的历史社会情感和丰富心理完全融入其中,因而使自然美的内容变得更加复杂、朦胧而隐晦,随着岁月的流逝和历史条件的变化,自然表现的内容更加自由,更富于象征和寓意,其积淀的社会内容也具有一种不确定性和变异性。因此,自然美的同一事物处在不同的时空条件下会产生不同的审美效果。如"横看成岭侧成峰,远近高低各不同"。

人体就其基本属性来说,仍是自然。因为人体具有遗传学、生物学、生态学上的特点,这是客观的、不依人的意志为转移的自然物,达·芬奇说:"人体是大自然最完美的造物"。所谓"人的自然素质"、"天生丽质",实际上就是指人的自然美属性。

(二) 社会美

所谓社会美,就是社会生活和现实生活中社会事物的美。它包括社会发展本质规律,体现人们的理想愿望,能给人以精神愉悦的社会现象。

社会美离不开人的社会实践活动,生产劳动是人类最基本实践活动,也是社会美存在的重要领域。社会实践活动随着社会发展而变更,因此具有鲜明的阶级性和时代性,带有一定的社会制度色彩。原始氏族的生产劳动、生产工具、生产对象及产品,是社会美最早的朴素形式。

社会美侧重于内容美,而非形式美,这个内容就是"善",人们衡量社会事物美不美,主要着眼于内容,判断它是否能促进社会发展,是否符合人们的需要、目的、利益。凡是能促使人类向前发展,符合社会发展规律的实践和人内在善的品质都是美。"社会美"和"自然美"合称现实美,二者常交织在一起。

(三) 艺术美

艺术美是现实美的提炼、概括和升华。它把社会美当做被反映的主题,把自然美当做被运用的物质手段。按照美的规律,运用审美观点、审美理想,经过艺术加工,把现实生活加以概括、提炼、创造,最集中、最充分地表现在艺术作品中的美。艺术美来源于现实,又高于现实。如果说现实美是属于社会存在范畴,是第一性的美,那么艺术美是属于社会意识范畴,是第二性的美。

艺术美有造型艺术美、表演艺术美、语言艺术美、综合艺术美。艺术美的特征具有形象性、情感性,具有独特的审美功能。艺术美的内容和形式具有充分的自由性。艺术美与社会美、自然美比较,在内容和形式两方面都能被主体更充分地选择和加工,最终成为内容和形式有机融合的艺术作品。而且,艺术美较社会美和自然美的表现更为高层次、更为强烈、也更为理想。如徐悲鸿画中的马,虽不能作千里之行,却能激励一代又一代人昂扬奋进。

● 链接

艺术美的表现形式

意大利艺术家米开朗琪罗,在梅提契墓前塑造的四个石雕像中,一个睡着的女雕像尤为出色。他在雕像底座上写道:"只要世上还有苦难和羞辱,睡眠是甜蜜的,要能成为顽石,那就更好,一无所有,一无所感,便是我们的福气,因此请别惊醒我。啊!说话轻些吧!"这个作品反映了当时人民对社会人性压抑的愤怒和不满,反映了那个时代的精神状况,成为时代的一面镜子。为了表现作品主题,米开朗琪罗故意改变人体正常比例,把雕像的躯干和四肢加长,上半身向前弯,眼眶深陷,像攒眉怒目的狮子,背上的筋和背骨扭在一起,像拉得太紧快要断裂的铁索。通过艺术夸张,作品典型地表现了人们对黑暗社会的不满、但又无法逃避现实的复杂心理。

（四）科技美

科技美包括科学美和技术美。随着边缘学科的渗透,现代化、科学化程度的提高和高技术手段的迅速发展,美学领域产生了许多新的审美客体,近几十年已逐渐形成了"科技美"这个相对独立的美学新概念。科技美作为一种美的形态,当然也能使人产生美感。但这种美感不仅靠瞬间直觉获得,还得通过心灵和理性中介,进行深层的领悟。科学家由于灵感突发而解决了疑难问题所产生的愉悦,以及在经过艰苦的探索之后获得了科学成果而产生的欣喜和激情,这种交织在科学家心里的特殊情感,就是科学美感。

从一定的意义上说,科学家最能体现美的本质,是美的高级形式,是人类按照自己的目的在高层次上驾驭客观规律的伟大创造,而人的本质力量可能越来越多地将通过科学美反映和展现在人们面前。欣赏艺术美是"美中见真",欣赏科学美是"真中见美"。

第3节　美的基本范畴

美的事物与现象其表现形式丰富多样,按照不同状态和美的特征,美的基本范畴一般归纳为崇高、优美、悲剧、喜剧等形式。

一、崇　　高

崇高主要以充实而高大为特点,体现实践主题的巨大力量,从而使人感到惊心动魄、惊叹和崇敬,产生一种振奋感。崇高在内容上是真与善的统一,在美感特征上表现为审美感受中的愉快,并带有浓厚的伦理情感色彩。

（一）社会生活的崇高

社会生活的崇高是先进社会生活力量在与困难、邪恶、苦难、挫折作斗争中表现出来的坚忍不拔、奋发向上、顽强拼搏的精神。

（二）自然界的崇高

在于某些自然现象以其数量和力量上的巨大而引起人们的惊惧,使物与人处于矛盾对立状态;与此同时,人们又在自卫和征服对方的实践或关于这一实践经验的回顾中,产生一种胜利的愉悦和自豪感,体现人在自然中实践与现实的抗衡。

（三）艺术的崇高

艺术的崇高是现实中崇高的反映,是经过强化的艺术手段使崇高得到艺术的体现,也可以把生活中不是崇高但显示着崇高倾向的事物,改造制作为崇高的形象。

总之,崇高从形式方面看,它粗犷、奇特,如挺拔开裂的古松,嶙峋奇异的山石;从状态方面看崇高具有动态美,如雷雨闪电、骏马奔腾。崇高的审美功效是调节情感,消除忧伤、愁苦的心绪,给人以鼓舞,使人们心胸开阔、情操高尚。

二、优　　美

优美是美比较普遍的表现形态,它建立在审美对象与审美主体之间和谐的关系上。在审美活动中,优美的客体总是以其整体上的小与缓、柔与弱来引起审美主体的注意,审美主体几乎是以一种欣喜的柔情来接受它们、感知它们。因此,优美的对象一般具有小巧、轻缓、柔和的特点,如自然界中的晚霞朝日、小桥流水,社会生活中的种种使人陶醉于幸福安乐的美好景象,都可视为优美。艺术中的优美是自然界与社会生活中优美的反映,它是更多地使感官产生愉快的悦耳美目、心旷神怡的美。

与崇高不同,优美是人的本质力量与客体和谐统一在对象世界的感性显现。从量的方面看,优美小,崇高大;从形式方面看,优美规则、柔和;从状态方面看,优美具有静态美。优美的事物引起的是单纯的、平静的愉悦感,让人喜爱、亲近。其审美功用是使生活充满乐趣,调节人们生理上和心理上的平衡。

三、悲　　剧

悲剧是经过艺术家审美加工与评价而集中反映社会冲突及其结局的一种特殊表现形态。悲剧冲突是特定社会生活中相对弱小的美、善力量与强大的丑恶力量的矛盾和斗争,斗争的结局是美、善力量遭到失败,遭受苦难与死亡。它以鲜明的倾向性和最大的歌颂肯定正面主人公的美、善品质和斗争精神,暴露和否定丑恶势力。

不同于日常生活中的悲惨事件,美学形态的悲剧是指美的一个特定的类型,是一种悲剧性的矛盾冲突,必须在本质上与崇高相通或类似,也就是说它的本质不在于一种悲惨的事实和严重的哀伤,而在于化悲痛为力量,使人感奋兴起、振作精神,从而引起美感愉悦。悲剧作为美学形式,不只是集中于经艺术审美加工的戏剧、小说、诗歌、绘画、雕塑、音乐、电影等艺术作品中,而且它广泛地存在于历史和现实的社会生活中。作为审美范畴的悲剧,虽来自生活,却不同于日常生活中各种悲惨、哀痛的不幸,如车祸、家庭破裂等悲剧事件或人物。所以悲剧虽然多以正面人物的悲惨、不幸、死亡为题材内容,但其实质并不在于是否描写这些现象,而在于是否能创造崇高,从而使人的伦理精神得以高扬。因此,悲剧在本质上是乐观的,而不是悲观的。反映这类矛盾冲突的戏剧、电影是悲剧;表现和描写这种矛盾冲突的雕塑、绘画、音乐、小说、诗歌、散文也都是悲剧,作为美学形态的悲剧比戏剧类型范围更广泛、更深刻。悲剧形式往往能比其他几种形式更能震撼人的心灵。这是一种情感深层的激励、振奋所表现出特殊形式的美。如元朝关汉卿的《窦娥冤》。

四、喜　　剧

在美学范畴,喜剧不单包括幽默、滑稽,它是经过艺术家审美加工与审美评价,集中反映人们笑着否定旧的生活方式,笑着肯定新的生活方式的一种特殊表现形式,使人们在笑声中否定假、恶、丑,肯定真、善、美。喜剧可分为讽刺性喜剧和歌颂性喜剧,它的典型形式和表现最充分的是艺术中的喜剧、漫画、相声等,它最直接的普遍性效果是令人发笑而产生的愉快,是以可笑为特征。讽刺性喜剧所表现的社会现象,是在人类历史的某一阶段上已经成为不合理的、反动的事物,这种事物虽然失去了存在的必然性,却不愿意退出历史舞台。为了掩盖其违背社会发展的本质,则总是试图披上真、善、美的外衣,这就造成了本质与现象、内容与形式的倒错、悖理与异常。讽刺性喜剧除了可以讽刺敌人,还可以讽刺人民内部的缺点和社会上的不正之风,如赵本山的系列小品《卖拐》,但这种讽刺是一种善意的讽刺。歌颂性喜剧也是采用倒错、悖理与异常等形式去展开矛盾,塑造艺术形象。它主要是表现人们的言行与社会习惯、公认的常情常理及逻辑性有所违背,因而产生的异常、奇特乃至荒唐,从而使人们忍俊不禁。

喜剧的本质特征侧重于对丑的直接否定,是对旧势力和旧生活方式的嘲笑讽刺。人们通过善意的讽刺,动用夸张的手法、塑造艺术形象。喜剧的笑一触即发,有明显的轻松娱乐色彩。反映社会生活,寄托自己希望和理想,表现自己的勇敢、智慧和力量,也包含着明显的理智判断或自嗔态度,形成强烈的喜剧审美效果。

链接 ────────────────────────────────

喜剧的夸张

《西游记》中的孙悟空是个夸张性的人物。他有七十二般变化,一个筋斗云能翻十万八千里,他进龙宫、闯地府、大闹天宫,对佛祖的戏谑,都使这个形象具有喜剧性格,引发人们在恶和善的比照中看到自身的胜利和威力,感受轻蔑嘲笑的审美愉悦,是美的一种独特的形式,并从这个形象中获得了审美愉悦。

────────────────────────────────

第4节 形式美及其组成的基本规律

美,不仅具备本质和形态,而且有规律。

一、形式美的概念

所谓的形式美,从广义上说,就是指事物的外在形式所具有的相对独立的审美特征。例如丰富的色彩、美妙的声音、造型宜人的线条等。从狭义上说,是指构成事物外在的自然属性(如色彩、质感、形体、声音等)以及他们的组合规律(如整齐、比例、对称、均衡等)所呈现出的不直接显示事物具体内容,而又具有一定审美特征的那种比较抽象的形式美。因而归纳起来说,形式美是指自然、生活、艺术中的各种形式因素及其有规律的组合所具有的美,是人类在创造美的过程中关于形式规律的经验总结。形式美是从大量具体美的形式中概括出来抽象的普遍性的某些共同特征。美的形式总是为一定内容服务的,相同形式也可能显示不同的结果,例如曲线是最美的线条,蜿蜒曲折的小径,曲径通幽确实很美,然而如果画面上是一条弯曲的毒蛇就不是美。

形式美的理论比较明晰严谨,因此,形式美与美的形式是有区别的。形式美具有较强的独立性,一般情况下它不与具体的内容发生关系。而美的形式却是与美的内容密切联系,共同构成完整的统一体,并受内容制约。人类在创造美的活动中,不仅熟悉和掌握了各种形式因素的特性,而且对各种形式因素之间的联系加以研究,总结出各种形式美的规律。

二、形式美的感性因素

形式美的构成需要一定的物质为基础。对以视、听、触觉器官为主要审美感官的人来说,事物的色彩、线条、形体、质感、声音等是构成形式美的基本感性因素,人们能够看得见、听得到、摸得着的,并产生审美愉快的物质因素。

(一) 色彩

色彩是辨别和认识各种事物的重要依据,是物质的自然属性。不同的色彩给人不同的审美感受。色泽鲜艳、明亮,能使人兴奋;色泽灰暗、浑浊,则使人感到压抑。在大自然中,晨曦的淡红、大海的蔚蓝、晚霞的橙黄、原野的翠绿,世界万物绚丽多彩的颜色,可使人获得不同的审美情感。人们对色彩的感受可因民族、地域、性别、年龄、职业个性的不同产生不同的感受,并往往带有很大的主观性。色彩是形式美的重要因素,也是美感的最普及形式。医学上可以利用色彩的视觉效应进行色彩疗法。

◉链接

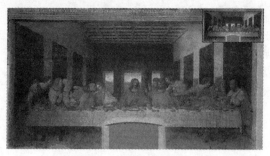

图1-1 《最后的晚餐》

在我国封建社会,黄色作为帝王的专用色,表示高贵望族,给人一种威严的感觉,平民百姓是不能使用的。但在信奉基督教的某些东南亚国家,人们视黄色为卑贱的颜色,因为出卖耶稣的叛徒犹大穿黄色衣服,他们厌恶排斥黄色,把下等人称为黄色的畜生,认为黄色是最下等的颜色(图1-1)。我们现在也经常用"黄色"特指一些下流的事物,如"打非扫黄"等。

(二) 形体

形体是事物存在的一种空间形式,形体也是视觉审美的重要感性因素,构成美的形体的基本要素是点、线、面、体。

1. 点 点是形体要素中的基本元素,在空间起标明位置的作用。点与点连接、扩大可以组成为线、面、体。

2. 线 线是点的移动轨迹,在空间中有贯穿性作用。线条的基本形态可分为直线、曲线和折线,随着线条的流动、起伏、平行、垂直,反映出不同的审美特性。直线表示出的稳定、挺拔、刚强和力量;折线形成一定的角度,显示出上升、下降、前进、后退的方向感;垂直线给人稳定感和均衡感,代表着庄重、严肃;倾斜线带有兴奋、迅速、骚乱、不稳定的意味,显示出明显的生命感和运动感;曲线传递出优美、柔和、丰满、流畅和起伏,给人以运动美感等。在医学人体美的创造中,对不同的部位使用不同的线条塑造而形成了不同的优美形象,例如,鼻梁的挺直和乳房的圆滑线条表现了不同器官的审美特征,汉字的横、竖、撇、捺等基本笔画,也是书法艺术的主要线条。

3. 面 面是位于同一平面的轮廓线,固定不变的物体形状,起分割空间的作用。面的形式可分为方、圆、三角形,人们称之三原形。由于它们的形式各有特征,所以有不同的审美特征,如方形给人以平定、安稳、严谨和刚直的感觉;圆形给人以柔和、充实、满足和周而复始的感觉,不同的三角形给人以不同的审美情感;正三角形表现出稳定、庄重、崇高和永恒,倒三角形表示动荡和不安,斜三角形表示方向或趋向等。

4. 体 体是点、线、面的有机组合,占有一定的空间。体可以分为方体、球体、锥体,其视觉效果上类似于方形、圆形、三角形,但更具体、更形象,反映更强烈。例如,薄的物体给人一种精美、秀气、轻盈之感,厚的物体给人一种结实、丰满、刚劲之感。在美容外科中,对面部的轮廓、体态的修整就是对形体的点、线、面、体四大要素的修整。

(三) 声音

声音是人的听觉审美的重要感性因素。声音同色彩一样,是物质的自然属性。声音的物理属性是振动,是一定频率的空气振动(即声波)作用于听觉器官并引起听觉感受的结果。声波的要素是频率、振幅、波形,是在时间中存在和流动的。不同的频率(声音的高低)、振幅(声音的强弱)、波形(音色)可产生不同的情感,不同的节奏和旋律是声音成为形式美的重要构成因素,声音在传递信息和表达感情上是异常复杂的。例如高音表现高亢激昂,低音表现柔和亲切,强音表现为振奋,轻音表现为柔和等。悦耳动听的音乐其频率的振幅线是规则的,被人们称为"乐音",可给人以欢乐的感受。乐器的共鸣方式不同,可构成各种不同音色,有的纯正、宽厚、深沉、明快,有的纤柔、细腻、美妙无比,有益于人的身心健康,所以在现代医学上,乐音已经成为一种有效的医疗手段。

三、形式美的基本规律

案例1-1　患者,男,36岁,以"上门牙变色"为主诉就诊。多年前有外伤史。检查:11牙冠颜色变暗,光泽度及透明度下降,叩痛(-),牙体不松。牙髓活力电测验无反应。余正常。X线检查:根尖部无透射影像,牙周膜间隙正常。

讨论分析:该牙违反了那条形式美的基本规律?如何治疗?

形式美的基本规律即形式美的基本法则,是构成形式美的感性因素的组合规律,它体现了形式美的感性因素在美的事物组合构成中必然的内在联系。

(一)单纯与齐一

单纯与齐一也称整齐律,这是最简单基本的形式美法则,"单纯"指各因素中无明显的差异和对立,如单一色彩、单一形体等,使人产生明净纯洁的感受。"齐一"又称反复,是同一形式连续出现,呈现一种整齐美。单纯齐一是物体的一种最简单的形式美(图1-2)。

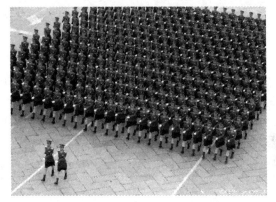

图1-2　女兵方队

(二)对称与均衡

"对称"是指以一条居中线为基准,将两个以上相同或相似的事物加以对偶的组合形式,上下、左右、前后双方形体上均等。对称的形象能使人产生庄重、威严之感,如体现人的容貌美的双眼、双耳、口角的对称,神像、庙宇、宫殿(图1-3)、陵墓、纪念性建筑物的对称等。但对称也容易流于刻板、单调。

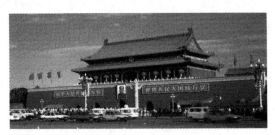

图1-3　天安门

"均衡"是指两个或两个以上的形体环绕一个轴心组合在一起,在形式上虽然不一定等同规则,但在重量和吸引力、距离上相等或大体相当。均衡分为规则的均衡和不规则的均衡两种。规则的均衡隐含着对称原则,它比对称显得有变化,因而比对称灵活,表现出一种稳定中的动态。如意大利文艺复兴时期的画家、数学家达·芬奇(1452-1529)的名画《最后的晚餐》(图1-1),画面是一个规则的均衡,这是一个横的长方形画面,以耶稣为中心,门徒们在他两边,人数相等,两边的人与耶稣的距离也相等,背景也是对称的,虽然两边的人表情各异,但总的来说,两边的吸引力是相等的。这个规则的均衡结构,与主题的庄严肃穆十分合拍。

均　衡

古希腊雕塑家波吕格诺图斯(公元前390～前311)认为,人最优美的站立姿势是使一条腿放松,把全身的重心落在另一条腿上,整个身体就自然而然形成了一个"S"形转折,从而保持了人重心的稳定。

（三）调和与对比

"调和"是差异中趋向于一致,把若干个相接近的形式因素融合在一起,使人感到柔和、协调和变化中保持一致的美感。如色彩中的红色与粉色、紫色与红色都是较邻近的颜色,相互之间的接近和协调,使人感到融洽、和谐、变化又统一。

"对比"是把若干明显不同的形式因素并列在一起,构成强烈的反差,使人感到鲜明、活跃、醒目和对比强烈。比如荷花的高洁在于"出淤泥而不染";再如"接天莲叶无穷碧,映日荷花别样红",这是红与绿的对比;"会当凌绝顶,一览众山小",这是形体上大小的对比。没有对比,艺术将流于呆板、平庸的生活记录,无法凝聚和释放惊心动魄的美感能量。

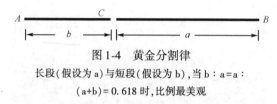

图1-4　黄金分割律

长段(假设为 a)与短段(假设为 b),当 b : a = a : (a+b) = 0.618 时,比例最美观

（四）比例与匀称

"比例"是指事物整体和局部,事物自身各部分之间度或量的关系,比例就是"关系的规律"。比例匀称才能引起美感。古代宋玉所谓"增一分则太长,减一分则太短",就是指比例关系。我国山水人物画中比例有"丈山尺树、寸马分人"的说法。最美的比例是黄金分割律,比值约为 0.618 或 1.618(图1-4)。现代生理学研究发现,凡是美的形象产生的脑电波都是 β 波,此波的高频与低频的比近似 1 : 0.618,说明黄金比例产生的美的思维反应有一定的生理学基础。

"匀称"就是包含一定的合适的比例关系。局部与局部之间 1 : 1 的比例关系。

（五）韵律与节奏

"韵律"是在节奏的基础上赋予一定的情调而形成的,韵律能给人以美好的情趣,满足人的精神享受。"节奏"是指相同的间隔重复出现的形式因素。自然界或生活中都存在节奏,从时序的变化、昼夜的更替、日月的运行,到花朵的开放、树木的生长,乃至脉搏的跳动、生命的更迭,都呈现着周而复始的运动形式。节奏能引起视觉听觉的快感,增强艺术品的感染力,减少单调感。节奏最突出地表现于音乐之中,是音乐最基本的成分,但它的内涵却不仅限于音乐。诗歌、舞蹈,它们本来就与音乐构成三位一体,是密不可分的,其节奏美是无需多加分析的,小说、戏剧、影视艺术的节奏,是通过人物个性展示、是情节的推进来体现的。它们体现节奏的内容更为广阔,方式和途径更为复杂多变。

（六）多样与统一

"多样"是指事物的个性在形式上存在的差异。"统一"是指事物个性整体特征在形式上具有的共性,多样与统一又称和谐,这是形式美的最高形式。和谐是美好事物的普遍特征。在广袤的自然界和社会生活的各个方面,到处都有和谐存在:漓江的青山碧水构成秀美的和谐;三峡的峭壁飞流构成险美的和谐;黄山的云海青松构成奇美的和谐;同是衣饰,却有西装革履的挺括,中山套装的庄重,制服的英武,夹克衫的休闲潇洒;同是人体美,却有丰满、苗条不同曲线之美感,"美人不同面而皆悦于目",这种能使人赏心悦目的共同特点和素质,就是形式美的多样统一给人以多变又单纯、活泼又有序的美的感受。多样统一是把多种因素有机地结合在一起既不杂乱、又不单调,显得有秩序和活泼,它是各种艺术门类必须共同遵循的形式美法则,是事物发展的对立统一规律在人的审美活动中具体的表现。

第5节 美感与审美

案例1-2 看见一朵玫瑰花并能认识它,这时的心理活动是审美的哪个阶段?

美感是人们在进行审美活动时的特殊心理过程,是在接触到美的事物时所萌生的多种心理功能的和谐活动,是一种赏心悦目和怡情的心理状态,是对美的欣赏、享受与品鉴。

美感有广义和狭义之分。"审美意识"是广义的美感,是客观存在的,包括审美感受、审美情趣、审美观念和审美能力等。一般统称之为"美感"。"审美感受"是狭义的美感,它是人们在欣赏活动或创造活动中一种特殊的心理现象,审美感受构成审美意识的核心部分。美感的产生与发展依赖人类社会实践。美感是在社会实践基础上产生和发展起来的。

一、审美关系和审美特征

（一）审美和审美关系

审美是一种感受和自觉的情愫,是人对客观事物的一种社会心理意向性认识、领悟、评价、判断,是人们在长期社会实践过程中逐步形成和积累起来的审美情感。审美是人类的特殊意识活动。审美关系由审美主体、审美客体和审美实践构成,是审美活动实施的前提和基础。

1. 审美主体 是审美行为的发出者、承担者。指有内在审美需要,具备审美结构的功能,并与客体构成一定审美关系的人。审美主体的结构,从低级到高级,可分为三个层次:生理(本能)层次、心理(意识)层次、社会(文化)层次。

作为审美主体,通常必须具备三个基本条件:①健全的审美感觉器官和正常的生理机制;②健康的心理和丰富的情感等心理条件;③一定文化素养和理性思维能力等美学修养。

2. 审美客体 即审美对象。它具有审美价值属性,与主体结成一定审美关系,包括自然美、社会美、艺术美、科学美。它们之所以能成为审美客体,也必须具有三方面内在的规定性因素。

（1）形象性:审美客体必须具有潜在的欣赏价值,并显现为生动具体的感性形象。它占有一定的空间和时间,具有形状、颜色、声音等自然属性,体现在形式上为人们的感官所感知,引起审美主体的审美活动。

（2）感染性:审美客体还必须具有一定的感染力,才能唤起审美主体的感知和情感、联想和想象,使审美主体在生理、心理上得到平衡与愉悦。审美客体的感染性,不单纯表现在内容上,而是从形式与内容的统一中体现出审美价值。

（3）多样性:大千世界就是一个多样统一的整体。不同的事物具备不同的色、形、质等的差别。

（二）审美特征

审美除具有人类实践活动的一般特点(如社会性、客观性、能动性等)外,还有其本身的特征。

1. 直觉性　是审美的基本特征。主要指审美主体对审美客体表现的最原始、最直接的心理意识形态。在审美实践中,审美主体能在极短的时间里对审美客体形成感性认识,表现出直接的感性领悟和判断,得出审美结论,这就是审美的直觉性。日常生活中常有的"一见如故"、"一见倾心"、"一见钟情"等,即是审美主体似乎无需通过理性思索,而仅凭感受就能很快地对审美对象作出判断,就能感知到对象之美。因此,审美的直觉性是审美的浅层次,是审美的基础。

2. 愉悦性　是审美的主要特征。指审美主体的人在审美活动中充满感情色彩,表现出对审美对象的一定情感态度,最终表现为获得精神上的喜悦、满足甚至陶醉的一种整体性心理意识活动。它可表现为不同的形式:一是悦耳悦目,指审美主体的耳目感官直接感知审美客体,表现为轻松舒适和直觉的愉快;二是悦心悦意,审美主体从有限的具体形象中领悟到审美对象的内容,表现为审美主体情感上一种深沉理性的愉快;三是悦志悦神,是审美愉悦的最高形式,审美主体受审美对象强烈感染所产生的一种新的超越,到达一个新的境界。

3. 差异性　是审美活动个性化的体现。同一审美对象可以使不同的审美主体产生不同的审美感受,不同的审美对象可以使不同的审美主体产生同样的审美感受。同一审美主体在不同的历史时期对同一审美对象,也可能产生不同的审美效果;由于所处地位不同、民族不同,历史所形成的生活方式、文化、语言、风俗、性格、习惯的不同,其看法、态度和情感也不尽相同。审美主体有差异,审美客体更是千差万别。审美的差异性,反映了审美的广泛性、复杂性,使审美活动呈现多姿多彩的广阔天地。

二、美感的反映形式

（一）美感反映形式的特征

1. 感性和理性的一致性　美感认识是以感性认识为基础的。对美的对象的外在形状、线条、色彩和声调等,通过人的审美器官、视觉和听觉来认识美。即感性的美。一个人的生存和发展必须依赖社会,人在社会中,彼此真诚相待,相互尊重,如真挚的友谊、纯洁的爱情、和睦的家庭。单靠视、听等感觉活动是不够的,需要理性的思维活动。不断思考,才能深刻地认识美的内在本质和内容,即理性的美;也才能指导我们的实践。

2. 情感体验　它是对客观对象的一种特殊心理需要的反映形式。人们在审美活动过程中,会萌发美感,常伴有强烈的情感反映,情感反映的对象与认识不同,它不仅反映对象本身,而且反映对象对人的一种关系,即对象是否符合人的社会需要与理想的一种主观态度。

3. 想象作用　人在反映事物时,不仅能感知直接作用于主体的事物,而且还能在头脑中创造新的形象,也是一种思维活动。想象越活跃,情感体验就越强烈,审美感受也越新鲜,越愉快。想象的内容分为再现性想象和创造性想象。

4. 社会功利　美感这种特殊反映形式,是感性和理性、情感和认识和谐的统一,是有社会功利的。美感不仅给人以赏心悦目、心旷神怡的喜悦,而且能在这种喜悦中提高人的思想境界,丰富人的思想情感和道德品质,使人受到潜移默化的教育。

（二）审美心理的构成要素

1. 感知　感知是反映审美对象外部表面的特征和联系,即感性认识阶段。感知又分为感觉和知觉两个层次。其区别在于前者是对事物表面"个别"特征的反映,而后者则是对事物表面"整体"上的把握。相当于"盲人摸象"的盲人眼中和正常人眼中大象的区别。审美感知不同于一般感知,在于它渗透着人的情感。由形象知觉导致情感愉快,而不附带实用目的。例如,我们对一副前牙可摘局部义齿的评价,在戴入前分别感觉到它的外形、颜色、磨光度等个别特征,而戴入后便可从整体上直观感觉到它与邻牙大小、形状、牙长轴倾斜度的一致性,与肤色、唇色的协调性,从而满足患者功能和美观上的双重需要。审美感知,是美感的基础。

2. 想象　想象是大脑对审美客体原有的感知形象进行加工改造并且形成新形象的心理过程。如果说感知是审美的基础和出发点,那么想象就是审美的载体和展现形式,是通向理性思考的桥梁。想象的形式有多种,主要有简单联想、再造性想象和创造性想象三种。在美的"欣赏"过程中,以再造性想象为主。在美的"创造"过程中,以创造性想象为主。

（1）简单联想

1）接近联想:两事物在空间和时间上接近,当联系起来时易形成条件反射,激起情绪反应。如看到绿色会联想到辽阔的草原,见到蓝色会联想起天空、大海。

2）类比联想:对一事物的感受,会引起对形态上相似事物的联想。把坚贞、高洁赐予青松、纯白色;人们触摸到腹部肿块时,就会联想到是否生了肿瘤。

3）对比联想:对一事物的感受,引起对其相反特点事物的联想。唐诗佳句"朱门酒肉臭,路有冻死骨"的描述,所谓红花还要绿叶衬,形成鲜明对照,收到联想的反衬效果。

4）通感:是联想的一种特殊形式,指五官的不同感觉在审美感受中互相渗透、相互联系和综合。通感中最常见的是视听通感。当你欣赏一幅绚丽多彩的风景画时,不只是引起对色彩的感觉,还会从绘画形象上感受到阳光的温暖、鲜花的芳香,甚至仿佛听到了美妙的音乐。

（2）再造性想象:依据文字的描述或图形的示意,在头脑中形成相应的新形象。如听三国故事,脑海里会浮现出关羽、张飞等人物形象。

（3）创造性想象:独立地把记忆中的形象进行加工组合,创造了一种从来没有存在过的新形象。这是想象中的高级形式,具有新颖性和开拓性。比如中国龙的造型。

3. 情感　情感是审美心理中最普遍、最活跃的一个因素。美感的一个突出特点,是它带有浓厚的情感因素。例如,欣赏小桥流水,感轻盈之温情;观瀑布激流,染雄浑之气势。在美感中如果缺乏情感,美感就失去了愉悦性质。情感一般分三种表现形式,即触景生情、移情和共鸣。

（1）触景生情:人对眼前的事物触发引起的纷纷思绪,以及对以往体验的联想。

（2）移情:人在聚精会神观察某事物时,将主观感情移入灌输到审美对象中,使本无生命和情趣的自然物洋溢着勃勃生气,是景物被情思融化,寄情于景,托物抒怀,达到"物我同一"的境界。

（3）共鸣:欣赏者与审美对象之间一拍即合,在情感上产生与之契合的心理状态。由于共鸣的作用,欣赏者不知不觉地受到艺术作品的感染,在"至美至乐"的境界中得到审美享受。

4. 理解　是对审美对象的一种理性思考和认识。是人类审美活动的高级阶段,它具有"只可意会不可言传"的特点。是通过对审美客体的有限形式的把握,去领会它所包含的深层意蕴、深刻反映和认识事物的本质。

在现实的审美活动中,这几种心理因素既是互相融合,又是互相制约的。感知是基础,想象是载体,情感是动力,理解是规范。这四种心理要素按一定的比例组合,便产生美感。从动态的角度出发,美感的产生大致经历三个阶段。一是准备阶段,即专注眼前的审美对象,而暂时中断日常意识状态,是心理活动指向集中于特定的审美对象。二是实践阶段,即发生审美愉悦,获得审美满足的阶段。三是效应阶段,即取得了审美效果,也就是完成了审美过程的阶段。通过这三个阶段,使审美者把美的信息接纳到主体的意识中来,并转化为美感享受。

(三) 当代人审美心理的特征

当代人审美思潮的特点有以下四个方面。

1. 由"求同"转向"求异" 寻找新奇,同中求异。

2. 由"单一"走向"多元" 现在人们追求多元化的审美方式。

3. 从"封闭"步入"开放" 人们的审美从保守转向自由,从封闭转向开放。

4. 由"个人"转向"群体" 一样东西之所以流行开来,表明它有一定的社会基础。审美也一样。

了解审美心理的奥秘,对于从事口腔医学实践的医务人员来说尤其重要。它能帮助医师窥探口腔美容患者极其复杂的审美心理活动,帮助患者树立一个正确的审美观,提高医务人员的审美能力,避免随波逐流的审美定势,在实践中去发现、去创造、去突破,使治疗过程顺利进行,达到医师和患者双方都感到满意的结果。

案例 1-1 分析

该病例 11 牙主要违反了形式美调和与对比规律。

正常牙齿的颜色是淡黄色,口唇是粉红色,均属于暖色系,11 牙颜色变暗,属于冷色系;11 牙颜色与口腔内其他牙颜色不调和,与唇红颜色对比更加强烈。易让人联想到不卫生而产生厌恶感,影响美观。

该牙应先做根管治疗然后做漂白处理或贴面或烤瓷冠修复。

案例 1-2 分析

知觉是当前直接作用于感觉器官的客观事物的整体及其外部联系在人脑中的反映,或者说是感觉器官和脑对刺激作出的解释、分析和整合。看见一朵玫瑰花并认识它就是对玫瑰花的整体反映,而不是个别属性如颜色、气味的反映。故是知觉。

目标检测

A1 型题

1. 美的基本范畴不包括

   A. 崇高　　　　　　B. 优美

   C. 喜剧　　　　　　D. 悲剧

   E. 和谐

2. 色彩中的暖色是

   A. 绿　　　　　　　B. 红

   C. 黑　　　　　　　D. 蓝

   E. 白

3. 人体美属于下列哪种美的形态

   A. 自然美　　　　　B. 社会美

   C. 现实美　　　　　D. 艺术美

E. 科学美

4. 下列哪个不是构成美的形体的基本要素
   A. 点
   B. 线
   C. 面
   D. 体
   E. 声

5. 关于审美,下列错误的是
   A. 审美主体一定是人,而审美客体可以是人,也可以是物
   B. 人既是审美主体,又是审美客体
   C. 眼、耳是审美的高级感官
   D. 人的审美能力是由生理感觉器官本身所具备的
   E. 美感的获得随时间、地点的不同也不尽相同

6. 形式美的最高形式是
   A. 单纯与齐一
   B. 对称与均衡
   C. 多样与统一
   D. 调和与对比
   E. 韵律与节奏

7. 一定不是审美主体的是
   A. 儿童
   B. 老人
   C. 女人
   D. 男人
   E. 植物状态

8. "朱门酒肉臭,路有冻死骨"运用了美感反映形式
   A. 接近联想
   B. 类比联想
   C. 对比联想
   D. 通感
   E. 创造性想象

9. "盲人摸象"形象地说明了感知的哪个层次
   A. 感觉
   B. 知觉
   C. 想象
   D. 通感
   E. 理解

10. 当代人审美心理的特征
   A. 求异
   B. 多元
   C. 开放
   D. 群体
   E. 以上都是

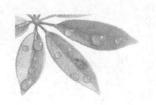

第2章
医学美学基础

1. 医学美学的概念、发展史及其研究内容。
2. 医学人体美学。
3. 医务人员的美学修养。
4. 人的健康标准。

第1节　医学美学的概念及其发展史

一、医学美学的概念

　　医学美学是美学的一个分支学科,是一门以医学与美学理论为指导,以医学美和医学审美及其规律为对象,遵循医学与美学原则,运用医学手段和美学原理的结合,来研究、维护、修复和再塑人体的健康美,以增进人的生命活力美感和提高生命质量为目的的医学与美学交叉的新兴科学。

　　医学美学亦是关于医学领域中一切美与审美现象及其规律的人文科学,它把传统的"医学科学"升华为一门"医学艺术",是美学原理在医学领域中的具体应用,是一门研究人类在维护和塑造自身美的创造性活动中,体现出来的一系列医学美学现象和医学审美规律的科学,它的建立对维护和塑造人体美,提高人类的身心素质具有重要意义。

　　医学美学与医学美容学联系密切,都是以增进人的生命美感为目的的医学学科,但医学美学的范畴较为宽泛并包含医学美容学,主要应用在人体各部分的医学美容方面。医学美容学是以医学美学和美学心理原则为指导,以人体形式美学法则为基础,通过医学手段或医学审美与医疗技术相结合的手段来维护、修复和创造人体形态美,是医学美学应用系列中的重要分支,具体运用医学美学原则的典范,是医学、美学与美容技术三者相结合的产物。

二、医学美学的发展史

　　医学美学是一门新兴的边缘学科,但历史上美学思想对医学的影响以及临床医学对美学知识的应用,则几乎与医学同步。

　　(一) 我国医学美学的发展

　　我国先秦时期的道家、儒家开始探索延年益寿之道,春秋战国时期养生学派的理论开始了美学向医学的渗透和医学对美学的运用,战国时的《管子》一书指出"止怒莫若诗,去忧莫若乐,节乐莫若礼",说明艺术对人的情感具有调节、纠偏的作用。《黄帝内经》奠定了中医美学的理论体系。东汉医学家华佗提倡体育锻炼、养身健美,创立了"五禽之戏"医疗保健操,开创了我国医疗保健操的先例。《肘后备急方》中有治面疱、发秃、身丑的美容保健验方。成书于 1500 年前的《晋书》中记载了一例成功的先天性唇裂矫治术,是我国首例有文字记载的以美容为主要目的的整形外科手术。

但我国的传统医学在相当长的历史时期没有形成医学美学体系,直至 20 世纪 80 年代初,我国的医学美学研究才进入了一个高峰期。1988 年 6 月,天津科学技术出版社出版了邱琳枝、彭庆星编写的《医学美学》,是中外第一部以"医学美学"命题的学术专著。80 年代后期,医学美学理论逐步应用于指导临床实践,全国各地许多临床、康复的医学机构相继开展了医学美容方面的临床业务,同时,医学美学的高等教育事业也得了同步发展,不少医学院校开设了医学美学课程。1999 年 11 月 14 日,在"中华医学会医学美容学会筹委会"和"中华医学会医学美学与整容学会筹委会"的基础上,成立了"中华医学会医学美学与美容学会",标志着医学美学的学科地位在我国的正式确立,也标志着我国医学美学进入了一个新的历史时期。

(二)西方医学美学的发展

西方医学史上,医学美学思想有着悠久的历史。古罗马哲学家西塞罗指出"优雅和美不可能与健康分开",点明了健康在形体美中的重要意义。古希腊的一些艺术作品和希腊神话中,很多反映当时美学与医学的特殊的亲密关系。古埃及人对人体的最佳比例进行了最早的探索,发现了人的高度应是脚掌长度 6 倍或中指长度的 19 倍的比例法则,这是解决美学和解剖学难题的最初尝试。文艺复兴时期的达·芬奇从艺术美的角度研究人体结构,同时也给医学家提出了保健、美容、整形等一系列医疗活动中的美学要求的问题。人道主义者洛伦佐·巴拉提出"尽管很多健康的人并不美,但没有一个美的人是不健康的"。他把健康列为品质美的宝贵因素,使医学和美学的关系更加密切。法国名医洛滋·巴雷是欧洲新医学派的创始人之一,他首次把假肢装在截肢患者的肢体上,既有助于患者肢体功能的恢复,又有利于形体美。他又发明了修补唇裂的"8"字缝合法,使唇裂整形术达到非常完美的效果。美国海斯博士通过实验证实:凡美的形象刺激大脑所测到的脑波多为 β 波,其高低频率的比值近于 0.618,呈黄金分割的相似值,给医学对美的追求以及美学在医学领域的应用找到了科学的依据。英国生理学家、美学家艾伦写出了医学美学的第一本专著《生理学美学》。

1979 年,美国成立了"国际美容整形外科协会",世界上第一本医学美容杂志《美容整形外科杂志》正式出版,随后英国、日本等国家又相继成立了国家级美容整形外科学会。到 20 世纪 80 年代,美容外科已为全世界医学界所广泛接受。

第 2 节 医学美学研究内容

一、医学审美与医学美感

医学审美是医学审美主体认识美、欣赏美、创造美的首要环节。学习和掌握医学审美知识,提高医务人员自身的医学审美能力,才能应用美学知识满足患者和健康人群的审美要求。

(一)医学审美

1. 医学审美的含义 医学审美是人类在医学科学体系及审美实践活动中逐步积累和

发展起来的,以人的情感为中心的一种审美情感、审美认识和审美能力的总和。

医学审美在医学美的基础上产生,它又可利用医学美的某些规律,发挥审美创造力,扩大医学美的范畴。医学审美的内容包括:医学审美感受、医学审美趣味、医学审美能力、医学审美观念、医学审美理想。

2. 医学审美的特点

(1) 直觉性与理智性的统一:医学审美是理性化的直觉性。医学审美主体必须先经理性的思维活动,运用一定的医学知识、技术与抽象思维能力,才能感受到医学审美对象的美。

(2) 模糊性与实证性的统一:医学中的很多现象不能够用精确的数据来表达,比如典型的良性和恶性肿瘤较容易判断,而良恶性交界区的肿瘤的诊断就要借助模糊学的方法。又如人体面部形态美的标准并非一成不变,许多美学参数只是个大致范围或近似值。医学审美意识具有明显的主观性和情感性,为了达到医学审美理想,医学科学的实证性以其理性的内涵,将审美的模糊性正不断被定量化、客观化,逐步符合医学科学的基本要求。

(3) 个性与社会性的统一:医学审美主体存在差异性,对同一审美对象的审美趣味、感受也不同。但医学审美的个性必须以社会性为基础,是个性与社会性的统一。医学审美的个性表现还受到身体状况、经济条件、医疗水平、康复环境、健康理念、审美素质等诸多因素的影响和干扰。

(4) 功利性与非功利性的统一:医学审美的功利性是利用或不用医学手段,满足审美需求,同时产生一定的经济效益。但我们应对医学审美的功利性加以限制,倡导陶冶审美情操、提高审美素质、弘扬审美理性的非功利性审美,达到功利性与非功利性的统一。

3. 医学审美的原则 医学审美活动不同于其他的审美活动,在审美实践中必须要遵循规定的审美原则。

(1) 整体性原则:人是由各个器官和系统有机组合的统一体,各部位之间的协调统一是人体美的前提。医务人员在医学审美活动中,不能只注重局部的医学美化与修复,而要从整体出发,使局部适应于整体,才能满足求美者的审美要求。

(2) 健康性原则:人的生命力和健康是第一位的,任何审美活动和医学审美创造都必须以健康为前提。失去了健康,再好的形式美对于人体美都是无意义的。

(3) 选择性原则:医学审美实践的实施存在着灵活性。医务人员在治疗前要制定出详细周密的治疗措施,与求美者有充分的沟通,以取得最佳选择,努力满足求美者的审美需求。

4. 医学审美需要 医学审美需要是指在医学审美实践活动中所形成的审美不平衡状态,是个体对恢复、维护和创造人体健美要求的心理反应。医学审美具有如下特征。

(1) 差异性:指由于医学审美主客体的个性差异所决定的不同个体之间医学审美需要的差别。差异性的存在源于审美个体之间如健康状况、经济条件、年龄、性别、职业等自身条件的不同,以及理想追求、个人修养、种族关系等价值背景的不同。例如唇腭裂患者与要求纹唇的求美者,他们对医学审美的要求与愿望是不同的。

(2) 多样性:差异性的存在决定了医学审美需求的多样性。人们不仅要求身体结构的完整和功能的健全,还渴望维护形体美、保持容颜美以及重塑人体美;不但追求内在的审美情趣与修养,而且注重外在的形象美。

（3）时代性：审美寻求具有时代性，这与一定的社会文化相关联。例如我国唐朝女性以胖为美，宋以后以瘦为美。现代医学人体的审美观注重健康美和人体的生命活力美。

（4）矛盾性：医学审美需求的矛盾性主要体现在两个方面，一是医学审美实践中时常发生维护健康、恢复功能与重塑形体美之间的矛盾；二是由于现有的医疗条件、医疗技术等的限制，产生与个体的审美要求之间的矛盾。

5. 医学审美需要的层次

（1）生理性医学审美需要：是医学审美需要中最基本的层次，注重人体五官感觉的心理和生理满足。生理性医学审美需要借助舒适的环境、悦耳的声音、优雅的动作、洁净的美食、和谐的性爱、怡人的色彩等客观条件，恢复、改善和调节人体的生理功能，达到健美的目的。

（2）心理性医学审美需要：是着重于满足情感、伦理方面的美感需要。它要求审美主体有较高的文化修养和审美情感，还要求周围的环境和谐有序。它建立在安全、友情、婚恋、自尊、权利归属、理解等需求之上，通过审美感官（如眼、耳、鼻等）的体验，而产生舒畅、快乐、轻松等心理方面的愉悦感。

（3）社会性医学审美需要：是以服务社会为目标的更高层次的医学审美需要。它要求个体有健康的身心、完善的道德、良好的社会适应性，按照自己的需要去扮演一定的社会角色，实现自我价值。例如画家需要绘画，科学家需要发明创造，医生需要诊疗患者，歌手需要演唱等。如果人们的社会性医学审美需要得不到满足，就意味着完整人格的肢解、全面发展的破坏，可能自认为"失去了人生的意义"，而受到沉重的心灵创伤，若得不到及时的调整与修复，则会导致生理和心理机制上的一系列异常，引发身心疾病，如高血压、脑血管意外、精神疾病等。

🔗链接

不同阶级的审美观

在18世纪的西方，贵族阶级由于世代过着饭来张口、衣来伸手、无所事事的生活，其腰肢纤细柔弱、脸色苍白；贵族中如果有人手粗腰大、颜面黝黑，必将受到上层阶级的非议。而普通劳动人民认为，美好的生活是和劳动收获分不开的，人们要劳动。如果没有一双有力的手脚，没有精力充沛、鲜嫩红润的面色那一定是被人看不起的。鲁迅先生曾写过，在他家乡那里，找媳妇的时候，并不要什么杏脸柳腰的美人，而要的是腰臂圆壮、脸色红润的健康妇女，并认为这就是农民和绅士审美观的不同。这也就是审美的阶级差异。

（二）医学美感

1. 医学美感的概念 医学美感是指在医学审美活动中，不同医学审美主体对于医学美的体验，是对审美对象局部的、个别的反映。

医学美感是由医学审美对象引起，医学审美主体产生的一种愉悦的心理状态，带有一定的感情色彩。

2. 医学美感的特点 医学美感的特点具有特定的四个方面。

（1）审美主体：医学美感的审美主体具有特定的含义，即在医疗实践活动中，按照美的尺度、有目的地对医学审美对象实施医学审美评价，评价医学美的人都是审美主体。它可以是医务人员，也可以是医学服务对象如患者、健康人和亚健康者等。

（2）审美客体：指在医学审美关系中被医学审美主体欣赏的对象。

1）与审美主体发生对应关系的人：即在某一医疗过程中出现的医务人员和服务对象。

在医学审美中,医务人员和求美者互为审美主体和审美客体。

2）各种治疗原则、医疗手段和技术、医学成果、医学理论及规律等:在医疗实践中,审美主体通过理解、认识、情感心理等活动而产生愉悦和乐趣。

（3）审美目的:医学审美的目的是防病治病、增进身心健康、延年益寿和促进人体生命活力美,是一种特殊的美感过程。

（4）审美环境:包括医疗卫生单位的自然地理位置、环境卫生状况、人际关系、医疗设备等。其中人际关系居于核心位置,和谐的人际关系环境使人舒适快慰、心旷神怡,增进健康。因此,医务人员要改善、维护、创造医学审美环境,使其能起到增强人类医学美感素质和身心健康的作用。

二、医学美学的特点

（一）医学美学对象的心理类型

美容受术者的常见心理类型有:单纯美容性、缺陷障碍型、期望过高型、顺应环境型、心理障碍型。

医学美容受术者不同于其他临床专科救治者,在美容受术者的求治动机中,尽管大多数人仅仅为美去美容,但也有相当数量的人是因为对自身容貌形体不满或某些缺陷而就诊。因此,精神心理因素在某些受术者中,比生理解剖因素更重要。所以,美容医生能正确认识和研究受术者的心理特点,对提高医疗效果、减少手术中的偏差、避免术后医疗纠纷有着重要的临床意义。

（二）医学美学临床特点

医学美学是临床医学的一个分支,其具有其他临床专科的某些共同特征,但由于患者的要求不是单纯的治疗疾患、解除病痛,而是有着特殊的就诊原因和要求,这就使得医学美学具备一些自己的特点。

1. 主诉明确,诊断较为容易　患者往往有着明确的目的和要求,他们身体的疾患和病痛已在其他医学专科得到解除,患者就诊的目的是要恢复缺陷或满足自己对美更高的追求,是要达到心理和精神上的满足。对患者主诉的诊断也较为容易,有时是一目了然。

2. 患者的配合度较好　患者往往有着明确的目的性和强烈的心理渴望,一旦认可了医生的诊疗方案后,能很好地克服困难,配合治疗。

3. 术前需做"心理会谈"或"心理支持"　通过心理会谈,医者可以了解到求美者的人格特点、治疗动机和需求,与患者进行审美沟通,了解患者的审美价值观,消除心理疾患和对治疗的顾虑,开展心理疏导。因此,术前的心理会谈对制订合理的诊疗方案及术后的疗效评估很重要。会谈时医生要注意引导谈话的方向,以便了解患者的全面情况。必要时进行"心理支持"或请心理医生会诊,否则应推迟或拒绝手术。

4. 患者的期望值较高　患者往往把手术当成一种"再生",一种外表和性格的全面改造。

5. 医疗纠纷多　患者易受周围人群评价的影响。

6. 体检中的特殊要求　患者除了做常规的体检外,还要注意对畸形区域的形态学及术区、附近组织有无感染等异常情况进行检查,并且必须拍摄术区及相关区域的术前、术后照片。

7. 病史记录的特殊要求　内容记录要详细、细致、准确,尤其是对畸形缺损部位的描述,除了文字记录外,还要辅以绘图描述。术前要签订手术同意书,表明对可能发生的情况包括手术并发症、意外及其他不良反应等能够理解,对实施手术赞同。

8. 治疗中的特殊要求　术前各项准备要充分,通常应准备若干个备选方案以适合于术中的情况变化。手术操作要熟练、准确,术中及术后要注意观察患者的心理变化,并及时进行心理调整或心理矫治。

9. 手术效果分析的特殊性　医学美学专科的诊治特点侧重于满足患者的心理和精神需求,因此疗效的评估受患者心理因素和术后期望值影响很大。手术效果的分析与认可,不单由医生来完成,更重要的是患者的认同。

第 3 节　医学人体美学

医学人体美学是医学美的核心课题之一,同时又具有自身独特的研究对象和研究方法,成为医学美学中一门相对独立的分支科学。

人,是大自然的造化,也是社会实践的产物,人类在漫长的自然进化过程中,不但按照事物客观规律改造世界,同时也按照自身的形象创造美。人体美是自然美的最高形式,而人的生命活力则是医学人体美的核心。

一、人体美与医学人体美

(一) 人体美

人体美是指人体在正常状态下的形体结构、姿势动作、生理功能的协调统一。人体美从狭义上讲主要指人体本身的形体和容貌的形态美;从广义上讲,既包括人的身材、相貌、五官、形态和装饰的外在美,也包括人的风度、举止、言谈所表现出来的一种精神风貌和内在气质之美。人体美不仅是自然美,更包括社会和心理的美,是人的一种文化价值的显现。

人体蕴藏着大量的美学法则,人体的比例、线条、轮廓几乎反映了所有形式美的规律,如对称、均衡、和谐、统一、黄金律、韵律等。达·芬奇指出:"人体是大自然最美的东西。"人体美主要表现在以下三个方面。

1. 身材相貌比例协调与匀称　是人体美的基本条件。人体美是和谐统一的整体美,表现为身体各部分之间比例、层次、全方面的协调与匀称。

2. 姿态动作自然和谐　是人体美的重要表现。人体美不仅有形体的静态形式美,而且往往还有不同姿势动作,表现为动态的形式美。"坐如钟,站如松,行如风"就是古人对人体姿势动作美的赞叹。"相貌的美高于色泽的美,而秀雅合适的动作美又高于相貌美"是培根对于姿态动作美的评价。因此,人体美不仅体现在静态,也包括姿势动作的动态形式美。

3. 气质风度文雅大方　是人体外形美与心灵美的和谐与统一,是人内在修养的外在表现。美的气质风度应该是热情而不趋于轻浮,豪爽而不落于粗俗,潇洒而不流于傲慢,文雅而不失于娇柔。它蕴含在形体之中,又通过形体表现于外,是人体活动的一种内心体验和精神本质。

(二) 医学人体美

医学人体美是指人在健康状态下的形式结构、生理功能、心理过程和社会适应性等方面的协调、匀称及和谐,也是自然美和社会美的高度结合与统一,它以维护人的健康为目标,是医学审美的核心对象。人体的医学审美观有以下几个特点。

1. 内在活力美与外在形式美的统一 人是一个生命体,其生命的内在活力通过外在形式美来表现,如健康、富有生命活力的生命体表现在外在及其各部分之间的匀称、均衡、协调、色泽和谐、体形高低起伏具有韵律感等。但人的生命活力一旦消失,人体美也就不复存在。

2. 普遍性与差异性的统一 医学人体美普遍性表现为骨骼发育良好无畸形,肌肤富有弹性、红润又光泽,眼睛炯炯有神,牙齿洁白整齐,身体线条优柔,动作协调等。

人体美是独特性与多样性、普遍性与特殊性的统一,具体表现如下。

(1) 地区差异:如热带地区的人为适应酷热的气候,皮肤色黑能抵抗强烈阳光损害,毛发黑短且呈螺旋式能形成空隙避免阳光直射;鼻子扁宽,嘴唇厚实,手掌和脚掌汗腺发达,有利于散热降温。而寒冷或温带地区的人,肤色浅易于吸收弱的紫外线利于身体发育,毛发浓密利于身体保温,鼻梁高鼻孔长能使冷空气吸收后经过鼻道的预热,不至于影响体温恒定。

(2) 性别差异:男女之间在解剖学和生理学上有精巧的差异,在容貌和形体上也有明显不同,这是生物学规律。男性雄伟、矫健、粗壮,以刚为胜;而女性温柔,思维细腻,以柔为长。男性肩宽,腰粗,形体强壮有力;女性胸丰,肥臀,风韵,贤惠,声音柔和、甜蜜。因此,在塑造人声音洪亮、粗犷体美时,必须遵循差异性的原则,避免女子男性化、男子女性化。

(3) 年龄差异:不同年龄层次的人具有不同的人体美特点。如头部与自身的比例,少年大于成人;身高低于6头长(以头顶到颈下为头长单位)年龄越小,头部所占比例越大。中年以后,由于增龄性变化,皮肤张力和弹性降低而松弛,前额皱纹增多加深,鼻唇沟加深。因此,对审美容体年龄的把握,是在美容修复和医学人体美塑造时要重视的问题。

(4) 不同的情绪状态对人体外表生理特征的影响:人的喜怒哀乐、七情六欲等情感,会影响到人体各个器官的生理功能,进而引起人体外表的一系列变化。如当人的心情过度紧张、情绪低落、忧愁、悲伤或恐惧、惊吓时,体内肾上腺素分泌增加,血管收缩,皮肤供血不足,脸色苍白或汗颜淋淋等,同时伴有血压升高,头晕目眩,给人晦气、阴郁、自卑、羞愧的感觉。长期的心情忧郁寡欢、焦虑愁闷,会引起内分泌功能失调,影响睡眠和皮肤血液供应,从而黑色素分泌增多沉积,皮肤变得黯淡无华。而心情愉悦舒畅、情绪高涨时,大脑皮层兴奋,神经调节物质乙酰胆碱分泌增多,皮下血管扩张,微循环得到改善,肤色红润,容光焕发,给人以精神抖擞、神采奕奕、激情高涨、豪情满怀的美感。因此,长期的心情阴郁,愁眉苦脸,使面部表情暗沉,影响人体美的外在形象,而愉悦舒畅的心情,对人体美的健美有促进作用。

案例2-1 男,26岁,体重75kg,身高170cm。请问他的体重正常吗?他属于哪种体型?

二、医学人体美学的研究内容

医学人体美学研究的内容包括体型美学、容貌美学和皮肤美学三大部分。

（一）体型美学

体型是人体除头面部外,躯干和四肢的外形特征和体格类型。构成体型的基础包括骨架、发育和脂肪累积程度等三部分。美的体型应为:身高适度、比例匀称、线条流畅、内涵饱满。

1. 健美体型的基本标准

（1）全身骨骼、关节发育正常,无异常和畸形。

（2）身高与体重适宜。

（3）体型为正力型,肌肉发达,体内脂肪适量。男体型背宽腰细呈倒三角形,具阳刚之美,有动感。女性体型呈梯形,具有稳定、阴柔之美。

（4）背面观脊柱呈直立,侧面观弯曲线正常。

（5）女性乳房丰满有弹性,不下垂,侧视有明显曲线,下腰部呈圆而细柱状,腹部呈扁平状。

（6）男性腹部肌肉呈垒块状隆起,臀部圆满适度,腿长,腿部线条流畅柔和。

2. 体重　国际常用的人体体重计算公式:

$$男性标准体重（kg）=[身高（cm）-100]×0.9$$
$$女性标准体重（kg）=[身高（cm）-100]×0.9-2.5$$

正常体重:标准体重上下浮动10%均为正常体重。

超重:大于标准体重10%小于标准体重20%。

$$肥胖度=（实测体重-标准体重）/标准体重×100%$$

轻度肥胖:超过标准体重的20%～30%;中度肥胖:超过标准体重30%～50%;重度肥胖:超过标准体重50%以上。

3. 体型

（1）**体形系数**:身高、体重体型系数=体重（g）/身高（cm）

按照身高、体重体型系数将体型分类如下。

1）无力型(瘦长型):男性系数在300以下,女性系数在300以下。身材细高,四肢较长,细颈,胸廓狭长而扁平。

2）正力型(中间型):男性系数360,女性系数350。身材适中,四肢长短适应,体形较好。

3）超力型(肥胖型):男性系数450以上,女性系数420以上。身材矮,四肢短,颈粗,肩宽平,胸廓宽。

（2）影响体型的因素

1）相对稳定的因素:遗传、性别。

2）可变因素:饮食、年龄、生活习惯、锻炼、疾病等。

4. 三围　三围指胸围、腰围、臀围。它们与身高存在一定的比例关系,标准三围的比例关系是0.618的近似值。

我国健美专家根据国人体质,提出男性女性标准三围的计算公式。

（1）男性标准三围:

$$胸围（cm）=身高（cm）×0.61$$
$$腰围（cm）=身高（cm）×0.42$$

$$臀围(cm) = 身高(cm) × 0.64$$

（2）女性标准三围：

$$胸围(cm) = 身高(cm) × 0.535$$

$$腰围(cm) = 身高(cm) × 0.365$$

$$臀围(cm) = 身高(cm) × 0.565$$

实际计算得出的指数与标准指数相差 3cm 均属正常。小于 5cm 说明过于苗条（偏瘦），大于 5cm 说明过于丰满（偏胖）。但职业模特的三围标准，由于职业需要与正常标准有一定的差距。

（二）容貌美学

1. 容貌美学的特征 容貌，不仅是人的生命活力的体现，而且是内心活动的外化形态，它集中体现了人体美的个性，给人以"第一印象"，是评价人整体形象的最主要部分。容貌美学的特征表现在容貌的多视角性、结构特征、差异性及生理心理学特征等诸多方面。

（1）容貌美的多视角性：人类学家认为，人的容貌因性别、年龄、种族等差异，所以形成了千差万别的容貌特征。生物学家认为，由于生物进化的结果，头颅进化表现在由"口主体"演化成了"脑主体"，并使颧和颏部的轮廓凸显出来，成为人类颜面美的特征之一。美学家认为，容貌是人体美的"聚焦"部位，美的容貌是五官和脸型各结构的比例协调、和谐统一。然而，真正美的容貌并不多见，并且每个人都有自己的容貌特征。对于容貌缺陷或美中不足，可以用美学手段加以矫正。心理学家认为，人的容貌适时地反应人的心理和情感的变化，并且在与陌生人的初次交往中，容貌美要比一个人的仪表、才华、谈吐等显得更为重要。社会学家认为，社会人群容貌的美丑呈常态分布，"两头小，中间大"，非常俊美和非常丑陋者只占少数，大部分人的容貌近于比例协调，五官端正，且有各自的个性特征。医学家认为，人的容貌在解剖结构、生理功能、情感表达、心理活动等方面有其生理学特征，是一门科学。医学研究的目的在于应用，希望通过掌握的医学基础、容貌美的形态学规律等，进行人体美的创造。例如美容整形手术、正颌矫正治疗等。

（2）容貌美的结构特征

1）比例与和谐：在正常人群中正常端庄的容貌各部分的比例并不存在绝对标准，而是存在一个波动范围，达到或接近这些范围，均会具有美感。常应用的有以下几种比例关系。

A. "三停"与"五眼"：该比例关系源于我国古代画论《写真古诀》。

a. 正面"三停"：面部分为三部分，即发缘点至眉间点、眉间点至鼻下点、鼻下点至颏下点（图 2-1 和彩图 1）。若这三部分间距相近，则面容比较和谐，容貌相对较美。这是根据较为稳定的表面解剖标志而定的，在临床应用时需有一定的条件保证。比如面上部要依靠头发的完整性，面下部要依靠牙列的完整性。

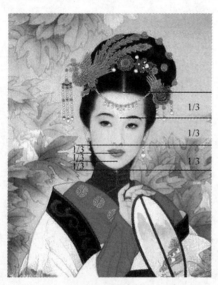

图 2-1　正面"三停"、小"三停"

b. 小"三停"：即面下部的"三停"。将面下 1/3 区域分为基本相等的三部分，即鼻底至口裂点、口裂点至颏上点(颏唇沟正中点)、颏上点至颏下点(图 2-1)。

c. 侧面"三停":以耳屏中心为圆心,耳屏中点至鼻尖的距离为半径,向前画圆弧,用此方法可观察人的侧貌形态。美貌的面容,其发缘点、鼻尖点、颏前点应均与圆的轨迹吻合。再以耳屏中点分别向发缘点、眉间点、鼻尖点、颏前点作 4 条直线,将脸部侧面划分为 3 个扇形的三角,即为侧面"三停"。最大角与最小角之差以不超过 10° 为美(图 2-2)。

d. "五眼":指在正面观时,眼裂水平线上,面宽应具有 5 个眼裂宽度。即左眼外眦至左耳、左眼、两眼内眦间距、右眼、右眼外眦至右耳,5 个部分正面观的水平距离接近相等(图 2-3 和彩图 2)。

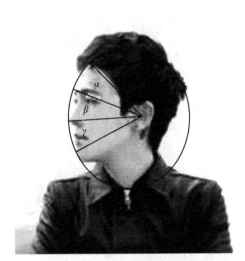

图 2-2　侧面"三停"($\alpha = \beta = \gamma$)

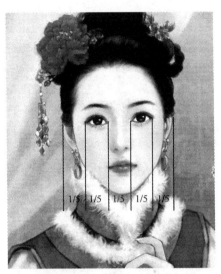

图 2-3　容貌"五眼"

B. 黄金分割律:公元前 6 世纪,古希腊哲学家、数学家毕达哥拉斯发现,在数学理论上最合理、最和谐的比例关系是 b:a=a:(a+b),即 1:1.618=0.618。该美学比例关系已深深融入世界各个国家及领域,并得到了广泛应用(图 1-4)。

C. $\sqrt{2}$ 规律:源于日本,它随着佛教的引进,逐渐影响和渗透进日本文化中,日本口腔医学界学者 Nakajima,将该规律引入容貌美学的研究中。其曾报道了 7 名日本美丽女性的面部测量结果,以虹膜宽度为基数,面部结构中同时存在着水平方向和垂直方向的递增规律,比例接近 1:1.414,即 $\sqrt{2}$ 及幂数列。我国学者殷新民在研究人工义齿美学过程中,证实了中国人面部器官间同样存在着 $\sqrt{2}$ 规律(图 2-4、彩图 3 和图 2-5、彩图 4),详细内容见第 3 章。

D. 审美平面:用来审视面部侧面轮廓,鼻、唇、颏的协调关系。

a. Ricketts 审美平面:以鼻尖点与颏前软组织点的连线,形成假想的 Ricketts 审美平面(图 2-6)。西方人上下唇位于审美平面的后方较远处,东方人上下唇较接近审美平面。这说明西方人鼻尖较高,颏微突;东方人鼻尖较低,颏微突。

b. Steiner 审美平面:鼻尖到人中的中点与软组织颏前点的连线形成的假想平面(图 2-7)。人种不同,唇部距离审美平面的部位不同,这种差异性形成了不同人种、不同民族的特征。许多学者认为和谐的容貌应是上下唇突点与该平面接近。

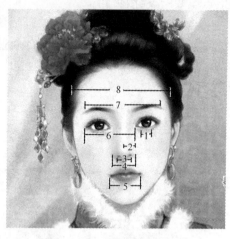

图2-4　面部水平距离√2规律

1. 虹膜宽度；2. 中线-鼻翼距离；3. 鼻孔外点间距；4. 鼻宽度；5. 口角宽度；6. 内外眦间距；7. 外眦间距；8. 面宽度

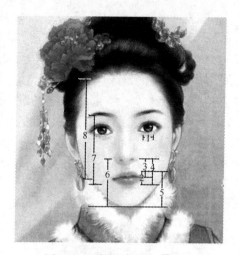

图2-5　面部垂直距离√2规律

1. 虹膜宽度；2. 上下唇缘距离；3. 鼻尖-口角距离；4. 鼻尖-下唇缘距离；5. 上唇缘-颏下点距离；6. 鼻尖-颏下点距离；7. 眉-下唇下缘距离；8. 发际-口角距离

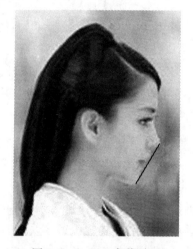

图2-6　Ricketts审美平面

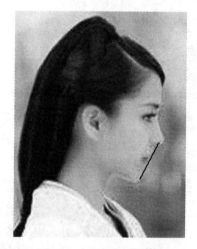

图2-7　Steiner审美平面

E. 美容方程式：是18世纪由迈克·康宁提出，其主要观点为眼宽为同一水平线上面宽的3/10，下巴长度为面长的1/5，瞳孔中心到眉毛下缘的距离为面长的1/10，鼻子表面积小于面部总面积的5%。如果上述比例相差5%，即可使面部魅力变化较大；超过10%，面部的吸引力大大下降，随着差异的增大，"美"逐渐向"丑"转化，达到一定程度就表现为畸形。

以上的这些面部结构比例关系，对临床实践有一定的指导意义。进行美容修复或美容手术时，可以此为参照来调整各器官间的比例关系，增进面部的"和谐"美感。

2）对称与非对称：对称是形式美的基本规律，能给人以美感。但就容貌美来说，在某些情况下，虽具有对称特征，却表现为畸形。例如下颌骨呈对称性过度发育（增生的肢端肥大症）、下颌骨呈对称性发育不足（"鸟嘴"面容）、对称性鼻翼肥大、对称性下睑眼袋等。随着时代的发展，"不对称美"已成为一种时尚。然而，对于容貌美来说，绝大多数情况下还是以对称性作为容貌美的审美特征之一而应用于美容医学临床。

A. 容貌的对称形式

a. 镜像对称:其特点是对称双侧具有高度的一致性,犹如镜面中反射出的物像与现实的物体完全相同。例如人的双眉、双眼、口唇、外鼻等。若容貌镜像对称被破坏,人体美的平衡感也失去了。例如两眼裂大小不等、双耳形态不一、鼻梁明显偏斜等,即成为了人体缺陷。

b. 点状对称:英文字母 S、Z、N 等显示的曲线,几何学中的正弦曲线,自然放射状曲线等,均为点状对称,是对称的另一种形式,同样给人一种平衡感。例如容貌结构中前额、眼睑、口唇周围等就存在这类放射性点状对称。

c. 面部中线:面部中线的确定方法和准确性,影响到容貌左右对称性的衡量。日本学者北条健三的中线确定法(图 2-8 和彩图 5)是两眼内眦连线中点至上唇中点的连线;而渡边一民的中线确定法(图 2-9 和彩图 6)是取眉间点与眼耳平面(Frankfort 平面)垂直的线。

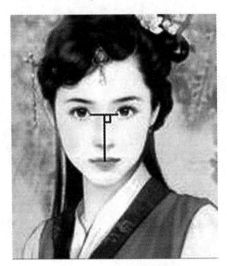 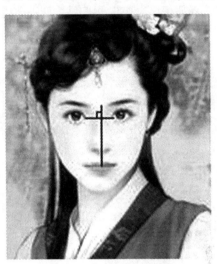

图 2-8　北条健三的中线确定法　　　　图 2-9　渡边一民的中线确定法
　　内眦连线中点至上唇中点的连线　　　　　眉间点与眼耳平面垂直的线

B. 非对称率:对称是相对的,世界上没有一个人的容貌是绝对对称的,而客观存在的大量微小的不对称,往往不易被人目测判断而发现。

早在 1887 年 Hasee 发现古希腊人体艺术和正常人的颜面,普遍存在着不对称。美国学者 Gorney 研究面部的镜像对称时得出结论:虽然面部的基本对称令人向往,但实际上所有人的脸,绝对找不到完全的对称。倘若人工刻意创造出完全对称的面容,其结果是得到一张呆板的毫无生气的脸。

不对称畸形的判断往往需要定量的参数,以便把视觉不易分辨的不对称排除在外。日本学者嘉泰提出的"非对称率"概念,受到各国学者的公认。

非对称率的公式为

$$Q = (G-K)/G \times 100\%$$

式中,Q 为非对称率;G 为左右结构或等高纹距离中线的较大值;K 为左右结构或等高纹距离中线的较小值。

此外,有人提出"对称度"概念。即

$$对称度 = 1 - 非对称率$$
$$非对称率 = 1 - 对称度$$

实际上,对称度和非对称率是同一事物的两个侧面。

我国王兴、张震康对中国美貌人群颜面对称性的研究结果表明,容貌美的人(选中率仅为同龄健康青年的千分之一左右),其颜面部的平均非对称率仍在 10% 以内,应视为"对称";超过 10%,可以认为有一定程度的不对称存在。

日本学者北条健三对面部不同断面的非对称率作了比较研究,结果表明:①由于咀嚼肌的附着,颏唇沟的水平断面的非对称率最大;②鼻翼水平断面多为纤细表情肌附着,此部位非对称率最小。由此可见,颜面的对称程度,与不同的肌肉附着有一定的关系。

3)差异性:美的容貌有一定的共同性,又有差异性,表现出千变万化的容貌个性。容貌的差异性包括种族差异、年龄差异、性别差异等。

A. 容貌美的种族差异:在种族上,面型的侧面轮廓形态有较大差别,以在眉间点至颏前点之间的一条假想线为基准,可归纳为四种面型。①鼻下点恰在此线上为"直面型";②鼻下点位于此线后方为"凹面型";③鼻下点位于此线稍前方为"微凸型";④鼻下点距此线前方较远者为"凸面型"。黄种人大多为微凸型,少数为直面型;白种人多为直面型,少数为凹面型(图 2-10)。

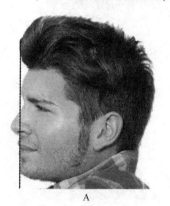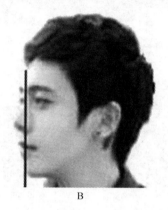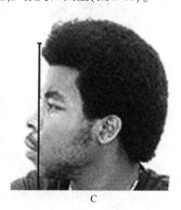

图 2-10 面型侧面轮廓的种族差异

A. 直面型;B. 微凸型;C. 凸面型

鼻部形态被比作"人中说明书"。例如,热带或沙漠地区的人,由于新陈代谢旺盛,鼻子较大又短且向前;寒冷地区的人鼻子、鼻腔细长,鼻孔小且向下。

头发的差异也与地理环境和气候特点相适应,如黄种人是"抛物线形"头发,白种人为"波浪形"卷发,黑种人为"螺旋式"卷发。

此外,还有眼睛、口唇形态等,甚至在皮肤结构、瘢痕形成的遗传倾向方面也存在着种族差异。

● 链接

东西方人的眼部差别

东方人眼功能优于西方人的三大表现:①东方人视野广,如做立正姿势,双手左右平举,头不转动,东方人能看到双手指尖,而西方人却不能。②东方人眼睛色素多(主要指位于虹膜色素上皮和后缘层中的色素颗粒),它不仅有遮挡紫外线的功能,更适合于在光线较强的地方工作,而且增加了黑白分明和色彩反差较强的美感效应。③东方人眼睑皮下脂肪多,内眦有一皱襞,形状像盖,对眼睛有更强保护力。

B. 容貌美的年龄差异:人的容貌随着年龄的增长,其面型、五官位置及皮肤状态也随之改变(图 2-11 和彩图 7)。儿童时期,颅骨比面骨发育完成较早,6 岁以前的五官基本集中在面的下半部,额部相对显大,呈一种幼稚面型。此后,五官随着发育逐渐上移展开,面型逐渐成熟。例如眼睛的位置,儿童期位于面中 1/2 处,成人则移至面中与面上 1/3 交界处。人到中年发胖后,腮部、颌下、颏下的皮下脂肪增加,皮肤弹性下降,表现为面颊隆突,呈"坠腮"状。这些变化应用于临床指导中,美容医生在实施面型改造时,利用面部结构的年龄差异,避免造成年轻人老年化或中老年人形成"娃娃脸";美容手术时,去除面颊部多余脂肪和皮肤,可在一定程度上恢复年轻容貌。

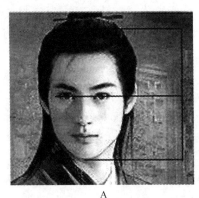 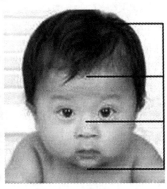

　　　　A　　　　　　　　　　　　　B

图 2-11　容貌美的年龄差异

　　C. 容貌美的性别差异:中国美貌人群的 X 线头影测量表明,男性颜面在水平方向上和垂直方向上的发育均大于女性;硬组织角度测量,SNA 角男性大于女性,表明相对颅骨而言,男性下颌位置较为靠前。下颌平面水平面夹角及殆平面水平面夹角女性大于男性,表明女性下颌角较男性更为倾斜。软组织测量结果显示,男性下颌发育较大,颏唇沟较深。线距比测量发现,女性上面高相对大于男性。颜面三维结构测量发现,男性面中上部较女性凹陷;面下突度大于女性。云纹影像测量表明,颧突度女性大于男性,下颌角部位颜面侧方宽度男性大于女性。

　　研究容貌美的差异性,提示医师在修复和塑造美的容貌时,要体现个性特征,使其符合患者的民族特征、年龄特征和性别特征。

　　(3) 容貌美的生理心理学特征:人的容貌不仅具有形态学上的独特性和审美性,而且还能细腻独到适时地反映人的心理活动和情感变化。据伯德惠斯代尔的研究显示,人的面容可以做出 25 万不同的表情。如口唇上翘、鼻子抬高、一种目光、一个皱眉等任何有限的变化,都会改变整个面部特点和表情。美国学者埃克曼将人类的基本表情归纳为六个类型:高兴、恐惧、讨厌、生气、惊奇、悲伤。其中恐惧和悲伤主要由眼部传达,高兴和惊奇主要由眼部和口唇表示,讨厌主要由鼻子和口唇表达,生气则由额头、眉、眼、口唇共同参与。

　　(三) 皮肤美学

　　从医学美学的角度看,皮肤是人体最大的体表感觉器官和引人注目的审美器官,是反映人体美感的第一观察对象。

　　1. 皮肤健美的标准

　　(1) 皮肤健康、肤色正常、无皮肤病。

　　(2) 皮肤洁净、无污垢、斑点及异常凸起或凹陷。

　　(3) 皮肤光滑柔软、富有弹性、无皱缩或粗糙不光滑。

(4)皮肤富有生命活力,不苍白、青紫或蜡黄。

(5)皮肤质地良好,不敏感及油腻、干燥。

(6)皮肤耐受衰老,随年龄增长不至于衰退过快。

2. 皮肤健美的表征

(1)肤色:皮肤的色泽是视觉审美过程的重要特征。肤色的变化可引起视觉审美心理的强烈反应。肤色因民族、性别、年龄、职业等差异而不同。例如,黄种人健美的肤色为微红稍黄,青年女性的肤色以浅玫瑰色为最美。若皮肤黄染是重症肝炎或胆道阻塞的表现。

(2)光泽:有光泽的皮肤给人一种容光焕发、精神饱满、自信的感觉,传递出组织结构、生理心理状态健康的美感信息。

(3)滋润:它是神经体液、新陈代谢等处于最佳状态的标志之一,是皮肤代谢功能良好的标志。

(4)细腻:皮沟细浅,皮丘小而平整,汗腺孔及毛孔细小,皮肤柔嫩、润泽是皮肤美学特点的重要表征之一,细腻的皮肤从视觉上和触觉上都给人以无限的美感。人一生中青少年时期的皮肤最为细腻。

(5)弹性:具有弹性的皮肤应坚韧、柔嫩、富有张力,给人一种充满生命活力的美感。

(6)体味:是指人体反映出来的种种气息。有人将其分成生理性、病理性、情感性三类。

三、医学人体美学的研究方法

医学人体美学的研究涉及诸多领域,如人类遗传学、人体解剖学、人体形式美。其研究方法可有以下几种。

(一)观察法

医学人体美研究的观察法是一种经验型研究方法,研究者采用直观形式,有意识、有目的、有计划地对人体美的各个侧面或其整体进行一系列感性研究活动,从而获得丰富的感性材料以系统描述人类的特征。观察法分为个体观察、群体观察和分类观察。

1. 个体观察 是指特定的典型个体进行局部或整体的观察,认识其美貌特征,较适用于对美貌个体的个案研究。

2. 群体观察 是指对一定范围内社会人群美学共性特征进行观察,其范围可以是一个种族、一个家庭、一个地区或一个城市、村庄等。

3. 分类观察 是指根据观察需要,将社会划分为不同的类别,对其人体美的共性和差异性进行比较观察。例如,按性别、年龄、种族、地区、国家等分类观察。

(二)测量法

测量法主要用于人体形态美研究。

1. 直观测量法 主要采用各种计量工具对人体不同部位进行直线、弧线、角度、弧度、面积、重量以及点、线、面之间比例关系的测定。一般常用的工具有直角规、弯角规、人体测量仪、三角平行规、量角器、卷尺、称等。

2. 影像测量法 主要运用各种影像技术来研究体形美的方法,包括以下几种。

(1)照片测量法:主要依据照片以获得对被测对象的面部整体认识为前提,研究颜面各部分比例及形态结构特征。其优点是资料获取容易、简便,软组织结构显示清晰;缺点是不能显示软硬组织关系,更不能提供三维结构信息。

(2)头颅测量法:主要是测量X线头颅定位照相所显示的影像,包括牙、颌、颅面各标志点、连线、角等美学测量分析。测量内容一般包括X线正侧位片和全景片的测量分析,可以揭示面部两侧的对称性、中线切牙关系和面部高、宽度以及上下颌的近远中关系等,可为头面部研究提供立体的三维信息,是口腔正畸科和正颌外科进行临床诊断和治疗设计的常规手段。

(3)云纹影像测量法:又称立体测量法或方位测量影像法。其基本原理是利用光线通过其准光投射在凹凸不平的物体而产生的一种变形光栅原理。这种变形光栅反映了物体表面的三维立体结构信息。这种方法为非接触性测量,方便而迅速,目前在我国医学美容界应用较广泛。

(4)立体摄影法:是立体摄影技术在人体形态美研究中的应用。由于该设备昂贵,一直以来未能成为常用的研究方法。

(三)人体解剖学方法

欧洲文艺复兴时期,意大利的艺术大师达·芬奇首先使用此方法研究人体美,发现许多数据,提出了"人体是大自然最美的东西"的著名论断,而且这种方法一直以来成为人体美学研究的常用方法。我国学者王志军、高景恒对国人面部浅层肌膜系统(SMAS)解剖学、美学研究即为此方法。

(四)计算机图像的处理方法

计算机图像数字处理技术的临床应用已迅速发展。其具有快速、精确、可控性特征。口腔正畸、正颌外科、颜面整形、美容外科等领域的图像处理及其应用软件也相继问世。例如,MR-qc彩色电脑整形显像系统是一种专用医学处理系统,融计算机图像处理技术与现代美容技术为一体,可实现美容技术方案设计、术前模拟、模型参数自动测量、图像存储、美学分析等功能,为临床研究形态学和定量修复提供了先进、可靠、精确的科学分析手段。

(五)科学抽象思维法

医学人体美研究是从实现人体美入手,通过各种科学实验手段和社会调查方法,从众多人体美中科学地抽象出其美学参数和规律。认识人体美的标准,构成一种关于人体美的科学概念,又可反过来应用于临床实践,以维护、修复和塑造现实人体美。

第4节　医务人员的美学修养

在医疗实践中,医务人员是医学审美活动的主导者,其外在形象和内在修养会给患者留下深刻的印象,对社会产生一定的影响。提高医务人员的自身素质和整体形象,对医学美学和医学美容事业的发展有着重要的作用。

一、医学审美教育与修养

医学审美教育指在一定的医学美学思想和理论指导下,以美的事物为材料和工具,通过各种审美活动激发和美化医学美容工作者的美感体验,提高医学审美主体在医疗实践中感受美、创造美、评价美的能力,实现全面发展的教育。

医学审美修养指医学美学工作者在医学美学思想和理论指导下,通过学习和医学审美实践活动等途径,在审美意识、审美能力、审美品质、审美创造等方面,进行自我教育和自我改造的过程。

（一）医学审美教育与修养的目的

（1）提高医学美学工作者的能力和素质。

（2）将日常的防病治病和健康服务升华到审美境界,不断满足人们日益增长的美容保健和健美的需求。

（二）医学审美教育与修养的主要内容

（1）树立正确的审美观:审美观是人们在审美活动中形成的关于美、审美、美感、美的创造等问题的基本观点。医务人员要把坚持以人为本的思想理念、提高服务意识、强化医疗行为规范,上升为自身的理想追求;把高尚的医德观念和审美情感有机融合在一起,将美学知识、职业美德、修养融合到医疗实践中,为维护患者的生命健康和提高生命质量服务。

（2）提高医务人员的审美素质,增强医学审美能力:医务人员的审美素质关系到自身以及医院的形象,是和谐医患关系不可缺少的内在修养。医务人员在医疗实践活动中,要努力做到举止端庄、态度和蔼可亲、以诚待人、温文尔雅、诚实信用、尽职尽责,展现高尚的审美形象,将美容医疗活动提高到审美层次。加强医学审美培养和训练,提高医务人员的医学审美鉴赏力和创造力,努力构建"以美容服务为主线,以健康为中心,以人为本"的模式,提高社会群体健美水平和质量,满足现代人抗衰健美的高层次要求。

（3）构建和谐的医患关系:医学美学工作者要给患者提供满意的医疗服务,关心爱护患者,充分尊重患者的人格和知情同意权利,医患双方增进沟通,互相尊重和理解,共筑医患关系的和谐。

（4）塑造完美人格魅力:医学审美教育的任务和目的是要培养医学美学专业的高级人才。社会的进步与发展要求医务人员不但要有高超的医疗技术,较高的审美能力,还促使医务人员要有较好的内在修养、文明优雅的言谈举止、良好的道德风貌、高尚的情操,以及心理生理、智力意志等方面全面的发展。

二、医学审美创造

（一）医学审美创造的概念

医学审美创造是医学审美主体运用创造性思维,按照医学规律和美的规律,通过医疗设备、器械等物质手段,把审美主体内在的审美尺度"物化"成审美客体的审美特征,使医学审美客体产生美的飞跃的一种特殊审美过程。

（二）医学审美创造的特点

（1）医学美学知识和审美经验是医学审美创造的必备条件:医学审美创造的主体自身必须具有系统的医学、医学美学等理论知识和娴熟高超的医疗美容技术,以及高尚的情操、聪明的智慧和创造才能、良好的职业形象,才能在审美创造过程中继承和创新,满足审美对象的求美需求。

（2）创造方法的理性医学追求,是医学客观规律与主观目的的统一:医学审美创造不同于艺术及其他创造自由,它是现实的、科学的、理性的,既要符合医学规律,又要迎合人们的审美习惯和审美理想。尽管在医学审美创造中也离不开创造性灵感,但其必须在理性的支持下,才可能是健康的,符合人类心理、生理和社会的适应性。

（三）医学审美创造的作用

（1）医学审美创造可以有效地帮助绝大多数求美者,解决他们对自己形体容貌的不满意,或对美的困惑及心理障碍等问题,造就一个使审美主体客体均较满意的健康审美环境。

（2）医学审美创造可以使医学审美主体对医学美具有敏锐的觉察力和深刻的感受力,有利于在医学审美职业活动中,全方位地进行审美分析,做出准确、科学的诊断,从而达到标本兼治的目的。

（四）医学审美创造的思维结构

医学审美创造过程中的思维具有自身的特点,主要表现为以下几个方面。

1. 形象思维与抽象思维的有机统一　医学审美创造中所需的思维过程,包括想象、联想、情感等形象思维因素,也包括概念、判断、推理等抽象思维因素,并且两者相互渗透、相互作用,从而推动了医学审美创造的过程。例如在美容手术中,美容外科医师要在术前设计、术中操作和术后护理的全过程使用形象思维,对受术者的容貌、形体特征进行构思和描述。同时,还要对手术方案和医疗手段的选择及运用进行抽象思维,以使手术能达到求美者满意的美容效果。

2. 灵感思维与形象思维及抽象思维相辅相成　创造来源于灵感,著名的外科专家、人体心脏移植手术的第一人贝尔纳说:"成功的界限取决于我们灵感的想象力的界限。"可见灵感思维在医学审美创造中的作用。在医学审美创造中,生动而具体的人体形象激发和构建了医学审美主体的灵感思维,拓展了创造性思维心理活动,形象思维、抽象思维、灵感思维三者相辅相成,共同作用。

3. 审美情感性思维　医学审美创造,从一定的角度讲,是医学审美主体在对医学审美对象经过美的认识、理解和把握之后,在一定的审美情感的激励下,对医学审美对象的一种安慰和同情,也是对自己的一种自信和尊严。这种审美意义上的情感性思维,以有感情、有思维、有伦理、有审美意识的活生生的人为出发点和落脚点,是审美内容和审美形式的和谐统一。

（五）医学审美创造的制约因素

1. 医学实践条件、主体审美能力和艺术修养的制约　医学审美创造是一种实践性很强的科学活动,它要求医学审美主体具有较高的审美修养、丰富的医学美学理论知识、精湛的医疗技术,这样才能创造出真正的美。同时,还要求适应于当前医学发展水平,要具备先进的医疗设备、完善的医学资料和医疗、实验场所。这些是从事医学审美创造的主客观条件,如果这些条件不具备或不完善,那么美的创造也是徒劳无力的。

2. 健康价值与审美价值的相互制约　医学审美创造时应兼顾健康价值与审美价值,如若只顾健康的恢复,而回避或舍弃对人体必要的修复和再塑,也许就不能实现其审美价值。若抛开医学规律,为了形式美而美,对人体进行任意的改变,必然会损害健康,那么审美价值也缺乏意义。因此,健康价值是审美价值的基础,审美价值是健康价值的升华,当两者发生冲突时,健康价值应是第一位的。

3. 审美主体与审美客体的相互制约　在医学美学创造过程中,医者和受术者虽然一般在审美创造的目的上是一致的,但是他们在审美尺度方面,在实现美的方式、方法、途径和手段方面,不一定都能达成共识,两者相互影响、相互制约。因此,许多美容手术通常要求在术前就手术方案、术中、术后可能出现的情况,告知受术者并征得同意,甚至必要时在术中让受术者借助镜子,共同审视手术过程及其美学效果。

三、医学审美评价

医学审美评价是指人们依据一定的审美原则、审美观念、审美程序等对医学审美对象进行美的价值判断,通常指通过观察、感觉、联想、分析等形象思维来辨别美或丑的复杂而丰富的心理过程。医学审美评价包括医学审美鉴赏和医学审美判断。

(一) 医学审美评价有着积极的作用

1. 增进人体的健美 通过美的欣赏和评价可以调节人们的精神、陶冶情操,调节身心、消除疲劳、鼓舞精神,使大脑得到休息和放松。其次,还可以提高对医学美、人体美的鉴赏能力,促进人们对于健美的自觉认识,提高自身素质。

2. 规范医学美容工作者的行为 由于审美差异性的存在,不同审美主体(包括医者和患者等)对同一审美对象有着不同的审美评价。不同的审美评价之间互相影响、互相渗透,产生新的审美评价,这就促使医务人员的行为进一步规范和完善,产生新的促进和引导作用。

3. 促进医学科学技术的发展 随着人们审美素质的不断提高,患者不再单纯地追求缺陷的修补和功能的恢复,对医学美也提出了更高的要求。医学高新技术如器官移植、遗传工程、激光、电子、高频射流、高分子技术等在临床的广泛应用,丰富了医学审美内容。这些对提高医务人员的医学审美能力,推动医学科学技术的发展,起到了积极的推动作用。

(二) 医学审美评价的原则与标准

虽然审美评价会有差异性,但在长期的审美实践中,人们逐渐地形成了一种经验性标准(如同一文化背景或生活习俗的人们对同一事物有着相似的社会认同),并以相对固定的尺度来衡量和评价审美对象。医学审美评价的标准应遵循以下几点。

1. 真善美统一的标准 这是医务人员审美评价的首要原则。"真"是客观事物的本质,医者要尊重真,即尊重医学科学知识,对症诊断治疗。"善"在哲学范畴中指在社会实践中客观事物对人的功利性,凡是美的事物都是激励向上的,对社会、对人生是有利的,否则就是不美。真与善是美的前提,美是真与善的统一体。

2. 相对性与绝对性统一的标准 医学美的观念和评价标准不是绝对的、永恒不变的,它随着社会历史的发展而具有时代性,但它在一定的历史时期又是相对稳定的。例如,女子缠足的习俗,曾在封建社会流行了一千多年,"三寸金莲"被认为是一种美,然而最后被人们所认识、被历史所废弃。因此,审美评价标准的稳定性是相对的,发展变化则是绝对的。

3. 主观性与客观性统一的标准 审美评价多具有主观性,而且不同的时代和社会的个人、不同的文化层次、民族有不同的审美评价,但这些主观的审美评价必须具有符合事物客观审美价值的综合标准,才有普遍的有效性和生命力,这是不依某个人的主观意志为转移的。医学审美评价是人们在医疗卫生实践中,对客观对象的反映以及医学经验上升到审美理想而凝结出来的产物。它应是符合审美对象的客观审美价值的,是审美价值的主观性与客观性的统一。

第 5 节 人的健康标准

一、健康的概念

1990 年世界卫生组织(WHO)对健康的定义是:"一个人在身体健康、心理健康、社会适应性良好和道德四个方面都健全。"

健康包括四个方面:身体健康、心理健康、道德健康和社会角色健康。

身体健康是指躯体结构完好,功能正常,没有疾病和病症。心理健康又称精神健康,指能够正确认识自我、正确认识环境和及时适应环境,心理处于完好的状态。道德健康包括不以损害他人的利益来满足自己的需要,具有辨别真伪、善恶、美丑、荣辱等是非观念,能按社会认为的规范准则约束、支配自己的行为。社会角色健康指人的能力在社会系统中得到充分发挥,能够有效地扮演与其身份相适应的社会角色,以及人的行为与社会规范相一致的状态,即人们进行社会参与的完好状态。

国际医学在20世纪80年代末又提出"亚健康"的医学新理念。亚健康是介于健康与疾病之间的边缘状态,又称"慢性疲劳综合征"。WHO的一项全球性的调查发现,亚健康者占75%。我国卫生部的调查,亚健康者占48%。亚健康者有"四多"、"三低"。"四多"指疲劳症状多、器官功能紊乱多、高负荷(精神、体力)多、高体重多;"三低"指免疫功能低、工作效率低、适应能力低。导致亚健康的原因与导致疾病的病因基本相同,当危害因素达到一定阈值后就会由健康转化为亚健康进而转变成疾病。亚健康有以下特点:①潜隐性和不典型性。②普遍性和危害性。③多元性和双向性。因此,由于健康与亚健康有双向互动的特点,如果对于亚健康能早发现、早干预,人的身体就能向健康方向转化。

二、健康的标准

(一)人体健康的标准

(1)精力充沛,能从容不迫地应付日常生活和工作压力,而不感到过分紧张。
(2)处事乐观,态度积极,乐于承担责任,事无巨细不挑剔。
(3)善于休息,睡眠良好。
(4)应变能力强,能适应环境的各种变化。
(5)抵抗力强,能抵抗一般性感冒和传染病。
(6)体重适当,身材匀称,站立时头、臂、臀位置协调。
(7)眼睛明亮,反应敏锐,眼睑不发炎。
(8)牙齿清洁、无龋洞,无疼痛,牙龈颜色正常,无出血现象。
(9)头发有光泽,无头屑。
(10)肌肉、皮肤富有弹性,走路感觉轻松。

(二)心理健康的标准

(1)有自我控制的能力。
(2)能正确对待外界的影响。
(3)处于内心平衡的满足状态。
健康的标准把个人的身体、内心、人际和谐以及人与环境和谐看做是人的健康的要求。

案例分析2-1
该男性超重,属于正力型。
男性标准体重(kg)=[身高(cm)-100]×0.9=63kg。
肥胖度=(实测体重-标准体重)/标准体重×100%=19.2%。因此,该男性在10%~20%属于超重。
体形系数:身高、体重体型系数=体重(g)/身高(cm)=441.2。在360~450属于正力型。

目标检测

A1 型题

1. 医学美学是哪个学科的一个分支学科
   A. 美学
   B. 社会学
   C. 心理学
   D. 生理学
   E. 解剖学

2. 人体美属于下列哪种美的形态
   A. 自然美
   B. 社会美
   C. 现实美
   D. 艺术美
   E. 科学美

3. 关于审美,下列错误的是
   A. 审美主体一定是人,而审美客体可以是人,也可以是物
   B. 人既是审美主体,又是审美客体
   C. 眼、耳是审美的高级感官
   D. 人的审美能力是由生理感觉器官本身所具备的
   E. 美感的获得随时间、地点的不同也不尽相同

4. 医学审美的特点是
   A. 直觉性与理智性的统一
   B. 模糊性与实证性的统一
   C. 个性与社会性的统一
   D. 功利性与非功利性的统一
   E. 以上均是

5. 医学审美需要的特征不包括
   A. 差异性
   B. 多样性
   C. 时代性
   D. 大众性
   E. 矛盾性

6. 黄金分割律是指
   A. 1∶0.618
   B. 1∶1.618
   C. 1∶0.628
   D. 1∶1.628
   E. A+B

A2 型题

7. 容貌的对称形式有
   A. 镜像对称
   B. 点状对称
   C. 上下对称
   D. 面部中线对称
   E. 前后对称

8. 医学审美评价应遵循哪些标准
   A. 真善美统一的标准
   B. 相对性与绝对性统一的标准
   C. 主观性与客观性统一的标准
   D. 解剖学标准
   E. 生理学标准

9. 人体健康的标准
   A. 精力充沛,从容不迫,处事乐观,态度积极
   B. 善于休息,睡眠良好,应变力强,适应环境
   C. 抵抗力强,不易患病,牙齿清洁,无龋无痛
   D. 体重适当,身材匀称,肌肉有力,骨骼健壮
   E. 眼睛明亮,反应敏锐,头发光泽,肤富弹性

10. 心理健康的标准
    A. 有自我控制的能力
    B. 能正确对待外界的影响
    C. 处于内心平衡的满足状态
    D. 争强好胜不甘落后的心态
    E. 以上都是

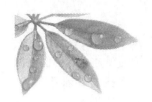

第 3 章
口腔医学美学

1. 口腔软硬组织的美学标准。
2. 色彩的基本要素及生理、心理特点。
3. 天然牙的色彩变化与分布。
4. 微笑审美的影响因素与设计、重建方法。

第 1 节　口腔医学美学发展史

一、口腔医学美学的发展史

口腔医学与美的关系非常密切。通过研究人类原始的装饰品及其对口腔保健和龋齿的最初认识，就会发现其中孕育着朦胧的美学哲理。

在北京周口店地区的考古研究中，发现了旧石器时代山顶洞人用兽牙制作的女性装饰物，原始部落的人在兽牙上钻孔穿绳，挂在脖子上，这便是人类最早的"牙型项链"。在新石器文化遗址中，也发现了用石头磨成牙齿形态，钻孔制成的项链。这反映出，牙齿在造型上美观别致、质感上玲珑剔透、色彩上鲜明调和的美学特征早就和人类质朴的审美趣味融汇在一起。

古人懂得人体美必须牙齿美。第一部诗歌总集《诗经》中形容美貌女子"齿如瓠犀"，就是形容牙齿长得像葫芦子一样方正洁白，排列整齐。《庄子》篇说："唇如激丹，齿如齐贝。"贝是古人常用的装饰品，又是一种货币。以贝喻齿，足见当时人们将牙齿放在一个非常重要的位置。

古人亦十分注意维护口腔健美。公元前1100年，西周时期《礼记》中记载："鸡初鸣，咸盥漱"，说明当时就有早起漱口洁齿的良好卫生习惯。公元前500年，汉代简帛医书《养生方》中有"朝夕啄齿不龋"等维护牙齿健美的描述。典故"漱石枕流"说的是晋人孙楚年轻就想隐居，对王济打了个比喻，说他打算"漱石枕流"。王济以为他说错了，指出应是"枕石漱流"。孙楚则回答说："枕流是用溪水洗耳，漱石欲励其齿。"其中即包含着叩齿和按摩壮齿的原理。《史记·扁鹊仓公列传》中记载的龋齿病因是"得之风，及卧开口，食而不漱"，在2000多年前就认识到饭后不漱口同龋齿有关。

揩齿是维护口腔健美的一种古老方法，据说是随佛教传入中国的。东汉《佛说温室洗浴众僧经》中，记载有将杨柳枝条打扁成刷状，蘸药擦揩牙面的历史。《大唐西域记》中说印度"馔食既讫，嚼杨枝而为净"。晚唐时期敦煌壁画《揩齿图》，十分形象地展示了古人清洁牙齿的习俗和方法。《劳度叉斗圣图》上画着一个僧人蹲在地上，左手拿着漱口的水瓶，右手中指在揩他的前齿。西方记载亚历山大大帝最早使用一块布揩齿。

剔齿也是古人常用的维护口腔健美的方法。晋代文学家陆云写的一封书信中显示,牙签较早的名称叫"剔齿签",后又出现"剔牙杖"、"牙杖"等名。古人认为柳木"柔不伤齿",因此牙签多以柳木制成,故牙签又有"柳杖"之称。事实上古代牙签所用的材料种类很多,三国时期吴国的金牙签呈龙形细长,形象生动,制作精细,既是剔牙的口腔卫生用具,又是一件稀世的艺术珍品,它的发现在我国口腔医疗史上具有重要意义。

使用"牙刷"洁齿使口腔健美得到进一步维护(图3-1)。元代诗人郭玉曾写的一首题为《郭恒惠牙刷得雪乐》的诗中有这样两句:"南洲牙刷寄来日,去腻涤烦一金值",说明此时牙刷已开始在社会上流行了。1770年,英国伦敦皮匠威廉·曼迪斯将吃肉时留下的一块骨头上面钻了一些小孔,将猪鬃切断绑成小簇,一头涂上胶,嵌到骨头上的小孔中。据西方书籍记载,这是人类历史上第一把具有现代外形的牙刷。19世纪中叶,牙刷在法国正式投产,不久在全球推广。20世纪中期出现了塑料柄尼龙牙刷。随着科技的发展,牙刷不断得到改进,许多新型牙刷相继问世。

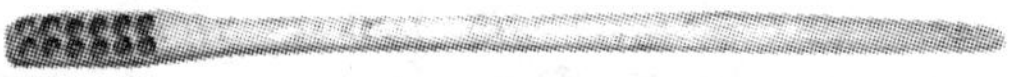

图3-1 辽墓出土的骨柄植毛牙刷

牙齿的缺失不仅影响咀嚼和发音,同时也影响了面容的健美。我国很早就研究如何恢复牙齿的外形以及用义齿替代缺失的牙齿。宋代陆游《岁晚幽关》诗云:"卜冢治棺输我快,染须种齿笑人痴",并注有"近闻有医以补堕齿为业者"。《赠种牙陈安上文》谓:"陈生术妙天下,凡齿有堕者,易之一新,才一举手,便使人保编贝之美。"说明当时的义齿修复已较常见。欧洲在18世纪才有人将人牙、河马牙、象牙、牛骨等制成义齿修复体。

牙齿美容的发展亦由来已久。口腔中药美容在12世纪得到发展,《太平圣惠方》第二十四卷口齿诸门中,记有治齿黄黑诸方五道,揩齿令白净诸方九道等,金元时期的《瑞竹堂经验方》收载了用于唇齿美容的"刷牙药"、"沉香散"、"神仙光唇散"等,均涉及口腔美容。

综上所述,口腔医学审美思想的历史源远流长,在不同时期都有新的闪光点显现,是非常值得我们发掘和研究的。这些逐渐发展起来的护齿、美齿的方法和朴素的审美观念,是人类的自身需要与爱美倾向相结合的产物,反映了人类对口腔健美的追求,从而奠定了口腔医学美学思想的基础。

二、口腔医学美学的形成背景

口腔医学美学是一门既古老而又十分年轻的学科。在早期的中外医学和美学史卷中就可以发现许多朴素的口腔医学审美思想的萌芽,但是很长一段时期来并没有把口腔医学与美学结合成一门相对独立的学科来研究。随着现代科技的飞速发展和人们对美的追求,当代医学工作者透过古典美学的层层面纱,领悟到这是一个早已存在却被长期忽视的领域。20世纪80年代是我国医学美学发展和研究的高潮,无论是规模、范围还是深度和广度都超过以往任何时期,口腔医学美学作为医学美学的重要分支已初见端倪。口腔医学与美学在新的医学模式的背景下交叉和结合,逐渐形成一个跨领域的新兴边缘学科,它从一开始就立足于科学的新医学模式基础上。

(一)健康观念的更新促使人们考虑口腔医学中的美学问题

传统医学认为"健康"只是意味着"不发热、不昏迷、不疼痛",以往健康的概念只是指"人体各器官系统发育良好,功能正常、体质健壮、精力充沛,并且有良好劳动效能的状态",

而在世界卫生组织的宪章中指出:"健康是躯体上、心理上和社会适应上的一种完美状态,而不只是没有疾病和衰弱现象。"人们的健康观念不断更新,人类需要一门全新的学科研究和维护人在躯体、心理与社会状态上的健与美,增进健美素质,提高生命质量。临床医学中"治愈"的概念内涵也有了相应的改变,除了指单纯的消除疾病、治愈创伤外,还渗入了改善形态、康复精神和调节心理平衡的内容。口腔科就诊的患者也不再仅仅是为了解决功能上的问题,越来越多的人因为美学原因前来就诊,希望通过改善微笑来使自己更具魅力。这些都促进了口腔医学美学的起步和发展。

（二）医学模式的转变引导口腔医学适应人们对美的追求

生物医学模式认为每一种疾病都能在器官细胞和生物大分子上找到可以测量的形态或理化变化,从而都应能找到相应的治疗手段。然而随着社会经济与科学技术的发展,人类的生存环境日趋复杂,越来越多的医学事实表明:一些心因性、社会性疾病的发生率不断升高,如果仅仅从人的生物特性方面来防治已显得不够了。1977 年 Eugel 倡导的"生物-心理-社会"医学模式理论突破了传统医学狭义的框架,给现代医学带来了根本性的变化。医学工作者开始从生物、心理、社会等多角度,来综合地考察人类的健康和疾病,并采取综合措施来防治疾病、增进健康,从而正确客观地认识人类的生老病死和健美问题。医学工作者的思维从微观转向宏观,知识结构也拓展到生物学以外的社会和心理学领域。医学模式的转变引导着新的医学分支学科的诞生,口腔医学适应人们对美的追求,将医学模式的转变引向深入,与美学结合而形成口腔医学美学,通过开拓新的医学理论和医疗实践,完善了口腔医学的学科体系,补充了医学审美目标,满足了人们高层次的健康需求。

（三）医学技术的发展为口腔医学美学的起步提供了条件

立体摄影、云纹影像、计算机图像技术等使口腔医学美学的基础研究更加具有科学性与客观性;口腔修复材料与技术的不断研制与开发为口腔医学美学的临床实践提供了物质基础,树脂材料的快速更新使牙体缺损修复的色、形、质臻于完美,口腔种植技术的出现为口腔修复的美学效果带来了革命性的变化,显微外科技术的应用使颌面外科治疗效果由功能到外形均日趋理想,各种美白技术的发展使拥有灿烂笑容的需求变得简便易行,等等。

（四）美学向应用领域的广泛渗透加快了口腔医学与美学的结合

当代美学不再仅侧重于对艺术的哲学思考和审美经验的理论概括,而是从思辨走向实证,从理论走向应用,发展到对人类全部精神物质生活中美的规律的总体探索和分门别类的考察。美学的介入提高了医学美容效果,适应了社会条件与医学模式的转变,符合人们不断提高的审美要求。美学发展的客观现状促进了口腔医学与美学的结合,口腔医学美学理论离不开美学的基本原理,口腔医学美学临床实践必须遵循形式美的规律,口腔医学与美学的交叉融合使二者迸发出新的生命力。

三、口腔医学与美学的结合

近年来,口腔医学美学随着医学美学研究的深入而逐渐形成,在广大口腔医学工作者共同探索下,正逐渐开拓出可喜的局面。

在口腔医学美学基础理论研究中,孙少宣将形式美规律、视觉原理等引入口腔医学审美领域,通过揭示其内涵,对口腔医学美学学科领域的总体建设和发展,起到了先导作用;王兴、张震康等采用 X 线头影测量、云纹影像及图像显示等现代科学技术手段,对社会公认容貌美群体进行颅面结构的三维测量分析,探讨我国美貌人群的颅面结构特征和规律,从审美角度对鼻、唇、颏各部位的协调关系做了深入研究,获得了大量有价值的学术资料和美学参数,为正颌外科、整形外科、美容外科等的术前诊断、术中设计及术后评价提供了客观依据。

在口腔医学美学医疗实践探索中,孙廉在全口义齿修复中,从功能、形态、审美三方面分别对无牙颌患者的印模、模型、基托、前牙选择、个性排牙等诸方面进行研究,指出全口义齿是既符合生物力学又富有形式美规律的医疗用品,具有功能和美观的双重性质,体现了现代口腔医学"科学+艺术"的特征;王顺初提出的全口义齿动态美十二项特征及个性排牙法,使患者既恢复正常功能,又具有自然美感,体现出患者的个性和气质特征。潘可风、邱蔚六等人对陈旧性面瘫整形术从口腔医学美学角度设计了一套简易可行的量化评分标准,运用对称、比例等医学美学基本原理,按照颜面部动态和静态结合、形态和功能协调一致的原则,设计出一套审美评分标准,既可作为临床上面瘫病情程度判定的依据,又可作为整形后手术疗效评价的一种方法。

在口腔医学美学审美心理作用的探讨中,牛百平、叶湘玉等和心理学家合作,通过对牙颌畸形患者寻求正畸治疗心理过程的美学分析,认为不同社会环境和文化背景的人,其审美标准也是不同的,职业、社会阶层、教育程度、经济收入等对审美标准均有重要影响,其中错𬌗患者及其父母对"健康"观念的认识和追求,则是决定性因素;陈光晔等认为,心理治疗应常规列为美容外科手术的组成部分;郭天文等在其论著中提出:"口腔医务人员具有高度修养的行为规范,是保证治疗顺利进行,并取得良好疗效的重要因素之一。"许多学者认为口腔医学审美教育刻不容缓。

口腔医学与美学的结合不是单纯的相加,而是跨入一个新台阶、新高度,这门新的学科系统地总结历史悠久、内容丰富的审美经验,使之上升到科学理论高度,以全新的审美价值观念去引导口腔医学科研、教学和临床实践向新的高度发展。目前,我国国家医师资格考试对口腔科医师增加了美容牙科学的内容,《中华口腔科学》将口腔医学美学作为口腔医学的一个分支入编,中国正式成为国际美学牙医学联盟成员,这些都标志着口腔医学美学在口腔医学中已经确立了地位。口腔医学美学的研究方向,除了进一步研究口腔医学与美学的结合点,揭示两者内在的联系及其规律外,口腔色彩学原理、微笑审美及其重建技术、牙周美容技术、口腔个性化修复与仿生修复艺术、口腔美容心理学与体像学、口腔美学工效学、口腔审美教育学、正畸治疗的美学目标、颜面审美与侧貌审美方法、口腔颌面外科美学等,将作为今后的重点课题来研究。

⊙链接
1989年3月,国内第一篇口腔医学美学论文《全口义齿的美学》在《华西口腔医学杂志》上发表;1989年4月,第一家省级医学美学与美容学会及口腔医学美学学组在安徽成立;1990年11月,中华医学会医学美学与美容学分会及口腔医学美学学组成立;1994年10月,全国第一次口腔医学美学美容学术大会召开,多部专业著作相继出版,如《美学与口腔医学美学》、《口腔医学美学》、《美容牙科与口腔黏结技术》、《口腔颜面美容医学》、《美容牙科学》、《美容牙医学》等。

第2节 口腔医学美学概述

一、口腔医学美学的定义

目前,国内外尚无在这方面的确切阐述。欧美国家有牙的美学和面部的美学。美国著名专家 Goldstein 的著作 *Esthetics in Dentistry* 可译为"牙科中的美学",它评述了牙科中的美学方法与美学原则。口腔医学美学可理解为口腔医学中美学,但这不能包含它的真正范畴。口腔颌面部是人类容貌的敏感区域之一,由于在解剖生理上的特殊地位和口腔专业的特点,决定了它与医学人体美关系十分密切,在基础理论、科学实验、临床医疗中蕴涵着十分丰厚而深广的美学思想及其原理。

根据国内近年来临床实践,一般认为口腔医学美学是医学美学的一个重要分支,是一门以口腔医学与美学的基础理论为指导,遵循医学审美规律,应用口腔临床诊治技术,维护和塑造口腔颌面部的功能和外形,增进口腔颌面部的健美,提高人的整体生命活力和生命质量的新兴学科。生命质量则是指生命体所特有的结构、形态、功能及生存、发展的优劣程度。那么,从某种意义上讲,口腔的健美程度,也是生命质量优劣程度的体现。所以充满生命活力以及提高生命质量应是人类追求美的崇高目标,而口腔医学美学则是从侧面帮助人类达到这个崇高目标的一门医学科学。

口腔医学美学的研究对象应是维护人体颌面结构、形态、功能以及增进人类口腔颌面健美的各种医学技能、设施和有关的基础理论。这里所论及的不是指孤立的口腔颌面的美,而是指离不开人体整体美的口腔颌面部健美。

二、口腔医学美学的美学价值

在学术界人们普遍认为任何一门学科都有三种价值——理论价值、实用价值和美学价值,口腔医学可以从以下几方面探索它的美学价值。

(一) 解剖生理角度

1. 口腔颌面部是影响容貌整体的重要部分　人类的口腔颌面部的结构在大自然漫长的演化过程中,逐步形成结构与功能的协调统一、整体与局部的和谐自然。评价容貌美的审美平面等一系列美学参数,均为研究容貌美学提供了十分有价值的解剖学依据。这些参数已广泛用于口腔颌面部创伤、畸形或缺损的外科整复、牙颌畸形的正畸治疗、口腔修复和颌面赝复等口腔医学的各个领域。

2. 口腔除具有咀嚼、吞咽、发音等功能外,还有人际交往的感情表达功能　颌面部有结构特殊、种类丰富的表情肌,颌面部的皮肤薄而且感觉敏锐,这些都能在特定状态下表现感情和内心活动,为颜面部美感奠定了生理学基础。

3. 颌骨是影响面容的重要解剖结构　根据人类工程学的研究,人们对容貌的审视视线为依次按眼睛、口唇、面部轮廓、鼻、颏、耳的顺序移动,面部轮廓与颌骨发育密切相关,上下颌骨的形态决定着面貌和面型。面下部结构的差异也体现个性特征,其中颏的变化与美容关系十分密切。

(二) 心理学角度

在人类的文化和社会活动中,口腔和颌面部的美观对人的魅力有很大影响,美貌的面容常受到赞赏,而一旦面貌有缺陷,常常会在无形的压力下产生心理障碍。在当前就业竞争激烈的情况下,口腔颌面的美与丑往往对求职造成影响。牙颌面畸形也会导致心理障碍,影响心理发育和良好形象的形成。

因此,口腔颌面部又是人们心理活动的一面镜子,眼与口的变化常可从中发现一种特殊的心理活动。

（三）造型艺术的特点角度

可以这样认为,口腔临床医疗既是一种科学实践又是一种艺术实践。口腔医学的诊疗内容,无论是窝洞的制备、充填和雕刻,还是牙体或牙列缺损、缺失的修复,或者是错位牙的矫治、颌骨的正畸和口腔颌面部各种外科手术,都可以看成是在三维乃至多维空间中的人体造型艺术。它要求从视觉上、感知上都有十分具体的形象,必然融汇着造型艺术的基本原则,给人的印象是直观的、形神兼备的。以人工义齿为例(图3-2和彩图8)。

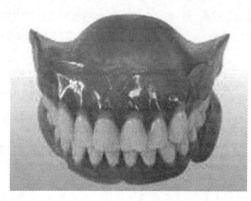

1. 义齿美学中的"色彩" 是传递给人的审美信息,它强调与皮肤颜色、口唇颜色的协调性,强调人工牙与基托色彩对比清晰的鲜明性,同时注重逼真性。

2. 义齿美学中的"线条" 牙齿与软组织的关系,尤其是后牙牙尖斜面相连而成的波浪形曲线及颈缘曲线的组合形式所表现出来的流动感,充分再现了人体的结构美。

3. 义齿美学中的"形态" 能够充分体现医学工程中的诸多形式美,如牙齿排列的对称均衡、单纯齐一、对比协调、节奏韵律、多

图3-2 全口义齿

样统一等。

人工义齿在设计和制作中,既要满足功能上的实用要求,又要兼顾艺术上的审美需要。让色、线、形等要素浓缩成于一体,再现造型视觉艺术,使之成为富有功能和美感的人工修复体。因此,在临床实践中,从美学角度看也是一种医学审美活动。从上述各个角度也说明必须进一步提高医务人员审美修养,才能更好地进行医患交往,更好地造福于人类的健美。

三、口腔医学美学的研究范畴

口腔医学中客观存在的大量的美学现象及其规律,形成了一门以研究口腔医学领域中美与审美为对象,通过口腔医学与美学两学科相互交叉渗透而形成的新兴边缘学科——口腔医学美学。口腔医学美学的研究基本范畴大体有以下四个方面。

（1）将人类历史发展过程中不断丰富的口腔医学审美观念,从自发转化为自觉,从朴素升华为理智,从零星发展为系统。将人们对口腔颌面部健美的修复和塑造,导向一种比较自觉的创造性的审美活动,使口腔医学从单纯诊治疾病和减轻痛苦逐步向提高和优化生命质量、增强容貌健美的总体目标迈进。

（2）从美学角度,在理论上充实和完善口腔医学的学科体系,丰富口腔医学内涵并推动口腔医学向更高层次发展。

（3）在实践上将美学基本原理、基本知识、人体美尤其是容貌美的原理,以及口腔医学美学研究成果逐步运用于临床,通过提高口腔专业医务人员的审美能力和美学素质,更好地指导医疗实践、提高技艺水平,以达到既符合生理生物学要求又符合美学规律的治疗效果。

（4）开展在校学生的审美教育,加强医学美学基本技能训练,培养德、智、体、美全面发展的人才。

口腔医学美学自成体系,其研究领域十分广泛,口腔医学各分支学科的理论与实践中涉及的美学问题均是其研究范围,为避免这门新兴学科因包罗万象、漫无边际而造成理论上的混乱和学术上的普泛空洞,需要从横向(主要内容)和纵向(审美层次)对其研究范畴做出界定。

（一）口腔医学美学的主要内容

口腔医学美学具有独特的研究角度和空间,即美学的角度和位于口腔医学和美学交叉点或接合面上的空间。其主要内容包括以下几个方面。

1. 理论研究　口腔医学美学的理论研究具有较大的抽象性,它将口腔医学审美实践经验加以高度概括和总结,上升到理论层面,又返回到实践中去检验或指导实践,有导向、深化和促进作用,是推动学科发展的动力。

口腔医学美学理论研究的主要内容有:口腔医学审美思想的历史起源;口腔医学美的本质、形态、规律、特征及属性;口腔医学美学的研究对象、研究方法、逻辑起点、体系构建以及与相邻学科的关系;口腔美容医学专科建设的模式;口腔美容医生的知识体系;口腔专科医院美学管理理论等。

2. 审美心理研究　随着口腔医学临床实践的审美化趋向,口腔医务工作者愈来愈多地触及患者一系列的心理问题,其中多数属于审美心理范畴,也涉及如何运用审美心理学的原理和方法去对待疾病和指导患者等问题。

审美心理研究的主要内容有:口腔医学美感的直觉性、愉悦性和功利性特征;口腔美容患者的心理教育、心理咨询和心理治疗;正颌、整复外科患者和正畸、修复患者的求医动机和心理障碍的分析与调整;口腔医学审美心理的共性与个性;格式塔心理学理论在口腔医学美学中的运用和价值等。

3. 基础研究　口腔医学美学的基础研究有两个特点:一是它的研究对象侧重于美貌人群;二是从美学与人体解剖学、生理学、生物化学等基础学科的结合上去研究人体口腔颌面部的审美标准。

口腔医学美学基础研究的主要内容有:美貌人群牙、颌、面结构的定量参数及其数学依赖关系;颌面部皱纹线与朗格线的组织学研究;各种艺术疗法机制的实验室研究;黄金分割律及形式美法则在口腔颌面部的解剖学特点和生理学功能的基础研究;唇、齿、鼻、颏、颊的美学评价方法及其标准等。

4. 应用研究　应用研究是口腔医学美学的重点,口腔医务工作者要充分挖掘口腔医学中美的规律,并且利用这些规律去指导口腔医学的临床实践,满足患者对功能与美观的双重需求。口腔医学美学应用研究与传统口腔医学的纯技术应用不同,具有明显的艺术性特征,由于口腔颌面部处于人体特殊而重要的解剖位置,决定了口腔医学各分支学科几乎都与美学有关。

口腔医学美学应用研究的重点范围是:正颌外科、口腔颌面整形外科、口腔正畸科、口腔修复科、牙体病的各种美容修复等。

5. 口腔医学审美教育研究

6. 其他综合应用研究　包括口腔医学工程与技术美学,口腔劳动卫生美学与工效学管理,口腔预防与口腔护理美学,口腔美容新型器械、材料和药物的研制等。

（二）口腔医学美学的审美层次

口腔医学美学作为一门外延甚广的学科具有多层次特点,可大致归纳为以下三个审美层次。

1. 功能美层次 功能本身具有美的属性,功能美是随着医学美学研究的兴起而提出来的一个新概念,是美的基本层次。

功能恢复即从病态到痊愈,将畸形或缺损修复到正常或接近正常,以解除痛苦为目的,尚未或很少兼顾形态上的美观,或未考虑这方面的要求。但功能恢复的结果又从根本上达到或满足患者治病要求,为患者带来愉快心理,也是一种美感享受。

2. 形式美层次 形式美即构成事物外形的自然因素有规律的组合所呈现出来的审美属性,如对称均衡、比例和谐、单纯齐一、节奏韵律等,它是人类在审美历史发展过程中长期积淀而形成的重要规律。审美活动从功能美再深一步就是对形式美的追求,形式美层次包括两层涵义。

(1) 美的内容的外部表现形态:以无牙颌患者的全口义齿修复为例,当咀嚼、发音等生理功能得到基本保证以后,恢复患者容貌外观上的美观自然而然成为医患双方共同关注的问题。包括恰到好处的面下 1/3 高度,适宜的口唇丰满度和微笑时启唇露齿的牙数牙量,笑容线与下唇唇红缘曲线的吻合性,切牙中线与面部中线的一致性,人工牙大小、形态、色泽与面型、性别、肤色、体型之间的协调性等。

(2) 美的事物本身具备的装饰成分:以全口义齿修复体为例,它作为一种空间造型艺术产品,带有明显的工艺性特征,在满足患者对实用和容貌衬托的需求之后,修复体本身的加工应做到尽善尽美,色彩、质感、形态应趋于逼真,磨光面光洁明亮,人工牙排列对称,在静态中体现出动态之美,从而有利于患者的心理、生理健康。

应该强调的是,尽管口腔医学中的形式美比比皆是,但是它很少有独立存在的价值。口腔医学必须依赖内容美而存在,同时又受功能美的制约。口腔颌面部的任何一种美容技术都要受到医学发展水平的限制,即使达到医患双方都认可的最佳效果,实际上也只是一种削弱了的形式美,因为它难以完全恢复到健康器官的水准,人们仍然给予很高的美学评价,实际上是内容美在起主导作用。

3. 理性美层次 理性美虽然也是通过感官接受信息反映到意识中去,但是不那么直接和迅速,不像感性美那样只要凭审美直觉就能得出结论。它是产生高层次、高境界美感的基础,与审美主体的想象力、理解力、逻辑思维能力关系密切,并非人人都能领略和感受到。它有两个方面的表现。

(1) 患者作为审美主体的"审美超越":即对美的理想的一种信仰和追求,是"至美至乐"的心灵领悟和感受。

(2) 医者作为审美主体的"审美创造":主要指口腔医学在科学研究和临床实践中"以美引真"的创造性动力及其超前意识,就是在科学思维把握对象的同时,运用美学原理和审美中的灵感进行科学创造和发明。将创造力和审美力融为一体,是理性审美的闪光点,体现了探索口腔医学美学的真正价值。

将口腔医学美学分为三个审美层次,是理论与基础研究的需要,在临床实践中并非泾渭分明,而是既有区别,又有交融。在患者对功能美和形式美的双重需要中,医者应权衡利弊,宏观把握。

四、医师与技师的协调美

口腔修复医师与技师之间具有特殊的协作关系,其共同目标是为患者服务,完成理想口腔修复体,但他们的职责和分工不同,医师通过对患者的检查诊断形成临床设计方案,并将相关信息提供给技师,技师按照医师的设计要求完成修复体的制作,再将修复体传递给医师,由医师将修复体戴入患者口腔,满足患者功能、形态和审美心理上的需求。双方之间是密切相关、相辅相成的,制作理想的修复体是双方共同的追求,而医师与技师之间的协调是保证修复体质量的关键,修复科医师和技师之间应该有着真诚与良好的合作,体现职业协调美。

在临床实践中,由于口腔修复医师与技师的文化背景、社会背景、物理背景、心理背景等不尽相同,在协作交流的过程中会出现对同一信息理解上的偏差;口腔修复医师未能充分理解患者需求、专业理论知识掌握不充分、临床操作技能有缺陷等原因会导致设计失误、牙体预备不当、模型不精确、颌位记录不正确;技工加工单、比色板等信息传递载体不完善会造成解码失误与信息遗漏;技师专业理论知识欠缺、技术水平不高会造成不能及时发现医师环节存在的问题、修复体制作不合格。

以上种种问题都会直接、间接的影响口腔修复体的质量,出现问题后医师与技师之间不应各执一词、互相推卸责任,而应加强彼此的协调与交流,在相互理解的基础上共同对治疗计划负责。

医师与技师之间的协调合作关系是"主从-合作型"关系,处于主导地位的医师不仅要在自身领域中精益求精,具备全面的理论知识、综合分析能力和临床操作技能,还应洞察口腔工艺技术领域的发展,对其每个流程、每步操作、每种材料都能很好地理解与掌握,积极参与和配合技师完成整个制作过程。技师应熟练掌握各种修复体制作工艺技术,努力做到尽善尽美,同时应了解医师的设计意图和临床操作步骤,对有疑问的设计和模型及时反馈给医师,并提出合理的意见和建议。

医师和技师之间应该有着良好的协同关系,彼此默契,即使面临某些难题,也能很快地找出症结所在,并通过各自的专业特长找到解决方案,帮助对方克服因材料、技术、方法与设备的更新换代所带来的困难。具有良好职业素养的医师总是能与技师共同协调完成某一治疗计划,而一个责任心强的技师,往往自始至终地同医师及患者保持着联系,从而使修复体的差错降低到最低程度,并且用他创造性的劳动和规范细致的操作来提高医师的专业技能。双方只有通过接受对方的学科教育,才能在两者之间建立协作目标并有助于互相了解。

口腔修复医师与技师之间协调默契、互相支持,能够使双方的智慧得以充分发挥,共同的目标有助于各自事业的发展,修复体成为医师与技师联系的纽带,一件完美的修复体的诞生,是医师与技师充分协调的心血与结晶。德艺双馨、真诚合作是口腔从业人员追求的目标,也是体现职业美的最高境界。

第3节 口腔医学中的数学美

一、圆

从物理学角度看,圆比其他形体包含有更大的空间和更多的容量,发挥的支撑力也最大;从生物学角度看,圆没有异形突起,轨迹平滑无棱角,不容易受到损伤;从心理学角度看,圆含有自我满足、周而复始之意,给人以丰满、温暖、富足的感觉;从科学美的角度看,圆是曲线形态中最简单、最规则的一种,显示出"简洁美"的特点;从美学原理的角度看,圆具有曲线的多种审美特征,它在任意方向均能呈现出对称平衡的形式,容易唤起人们直觉上的美感。圆这个比较抽象的图形,在美学家的眼里则成为"有意味的形式",包含着特殊意味的审美内容。古希腊数学家、美学家毕达哥拉斯说:"一切立体图形中最美的是球形,在一切平面图形中最美的是圆形。"长期以来,圆的多元价值观,尤其是美学价值观广泛渗透到建筑桥梁设计、工艺美术造型、科学技术研究乃至日常生活的各个领域。

人体口腔颌面部的结构和功能充满了圆的概念,体现了圆的科学美价值。1890 年 Ven Spee 发现,从下颌尖牙到最后一个磨牙之间的所有颊尖的连线是一条曲线,由此建立了𬌗

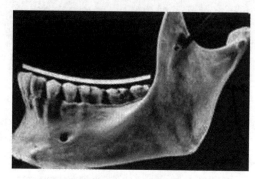

图 3-3　Spee 曲线

曲线(图 3-3)的概念。1920 年 Monson 创立了"人类下颌𬌗面与以眉间点为中心、以10.16cm 为半径的球面的一部分相吻合"的球面学说。在新生恒牙的牙体结构上,切缘与𬌗面均由圆的曲面构成,每个牙尖的四周,每条嵴的两面与每条沟的两侧均呈曲面形态。上、下颌牙齿𬌗面尖窝排列成的曲线基本相同,并与颞颌关节的结构和咀嚼肌的运动方式相协调一致。正是这些曲面形态,使下颌运动呈曲道进行,既减少了功的消耗,又增加了工作面,最大限度地完成了对食物的研磨,同时圆凸的冠面还有助于口腔的自洁作用。这种巧夺天工的解剖学结构及其生理意义显示了数学美的内涵。

在牙体疾病的治疗中,牙冠各面形态的恢复,应注意其球体曲面的形态特征,尤其是邻面接触点形态的恢复,应使其成为两个球面的接触关系,既保持牙列的稳固性、又有效缓冲咀嚼压力,同时避免食物嵌塞。牙冠𬌗面雕刻成形时,应保持尖、嵴、窝、沟结构中合理的曲面形态,减少功的损耗,增强研磨功能,提高咀嚼效率。前牙牙体缺损修补时,更应遵循几何美学的原则,根据正常解剖结构的特征来恢复或重塑其外形。颌面外科整形手术也可以利用圆的美学原理来设计组织瓣,因为在周长相等的前提下,圆的面积最大,圆弧的轨迹平滑而无棱角,其曲线充满流动感、柔韧感等多种审美特征。全口义齿𬌗平衡理论中,髁道、切道和牙尖工作斜面均为同心圆上的一段截弧,该理论的应用为全口义齿排牙、调𬌗和临床选磨提供了指导。

人类的牙齿、𬌗关系、颌运动等都不同程度地体现了圆和球体的美学价值,口颌系统通过数学美的形式,在更高的层次上反映了生物有机体的和谐统一。

二、三　角　形

三角形是数学最基本的内容之一,给人以庄重稳定、昂然崇高的美感,它的美学功能曾被历代科学家和艺术家所利用。

三角形在口腔医学中具有独特的审美意义。Bonwill 于 19 世纪末论述了人类下颌和下颌牙弓符合等边三角形的结构,其三个角分别由两侧髁状突的中心和下颌中切牙的近中接触点构成(图 3-4),边长约为 10.16cm,此边长恰与后来创立的 Monson 球面学说的半径长度一致,这一重要的功能参数至今仍指导着𬌗学的研究以及颌突畸形、颞颌关节成形等外科手术。全口义齿修复中𬌗平面是一个重要概念和理论基础,𬌗平面的三个定点即上颌中切牙近中切角和上颌两侧第一磨牙近中舌尖顶构成的图形是一个等腰三角形。从两侧髁状突中心至下颌中切牙近中切角的连线与𬌗平面所构成的交角称为 Bonwill 三角。

在近中切角点必须位于面部中线的前提下，至两侧磨牙点的距离越接近等腰，𬌗平面越准确。全口义齿的制作与选磨均力求达到三点接触的前伸和侧方平衡𬌗，这三点组成的三角形是取得非正中𬌗平衡的最低要求。义齿修复时牙尖呈三角形的形态雕刻也是三角形美学原理的具体应用。颌面部美容手术中，对偶三角形皮瓣的应用也非常广泛，它一方面可以改变器官的位置，使之上提或下移，另一方面可消除条索状瘢痕导致的挛缩。

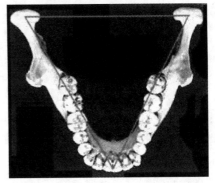

图 3-4　Bonwill 三角

三、模　糊　论

美国控制论专家理查德于 1965 年提出了一种理论，试图用数学逻辑来解释现实社会中大量存在的、概念不清晰甚至模糊的现象，即模糊数学理论，简称模糊论。

从医学逻辑学观点上看，精确性和模糊性是人类思维活动中相辅相成的两个方面，事物的模糊现象客观地存在于医学的各个领域。借助模糊数学理论来研究人体美的造型艺术规律，解释在医院管理、医疗手段、医疗效果等的美学评价中的一系列模糊现象，于是便产生了模糊美的概念，成为医学美形态区别于一般现实美的特点之一。如医学中的美与丑、美与不美、相似与不似等，往往没有精确的、数量化的界限。

在对容貌美和牙齿美的评价上，有着许多习以为常的模糊性语言，如"五官端正"、"眉清目秀"、"明眸皓齿"、"牙似排玉"、"齿如编贝"等，其概念抽象，充分说明了人体美的评价在作为人类文化第一载体的语言上，广泛存在着模糊性。容貌美的构成应该是多个颌面器官相互协调与和谐，这种高度模糊性的审美原则正是口腔医学美的特点之一。

口腔医学美学实践是在三维乃至多维空间进行的艺术创造活动，由于患者间的个体差异和模糊数学的审美属性，给医生带来非常广阔的创造空间，它是无法用绝对严密的数学方法精确控制的。造型艺术的模糊性特征作用于人的视觉和心理，有其独立存在的美学价值，即某种情况下的模糊性，我们要科学地加以利用，就像利用视错觉原理一样。在义齿制作中，基托上牙根凸度、腭皱襞和切牙乳头的再现、前牙唇面发育沟和后牙尖、嵴、窝、沟的成形等，都应考虑患者的年龄、余留牙的解剖形态特征、磨损程度等因素，若机械地追求解剖学结构的准确恢复，制作的修复体形态过度清晰、呆板生硬，反而失去逼真感而显得不生动，只有那种过渡平缓、沟窝点隙结构似有似无的朦胧状态才能产生逼真的美感。

模糊数学的引入极大地促进了口腔医学美学的发展，随着科学技术尤其是计算机技术的不断进步，模糊数学在口腔医学美学领域里，将有更为广泛的应用。

四、黄金分割律与$\sqrt{2}$规律

（一）黄金分割律

0.618 的比例就是黄金分割律，因为这个比例能使人的视觉产生协调感，后来被古希腊著名哲学家、美学家柏拉图誉为"黄金分割"。在 15 世纪末期，法兰西教会的传教士路卡·巴乔里发现金字塔之所以能屹立数千年不倒，主要原因与其高度和基座长度的比例有关，这个比例就是 5∶8，与 0.618 极其相似。有感于这个神秘比值的奥妙及价值，他将黄金分

割又称"黄金比律",后人简称"黄金比"、"黄金律"、"中外比"等(图1-4)。

黄金分割律的数学关系如下:

$$a : b = (a+b) : a$$
$$b : a = (\sqrt{5}-1)/2 = 0.618$$

黄金分割律体现了局部与整体之间以及局部与局部之间的比例协调之美,广泛地应用于科学研究、生产劳动、艺术创作、医学实践等与社会生产和人们生活相关的各个方面。在日常生活中我们会看到,像书籍、国旗、桌面、电视屏幕等物品都很协调,其主要原因就是它们的长宽比例符合黄金分割。世界上最著名的许多建筑,无论是古埃及的金字塔(图3-5)和古希腊的帕特农神殿,还是印度的泰姬陵和法国的巴黎圣母院,尽管这些建筑风格各异,但在总体构图的设计方面,却都有意无意地运用了黄金分割法则。

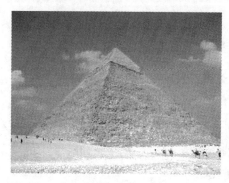

图3-5 埃及金字塔

医学与黄金分割律也有着千丝万缕的联系。如人体下颌到头顶的0.618处是天目穴;脚后跟到脚趾的0.618处是涌泉穴;从脚底到头顶的0.618处是丹田穴等。人的正常体温是37℃左右,在外界温度23℃时感到最舒适,在这个环境中,人体的生理功能、生活节奏及新陈代谢水平也都处于最佳状态,而37℃与23℃的比值也正好是0.618。DNA的每个双螺旋结构中都包含有黄金分割,因为每个螺旋结构都是由长34埃与宽21埃组成,而它们的比率非常接近黄金分割比。

黄金分割律在口腔医学方面也有广泛的应用。在口腔颌面部就有许多比例关系与黄金分割比值相当,如鼻翼宽度与口裂长度之比、口裂长度与外眦间距之比、下颌中切牙与上颌中切牙近远中向宽度之比、天然前牙的冠宽与冠长之比以及人工前牙冠宽与冠长之比,以及正面观察时,每一个牙齿宽度与其近中邻牙宽度之比等。

(二) $\sqrt{2}$ 规律

$\sqrt{2}$ 规律源自日本,曾被广泛应用于绘画和建筑艺术中,后被口腔界学者引入容貌美学研究。在设定虹膜宽度为1时,面容美丽者各面部器官中存在着一系列以$\sqrt{2}$为基数的递增关系。如鼻宽度为$(\sqrt{2})^3$、口角间距为$(\sqrt{2})^4$、上唇缘至颏下点距为$(\sqrt{2})^4$、眉至下唇缘距为$(\sqrt{2})^6$、面宽度为$(\sqrt{2})^7$、虹膜宽度:上中切牙宽度:上前牙总宽度=1:$\sqrt{2}$:4、上前牙总宽:瞳孔间距:外眦间距=1:$\sqrt{2}$:2(图2-4和图2-5)。

临床上选择全口义齿人工牙大小时,可利用以上公式推算。我国学者殷新民报告300名中国正常人测量结果,发现上前牙宽度与各面部器官间距之间有$\sqrt{2}$的比例关系。

目前,日本口腔正畸医生以此规律为基础,设计了美丽面容检测表,能快速准确地分析出面部各器官互相协调的程度,以作为牙颌畸形矫治设计和疗效评价的参考。

第4节 口腔软硬组织美学

一、面部软组织美学特征

容貌美以人体正常的解剖结构和健全的生理功能为基础,以优美的轮廓与和谐的比例为形式,展现了人体美的特征,几乎所有人体美的形式都突出地反映在容貌上。

（一）正面观软组织美学特征

颜面美来自面部各结构之间的总体平衡和对称,它的评价以颌面、唇、齿、龈之间的相互关系为基础。颜面的各个部分均有美的评价和参考依据,如参考平面、参考线、黄金分割比例、对称性等多方面标准。这些标准从正面观对分析面高、面宽比例和左右对称、协调度非常重要。

1. 面部的比例　面部高度指发缘点至颏部的长度,可分为面上、面中、面下三个基本相等的部分,古称"三庭"。面部宽度分为五等份,古称"五眼"（图2-1～图2-3）,详细内容见第2章。

2. 水平参考面　正面观,自然头位时,双侧瞳孔连线作一平面,与地面平行,称为水平参考平面。一般情况下,上、下牙弓水平面、颏平面、上颌前牙的切平面、口角连线、牙龈的边缘连线应与水平参考面平行。侧面观,眶下缘最低点至外耳道上缘连线,称为眶耳平面,当人坐正、头直立时,此平面与地面平行;鼻翼中点至耳屏中点的连线,称为鼻翼耳屏线,与眶耳平面形成15°交角,与𬌗平面平行（图3-6）。

3. 面部对称性　经过面部额正中、鼻尖点、人中线、唇弓中点及颏部中点作一垂线,可观察颜面左右侧的对称性。左右眉、眼、耳、颧突、鼻翼、鼻唇沟、口角、颊、下颌角及同名牙均应对称。颜面的左右非对称率自上向下（眼平面、鼻平面、颏唇沟平面）有增大的趋势,越是上部结构越趋于对称（详细内容见第2章）。

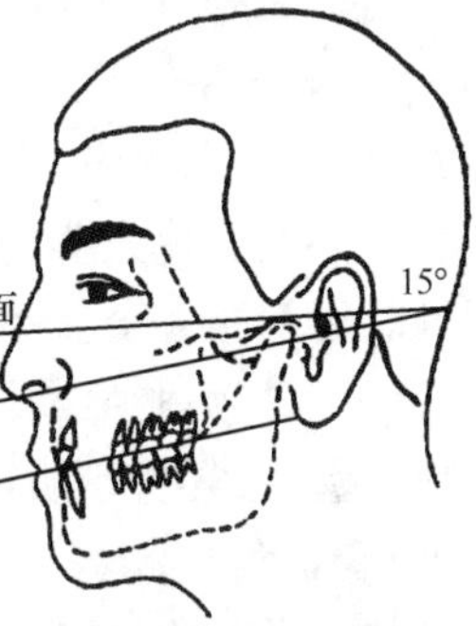

4. 唇形及唇齿关系　上唇长度为鼻下点至上唇下缘间距,下唇长度为下唇上缘至颏下点间距。在美貌人群中,上唇长度一般为面下高度的1/3,下唇至颏部长度为面下高度的2/3,上、下唇长度的比例为1:2。

图3-6　眶耳平面（红线）、鼻翼耳屏线（蓝线）和𬌗平面（黑线）

上、下唇自然闭合时,颏肌不紧张。正常唇间隙为0～3mm,女性唇间隙大于男性。正常状态下,嘴唇放松时,上切牙暴露量约在上红唇缘下2mm;微笑时,上前牙理想的暴露范围是牙面的3/4至龈上2mm。

依据上中切牙与上唇的关系,将上唇线分为高唇线、中唇线、低唇线。高唇线显露上前牙及颈部牙龈外形;中唇线显露75%～100%的上前牙与邻间隙牙龈;低唇线显露不超过75%的上前牙。中唇线较为理想。上唇曲线有向上弯曲、直线、向下弯曲三类。向上弯曲的曲线是指两口角比上唇中部的下界高;直线是指两口角与上唇下界中部在一条直线上;向下弯曲的曲线是指两口角低于上唇下界的中部。向上弯曲和直线的微笑比向下弯曲的微笑美。上唇线用来评价息止颌位和微笑时上颌切牙的长度和牙龈缘的垂直位置关系。短唇、上唇曲度过大和上牙槽骨明显前凸者,都会严重影响微笑时和息止颌位状态时牙齿的暴露量。丰满凹形的上唇常暴露大量的上牙;低的唇线能掩盖牙齿的缺陷,高唇线微笑时会暴露大量的牙龈组织而影响美观,牙齿的暴露量具有显著的性别差异,即女性暴露量多于男性,同时牙齿暴露量随年龄的增长而减少。

切牙曲线由上前牙切端与后牙颊尖相连而成,与下唇缘弧度有平行、反向、与水平面平行三种关系。切牙曲线与下唇缘平行产生最弱的对比,给人以柔和感,是最理想的微笑（图3-7和彩图9）。

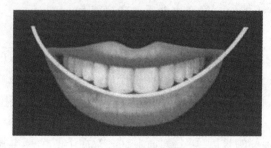

图 3-7 切牙曲线

（二）侧面观软组织美学特征

在口腔软组织的美观评价和临床研究中，需要在 X 线头颅侧位片上确定出一些稳定、容易判断、具有代表性的软组织标志点。通过测量这些标志点所形成的角度、线条之间的距离、比例等来评价其侧貌的特征及变化。常用的方法如下。

1. 侧面型 采用侧面外轮廓线上的两条参考线(即鼻根点与鼻底点的连线及鼻底点与颏前点的连线延长线)间的交角来判断面型,可以分为三种侧面型:直面型(交角为 180°)、凹面型(交角大于 180°)、凸面型(交角小于 180°)。对成年男性而言,直面型且颏部略前凸给人坚毅的感觉,显得更俊美、更具有吸引力;对成年女性而言,轻度凸面型且颏部后缩会给人温柔的感觉,而显得更漂亮迷人。

2. 软组织侧面美容角 在临床实践中,常选择鼻、唇、颏部软组织侧面轮廓上的一些典型标志点构成的侧面角(图 3-8),作为评价侧貌面型、正畸治疗前后变化的重要参考依据。

（1）鼻唇角:为鼻下点与鼻小柱点连线和鼻下点与上唇凸点连线的前夹角,可判断上唇是否前凸,评价矫治及手术治疗预后。中国正常颌及美貌人群的平均值为 90°~100°,男性鼻唇角稍大于女性。

（2）鼻额角:由鼻根点分别与眉间点和鼻尖作连线,两线相交构成鼻额角,正常为 125°~135°。鼻额角与鼻型的曲线美密切相关。

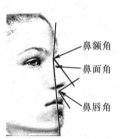
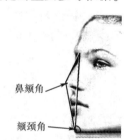

图 3-8 美容角

（3）鼻颏角:鼻尖分别至鼻根点和颏前点连线相交构成,正常为 120°~132°。上、下颌骨手术均可影响该角度变化。

（4）鼻面角:沿眉间点至颏前点画线与鼻背部夹角构成鼻面角。鼻面角的理想角度是 36°~40°。颏部、下颌骨的正颌手术常可造成该角度的变化。

（5）颏颈角:由软组织颈点(颏下区与舌骨下区的移行处)至颏下点作连线,再沿颏前点向颏前点作连线,两线相交成颏颈角,正常值范围为 85°~90°,此角可显示颏部的位置、发育状态及生长趋势。颏位后缩,颏发育差,颏颈角变大,导致容貌变差。

上述角度与容貌美密切相关。临床美容治疗时常需改变上述角度。

3. E 线 由瑞克特(Ricketts)提出。E 线又称美容线、审美平面(图 3-9),是指颏前点至鼻尖点的连线。主要用来评价鼻、唇、颏三者的位置关系。作用与 E 线相似的还有 Steiner 审美平面,是指从鼻尖点至人中呈"S"形曲线的中点与颏前点的连线所构成的假设平面(详细内容见第 2 章)。

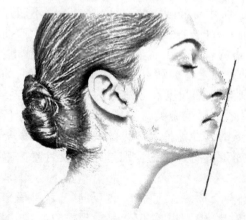

图 3-9 E 线

4. **侧貌角**　由软组织眉间点、鼻下点和软组织颏前点组成。常用来评价前额、面中部和面下部的总体协调关系。上颌颌骨基骨前后部的协调也可由此角来判断。

5. **H 线与 H 角**　由霍德维（Holdaway）提出。H 线系软组织颏前点与上唇凸点相切的线,用来判断软组织侧貌的美观程度;同时把 H 线与鼻根点至下齿槽座点的连线的延长线交角命名为 H 角（图 3-10）。颌面部软、硬组织关系协调时,H 角与侧面骨凸度相关。当骨凸度为 3～4mm,H 角为 7°～14°时软组织侧貌最协调。

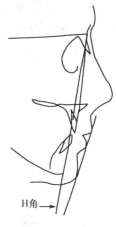

H角 →

图 3-10　H 角

○链接 ────────────────────────────────────

侧面观面部审美标准"四高"和"三低"

"四高":一是额部;二是最高点,鼻尖;三是唇珠;四是颏部。"三低":一是两个眼睛之间,鼻额交界处必须是凹陷的;二是在唇珠的上方,人中沟是凹陷的,人中嵴明显;三是下唇的下方,有一个小小的凹陷,为颏唇沟。

二、口唇的美学

口唇的传神、传情功能仅次于眼睛,是构成人的容貌美的重要软组织器官。唇齿之间的动态美,极其细腻、敏感地反映出人的内心世界,对人的外貌起到生动、富有魅力的烘托作用。

（一）唇的功能美及意义

1. **口唇的色彩美是其在容貌美学中最大的优势**　红唇部的黏膜极薄、血运丰富,没有角质层和色素,能透出血管中血液的颜色。红润的唇色,醒目而敏感,是面部色彩魅力之焦点。娇艳柔美的朱唇是女性特有的风采。

2. **口唇是面部最繁忙的器官之一**　由于口唇与面部表情肌密切相连,使其具有语言、进食、吐纳、吹气、吸吮和辅助吞咽及性感效应等各种功能。

3. **口唇是人类情感表现的焦点**　上唇皮肤与唇红交界处呈现为弓形,连接两端微翘起的口角,好像"展翅的飞燕",也有人比喻为"飞翔的海鸥",给人以含笑轻巧的自然美感。西方画师称此弓为"爱神之弓",达·芬奇的著名肖像画"永恒的微笑",其重点即在口唇,因此有人称它为"面容魅力点"。

（二）唇的形态

口唇的外观美感要求有:口唇色泽红润,曲线优美,上、下唇厚薄比例适当,大小适中（图 3-11 和彩图 10）。唇的美学观察

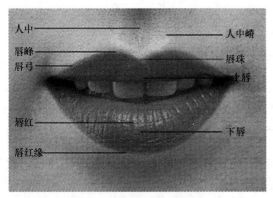

人中　　　　　　　　　　人中嵴
唇峰　　　　　　　　　　唇珠
唇弓　　　　　　　　　　上唇
唇红　　　　　　　　　　下唇
唇红缘

图 3-11　唇部表面结构

主要包括上唇高度、上唇侧面观、唇的厚度及口裂宽度等。

1. 上唇高度 指上唇皮肤的高度,即鼻小柱根部至唇峰的距离,不包括红唇部。分三级,即低上唇(高度不超过 12mm)、中等上唇(高度为 12～19mm)、高上唇(高度超过 19mm)。我国成年人上唇的平均高度为 13～20mm。

2. 唇的正面观 当上、下唇轻轻闭拢时,其前面观的唇形轮廓可分为三型:方型、尖型、圆型。

3. 唇的侧面观 以鼻尖与下颏前端画一直线,美貌者口唇前端恰在此线上而不突出。根据前凸程度,上唇侧面观分为三种类型,即凸唇型(上唇皮肤部明显前凸)、笔直型(上唇皮肤部大体呈笔直形态)、后缩型(上唇皮肤部后缩)。下唇侧面观也分三种类型:凹型、直型、凸型。唇的侧面形态有明显的种族差别,即白种人大多数为直型唇,黑种人多数为凸型唇,黄种人则多为轻度凸型唇。凸唇的比例随年龄增长而减少。

4. 唇的厚度 指口唇轻闭时上、下红唇部的总厚度。一般分为四级,即薄(厚度小于 8mm)、中等(厚度为 8～10mm)、厚(厚度为 10～12mm)、厚凸(厚度大于 12mm)。中国成年人上唇厚度平均为 5～8mm,下唇厚度为 10～13mm,男性比女性厚 2～3mm,美貌人群的下唇比上唇厚约 1.5 倍。唇的厚度具有明显的人种差异,黑种人厚而凸出,北美印第安人薄而阔。而且唇的厚度有增龄性变化,即 40 岁以后红唇厚度明显变薄。

5. 口裂宽度 指上、下唇轻度闭合时两侧口角间的距离。分三型,即窄型(宽度为 30～35mm)、中等型(宽度为 36～45mm)、宽型(宽度为 46～55mm)。美貌人群的口裂宽度和眼内眦间距之比为 3:2,符合黄金分割律,大约相当于两眼平视时两瞳孔中央线之间的距离。

6. 口唇分型 一般分为四型,即上翘型(由上、下唇两端汇合而形成的口角上翘,可产生微笑感)、下挂型(嘴角下垂,口角呈两端向下的弧形,可产生沮丧愁苦感)、瘪上唇型(因上前牙区牙槽嵴吸收较多或发育不足而造成的上唇瘪、下唇凸出的形态)、尖凸型(唇峰较高,嘴唇薄而尖凸)。

(三)唇型的美学标准

唇型没有所谓的好与坏,只有与脸型和五官协调,与性格气质相符,才能呈现迷人的动态美。

目前公认的美丽唇型比例参数是:上唇红中线高 7～8mm,下唇红中线高 10mm,上唇缘唇峰点比唇珠点高 3～5mm,下唇缘最下点较唇珠点低 1～2mm。左右口角连线与咬合平面及瞳孔平面平行。以此为据,理想的唇型是:嘴唇轮廓线清晰,下唇略厚于上唇,大小与脸型适宜,唇珠较明显,嘴角微翘,令人感到愉悦。

三、颏 的 美 学

颏、唇、鼻三者关系是否协调、匀称决定了面部的侧貌轮廓,与容貌美的关系最为密切。颏的凸度及大小对面下 1/3 的高度以至整个面型的形成都有重要影响。

(一)颏的美学位置与美学意义

在面部软组织侧貌美学研究中,颏具有举足轻重的地位,是口腔正畸学中评价矫治效果的指标之一,著名的审美平面即是以鼻颏连线为标志。

在人类漫长的进化过程中,作为咀嚼器官的颌骨逐渐退化后缩,而颏的凸度和轮廓逐渐明显。因此,颏是现代人类面容的特征,颏的发育是人类进化的颜面标志。

颏部的外形轮廓可以反映出人的性格特征与气质,颏部微微凸出上翘是容貌美的主要标志之一。西方人将颏的形态与凸度同个性特征相联系,颏部发育不足、后缩被看做是胆怯、优柔寡断性格的象征;颏部发育良好、微微上翘被看做是果断、勇敢、刚毅性格的象征。

（二）颏的美学参数

1. 颏唇沟深度　指侧面观时下唇皮肤与颏部皮肤相交处软组织最低点至颏前点的水平距离,正常值为 4mm。

2. 颏唇沟角　为颏唇沟最凹点分别向下唇软组织外轮廓前缘及颏部软组织外轮廓前缘作切线所构成的夹角（图 3-12）。此角可辅助判断面下比例、颏发育及下唇的形态和紧张度。美貌人群的颏唇沟角约 130°,男性较女性略小。白种人由于颏发育较黄种人明显,因此颏唇沟角较锐。

3. 颏凸度　根据侧面观颏向前凸出程度分为 5 个等级:1 级,微向后缩;2 级,垂直;3 级,微向前凸;4 级,明显前凸;5 级,极向前凸。

4. 颏高度　面下 1/3 划分为三等份,上唇占 1/3,下唇到颏下缘占 2/3。面下部上唇高与下唇颏高的比例关系为 1：2。

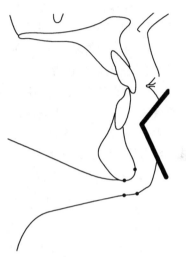

图 3-12　颏唇沟角

5. 鼻、唇、颏的相互关系　面下 1/3 的鼻、唇、颏关系是面部整体和谐与否的关键因素。以鼻尖点和颏前点的连线构成的平面为假想的审美平面,中国人上唇到此平面的距离,男性约为 1.9mm,女性约为 2.6mm;下唇到此平面的距离,男性约为 1.8mm,女性约为 1.1mm;上、下唇均位于该审美平面之后。

6. 颏的形状　可分为四种类型:方形,颏部两侧凸出,在颏结节处有一转折,颏结节明显;圆形,颏部圆钝,颏结节处转折平缓,颏结节不发达;尖形,颏部尖细,颏隆凸呈尖状前凸,颏结节不发达;不对称形,因两侧不对称而呈现不规则的形状。

（三）颏的理想形态

理想的颏部形态应具备以下特征:鼻、唇、颏软组织关系协调;软组织鼻底点至颏前点的连线平分上唇缘凸部并垂直于眶耳平面;软组织颏前点至唇凸点（上唇或下唇）的切线与眶耳平面所构成的内下角应为 80°±5°;颏唇沟清晰、适度,颏发育良好,轮廓清晰,微微上翘。

四、牙齿的美学

牙齿整齐地排列于口腔之中,组成完整的弓形牙列,行使咀嚼、语言等各种功能。一口整齐、洁白、漂亮的牙齿不仅使人的容貌增色,而且是人体健美的重要标志之一。

（一）牙齿的美学意义

健康亮丽的牙齿应该具有光亮的色泽、完美的形态、优良的质地、正常的数目和恰到好处的排列,此外还没有牙体疾病的影响。如果上述要点某一方面出现问题,就会成为困扰人们追求容貌美丽及身心健康的障碍。

1. 牙齿的色泽　成年人发育良好的牙齿呈浅白色、浅黄或半透明的象牙色,表面光泽柔和。晶莹洁白的牙齿配以健康红润的口唇,给人以健康的美感,使容貌更加完美,故有"朱唇皓齿"之说。

2. 牙齿的形态　牙齿有切牙、尖牙、前磨牙及磨牙,它们形态各异,其中切牙和尖牙与容貌的关系最为密切。牙齿的形态与面形相协调,如长脸型的人,牙齿也偏长;而圆脸型者,牙齿形态较短小、圆润。

3. 牙齿的数量　因某些全身因素及先天疾病而造成的牙齿数目异常,如发生在上颌中切牙之间的多生牙、上下颌前牙间的先天缺失牙造成牙列的拥挤或稀疏等,会使面部外形受到影响。如果牙列缺失,上下颌间距变小,面下 1/3 变短,面部软组织凹陷,面部皱褶增多,面容就会显得苍老。

4. 牙齿的排列　牙齿在牙弓中按照一定的形状和位置对称、整齐地排列,形成良好的咬合关系和覆𬌗、覆盖关系,构成了优美的𬌗曲线。正常的牙列可以维持良好的牙弓形态和面颊唇部的对称和丰满,而且使人发音准确、语言清晰。错位或拥挤的牙列则会破坏颜面部自然、协调、统一的美感。

（二）牙的美学参数

"牙形几何学说"认为,人的牙冠外形似面型,上颌切牙的唇面外形与面型缩小的倒立形状相接近,前牙的冠长与冠宽之比值接近黄金分割比值。

当下颌处于息止颌位,即口唇自然放松时,上切牙切缘仅显露 2mm,而下切牙不应显露。当微笑时,上切牙约显露唇面的 2/3,下切牙显露 1/2。上前牙切缘的弧度应与下唇内曲线相吻合,而磨牙不应显露。大笑时,上前牙唇面全部显露,口角处显露上颌第二前磨牙。

上、下前牙应有正常的覆盖和覆𬌗关系,即上前牙略向前倾斜覆盖下前牙,但不应超过3mm,覆𬌗不超过下前牙唇面的 1/3。

从正面观,上颌中切牙、侧切牙和尖牙之间最和谐的宽度比值是黄金分割比值。

（三）牙齿及牙列的分型

牙齿的形态与牙列形态、脸型三者相互协调。根据六个前牙的排列形态,可将牙列分为三种基本类型:方圆型,四个切牙的切缘连线略直,从尖牙的远中才向后弯曲,下颌前牙也具有相同的特征;尖圆型,自上颌侧切牙的切缘起明显向后弯曲,使前牙段的弓形呈尖圆形排列;卵圆型,界于方圆型与尖圆型之间,自上颌侧切牙的远中逐渐弯曲向后,使前牙段的弓形较圆(图 3-13）。

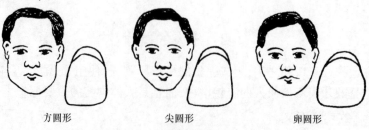

　　　方圆形　　　　　　尖圆形　　　　　　卵圆形

图 3-13　面型与前牙牙型

个体的牙型、牙列型一般与面部外形是协调的。面形宽大者其牙及牙列形态多呈方圆型;面形尖削者,其牙及牙列形态多为尖圆型;面形较圆者其牙及牙列形态则为卵圆型。

关于义齿的中切牙唇面凸度的视觉体现,有人主张与侧貌面型相协调,即凸面型

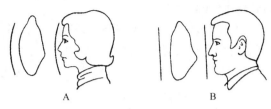

图 3-14　侧貌面型与前牙唇面凸度

与唇面宽度较大的义齿相协调,而直面型则与唇面较平坦的义齿相协调(图 3-14)。

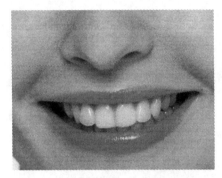

图 3-15　健康的天然牙

(四) 牙齿的健美

天然牙一般呈半透明的浅黄和浅白色,颜色协调、适度,从切端到颈部色泽由浅至深,显露层次感,但无明显界线,构成了质地如玉的色泽美。牙齿的形态、大小、色泽与人种、性别、肤色、面型等应和谐一致。左右两侧同名牙齿在大小、形态、位置上均衡对称,中切牙间中线上下对齐,形成一种和谐对称美。牙齿排列与牙弓形态相一致,既整齐又有规律,每个牙齿以其功能不同而各具不同的形态,给人以整体的美感(图 3-15 和彩图 11)。

牙齿的大小、形态和面型相称。颜面美貌者,牙齿形态、牙弓形态与面部形态之间相互协调、匀称,且上、下前牙覆盖、覆𬌗关系正常,后牙为中性𬌗,能充分发挥咀嚼、发音等功能,没有任何牙齿疾病。

五、牙周组织的美学

(一) 牙周组织的自然美

牙周组织又称牙齿支持组织,包括牙龈、牙周膜和牙槽骨,它在维持口腔及面部的功能和色彩美感上具有重要意义。

1. 牙龈组织的正常结构及特征　牙龈是指覆盖于牙槽突边缘及牙颈部的口腔黏膜,它分为游离龈、附着龈和龈乳头三部分。

(1) 游离龈:又称边缘龈,呈领圈状包绕牙颈部,正常为粉红色,薄而紧贴牙面,宽约1mm 呈连续的半月形弯曲。在中切牙及尖牙区,龈缘线呈现波浪流线形构造,其最高点位于龈中线偏远中。在侧切牙区则位于龈中点,质感柔和、优美,富有节奏和韵律。

(2) 附着龈:附着龈与游离龈相连续,与骨面牢固附着,表面角化程度高、坚韧,对局部刺激有一定的抵抗力。附着龈的表面有橘皮样点状凹陷,称为点彩,使附着龈在静态之中富有动感变化。点彩的多少因部位、因人而异,唇颊面多于舌面,部分人点彩缺如。点彩随年龄而变化,约 5 岁开始在部分儿童中出现,成人时最多,老年时点彩逐渐消失。牙龈炎症时点彩减少或消失,当牙龈恢复健康时,点彩又重新出现。附着龈为粉红色,位于白色牙齿与红色口腔黏膜之间,三者红白相间,色彩和谐一致。少数人的附着龈有色素沉着,属于正常现象,一般见于肤色黝黑者及黑种人。

(3) 龈乳头:又称牙间乳头,呈锥形充满于相邻两牙接触区根方的龈外展隙中,由游离龈和部分附着龈构成。牙龈乳头是牙龈形态美的标志,它在维持牙龈外形的完整和美观方

面起到重要的作用。

(4)健康牙龈的标准:1951 年美国牙周病协会公布了健康牙龈的标准,即色调应是粉红色;黏膜表面点彩正常;龈缘呈刀边状,龈乳头发育良好;牙龈有硬度;龈沟浅,无渗出液。

(5)健康牙龈的色相值:视觉法测量牙龈的色相值采用孟塞尔表色系色票测量上、下颌牙龈的色彩。色相范围:10RP ~ 2.5YR,但在 5 ~ 2.5R 区间最多;明度范围:游离龈和乳头龈的范围是 4.0 ~ 8.0,附着龈的范围是 4.0 ~ 7.5;彩度范围:游离龈和乳头龈的范围是 2.0 ~ 7.0,附着龈的范围是 1.5 ~ 7.5。

造成牙龈色彩增龄性变化的因素有:年龄、牙齿组织结构、毛细血管的状态、血液的性质、血流量、上皮的角化、黏膜的厚度、色素的沉着等。

2. 牙槽骨的正常结构及特征 牙槽骨作为颌骨的一部分,是包围和支持牙根的凸起部分,形成马蹄铁形的牙槽骨弓,亦称牙槽突。牙槽骨的外侧骨板由骨密质构成,与上、下颌骨的骨密质连续。牙槽骨的内壁称为固有牙槽骨,在 X 线片上呈围绕牙根连续的致密阻射白线,称为硬骨板。当牙槽骨因炎症等原因发生吸收时,硬骨板中断、模糊或消失。固有牙槽骨与牙根之间为牙周纤维,将牙齿牢固地悬吊在牙槽窝中,并具有缓冲压力的作用,避免牙槽骨受到过大的冲击力。

牙槽骨是全身骨骼中变化最为显著的部分,适当的功能性刺激能够促进牙槽骨的发育;若牙列缺失,失去功能刺激,将发生失用性萎缩,每年平均降低 0.5mm 高度。牙槽嵴不断退缩,垂直高度变小,面部呈现凹陷的衰老面容。舌体由于失去牙槽骨的限制而增生肥大,影响了语言的清晰及吞咽功能。因此,牙槽骨的退缩和吸收直接破坏了牙槽骨的形态美和功能美。

(二)牙周病对牙周形态美的损害

牙周病的临床特征是牙龈充血、水肿、出血、牙周袋形成。牙周组织附着丧失、牙槽骨吸收,最终导致牙齿的松动、脱落。牙周组织色、形、质多方面发生改变,破坏了牙周组织的正常结构美

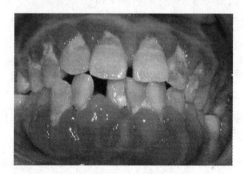

图 3-16 牙周炎

和功能美(图 3-16),详细内容见第 4 章第 4 节"牙周组织损容性疾病的美学修复"。

第 5 节 口腔色彩学

一、光色理论

(一)光源与光谱色

1. 光的认知 大自然中五彩缤纷、千姿百态。白天,各种色彩在阳光的照耀下争奇斗艳,并随着照射光的改变而变化无穷。而当夜幕降临,我们不但看不见物体的颜色,甚至连物体的外形也分辨不清。同样,在暗室里我们也感觉不到任何色彩。这些事实告诉我们,没有光就没有色,光是人们感知色彩的必要条件,色来源于光。所以说,光是色的源泉,色是光的表现。

我们对光的认识,是建立在牛顿的三棱镜透光实验基础上的。他在一个暗室中,让日光通过窗户的一条狭窄缝隙照射到三棱镜折射后,投射到白色屏幕上,日光展开成一彩虹状的光

带,从红开始,依次接邻的是红、橙、黄、绿、青、蓝、紫七色(彩图 12),而透过三棱镜的彩色光再穿过第二块三棱镜,结果带颜色的光还原为白色光。从这些实验中,牛顿推论色彩来源于光,他将光谱定为七个基本颜色:红、橙、黄、绿、青、蓝、紫。物理学家托马斯·杨在牛顿的实验基础上,证实仅需要红、绿和蓝三种色彩混合就能产生白色光,红、绿、蓝被定为光原色,也称作加色光。

2. 可见光和光谱　光是属于一定波长范围的电磁辐射,其中能被肉眼感知的可见光,由波长范围为 400 ~ 750 nm 的电磁波构成。波长最短的 400 ~ 500nm 的光是从紫色到蓝色的光;中等波长 500 ~ 600nm 的光呈现绿色到黄色;波长最长的 600 ~ 750nm 的光是肉眼看到的橙色和红色(图 3-17 和彩图 13)。当光线照射到一个物体时,由于物体吸收某种色彩,部分色彩将从光线中减去,眼睛所看到的是物体反射的色彩,而不是吸收的色彩(图 3-18 和彩图 14)。

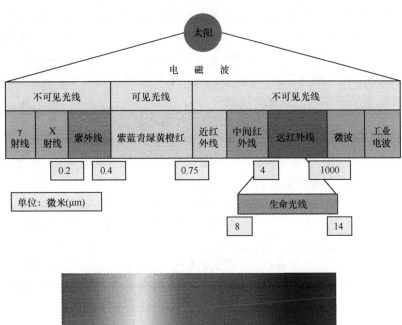

图 3-17　光谱图

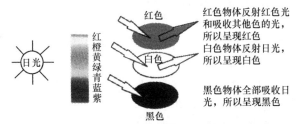

图 3-18　日光的反射、吸收与物体的颜色

3. 光源　人类用视觉器官——眼睛来接受信息,分辨色彩。眼睛接受的信息就是光线,光线来自光源的直接光、物体的反射光和透明物体的透射光。

光源是指本身会发光的物体,像太阳、电灯、烛火等。月球虽然明亮,但其本身并不发光,它的光线是来自太阳的照射。另外,有些特殊的物质会先吸收光线,再散发出来,如天然牙齿会发出荧光,但这种光线非常微弱。光源的种类繁多,形状千差万别,但大体上可分为自然光源和人造光源。自然光源受自然气候条件的限制,光色瞬息万变,不易稳定,如最大的自然光源太阳光,通常情况下我们感觉不出偏向某种色彩,但在晴天时,阳光的感觉偏蓝;在夕阳西下时,又明显地偏橙黄色,这是因为太阳光受到某些因素影响而发生色彩改变。人造光源则大多是模仿太阳光源,如各种电光源和热辐射光源等。

（二）色彩视觉

视觉是辨别外界物体明暗和颜色特征的感觉。视觉过程是人类审美的一种最主要形式。对于人来说,色彩是光的一种视觉特征,是眼分辨各种不同波长的光的一种反应。

1. 感觉色彩的过程　光线由光源产生后,直接或由物体反射进入眼睛。眼睛将光的刺激信息传入大脑的视觉中枢,产生对光和色彩的知觉和反应,这样的过程才是一个完整感觉光和色彩的过程。我们对光线明暗的反应比对色彩的反应更灵敏。超强的光会破坏有彩视觉;过弱的光同样也不能形成有彩视觉。适中而明亮的光照才是有彩视觉形成的条件。所谓的"感觉色彩",即是感受及辨别进入眼睛光线的色彩差异的情形。

2. 视觉现象　信息通过眼睛传递给大脑,大脑再根据以往的经验,将这些信号附上自己理解的含义,我们看到的只是自己建设的现实。

（1）暗适应和明适应:人从亮处进入暗室时,眼睛的感色细胞因忽然失去足够的光线而无法感色,眼睛会暂时看不见东西,经过3~5分钟,视觉敏感度才逐渐增大,恢复了在暗处的视力,这称为暗适应。相反,从暗处初来到亮光处时,最初感到一片耀眼的光亮,不能看清物体,只有稍待片刻才能恢复视觉,这称为明适应。

（2）色彩的心理恒久性:当光线微弱或是光源有明显色彩偏差时,我们还是可以辨认物体原来的色彩。在昏暗的光线下,尽管所分辨出物体的颜色与实际物体的颜色存在着差异,但是仍然与正常光源下的颜色较接近。在黄色的灯光下,虽然白纸已经受光线影响而成为黄色,但你仍觉得是白纸,这说明我们在感觉色彩时,不只是靠视觉器官,更受到记忆和经验的心理影响,这种现象在我们感觉色彩时非常重要,称为色彩的心理恒久性。

（3）后像:光刺激作用于视觉器官时,细胞的兴奋并不随着刺激的终止而消失,而能保留一段短暂的时间。当我们凝视一样东西5秒之后把眼睛闭起来,会留下刚才看到的东西的影像,这种视觉持续的现象,称为后像。后像存留的时间非常短暂,大多维持不到1秒。

后像分正后像和负后像两种。正后像是一种与原来刺激性质相同的感觉印象。负后像则是一种与原来刺激相反的感觉印象,如光亮部分变为黑暗部分,黑暗部分变为光亮部分。正负后像的发生是由于神经兴奋所留下的痕迹的作用。

我们看的电视、电影就是正后像的应用。胶片以24张/秒的速度放映,视觉的残留使我们产生错觉,误认为画面是连续的。如果看到的是一个有颜色的光刺激,则负后像是原来注视的颜色的补色。例如,对一个红色的四方形注视一定时间以后,再把目光移到一张灰白纸上,那么在这张灰白纸上可以看到一个蓝绿色的四方形。这是负后像,因为它保持着与原来效应刺激物(红色四方形)互为补色的色觉(蓝绿色四方形)。

（4）视觉直觉:人看到某一物体时,头脑立即会得一个最简单的可能含意与事物相配合的感觉(图3-19),这就是人类视觉中最基本的直觉原理。

（5）图—底关系:眼睛看到的三度视觉空间的中心称为视觉中心。图—底关系是指在视域中一些形从背景中凸现出来构成视觉中心,即为"图";而另一些形仍留在背景中作为"底"。至于究竟哪些形构成图,哪些形构成底,一方面取决于外部事物的结构特征,另一方面取决于观察者的视觉判断力。在著名的彼得—保尔高脚杯中,当盯住杯子,杯子好像凸了出来,黑色部分隐退到后面;而当看着两个黑色面孔侧貌,白色部分则仿佛退缩到后面。在埃舍尔创作的三色木刻版画《骑士》(图 3-20 和彩图 15)里,埃舍尔让黑色骑士与白色骑士反向嵌套排列。画面上是黑色骑士一排,由左向右,而在空隙的背景里,却又有白色骑士一排,从右向左,黑与白相辅相成,形成画面中两种元素的图底互转。

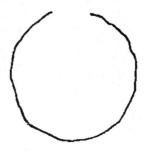

图 3-19 视觉直觉为"圆"

(6) 参照环境:物体所处的环境不同,影响着人们对物体的大小感觉(图 3-21)。美国摩根财团的创始人摩根,原先并不富有,靠卖蛋维持生计。但身高体壮的摩根卖蛋远不及瘦小的妻子。后来他终于弄明了原委。原来他用手掌托着蛋叫卖时,由于手掌太大,人们眼睛的视觉误差害苦了摩根,他立即改变了卖蛋的方式,把蛋放在一个浅而小的托盘里,销售情况果然好转。

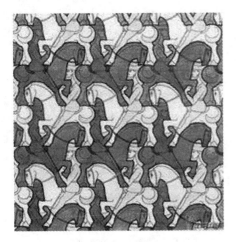

图 3-20 埃舍尔木刻版画《骑士》

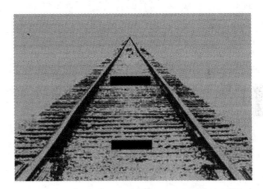

图 3-21 两根等长的黑色枕木因参照环境不同而显得长短不一样

就色彩而言,也存在着参照的学问。上、下、左、右的环境是色彩感觉中重要的参考框架。

(7) 同步对比:补色作用不仅在看过以后出现,而且在长时间看的过程中就已出现,刺激色同时引起了与之相反的微妙感觉,这种现象属于视觉原理中的同步对比。两个对比色放在一起看,"同步对比"达到极端,这种色彩搭配看上去很不舒服,格外刺眼(彩图 16)。

同步对比对明度也适用,其规律是对色彩的知觉受到围绕该色的互补色色相和明度的影响。鲜、浓的颜色比淡、暗的混合色所受的影响小,小面积色彩比大面积的颜色更容易受感觉的影响。中等明度的灰色在白色背景下看起来深,在黑暗背景下看起来淡。

(8) 边界对比:当两个以上的色带接近时,其相邻的边缘颜色发生变化的现象,称为边界对比。其规律是:与深色带相邻的边缘显得明亮,而与淡色带相邻的一边显得黯淡,而且看的时间越长,这种作用越明显(彩图 17)。

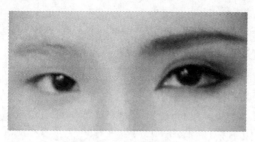

图 3-22　轮廓对比

（9）轮廓对比：在一张白纸上面两个同样的圆,在其中一个圆的外边稍画上一圈窄的阴影,二者相比之下,带阴影的圆显得特别突出。这种作用叫做轮廓对比。这种视觉幻觉早在几千年前的东方就已应用在绘画和陶器上,用以加强某物体的明亮度十分奏效。面部化妆亦常应用此原理(图 3-22 和彩图 18)。

我们在修复工艺中,可将上述几种视觉现象巧妙地加以利用,解决修复体美观的一些疑难问题。

(三) 三原色理论

1. 原色、间色、复色

（1）原色：色彩中不能再分解的基本色称为原色。原色能合成出其他色,而其他色不能还原出本来的原色。

原色只有三种,色光三原色为红、绿、蓝,可以合成出所有色彩,同时相加得白色光。

颜料三原色为品红、黄、青(彩图 19)。由于品红、青色颜料成本昂贵,故现实调配颜色更多以红、黄、蓝为三原色。颜料三原色从理论上讲可以调配出其他任何色彩,而同时相加得黑色。由于常用的颜料中除了色素外还含有其他化学成分,所以两种以上的颜料相调和,纯度就受影响。调和的色种越多就越不纯,也越不鲜明。

（2）间色：由两个原色混合得间色,也称第二次色。间色也只有三种,色光三间色为品红、黄、青;颜料三间色即橙、绿、紫。

色光三间色恰好是颜料的三原色,其关键区别在于黄色色光的黄色由红、绿二原色光相加而得,而颜料的黄色是原色之一。

这种交错关系构成了色光、颜料与色彩视觉的复杂联系,也构成了色彩原理与规律的丰富内容。

（3）复色：颜料的两个间色或一种原色和其对应的间色(红与绿、黄与紫、蓝与橙)相混合而成复色。复色中必然包含了所有的原色成分,只是各原色间的比例不等。

链接

古代中国,人们在了解自然、认识自然的过程中,从复杂的色彩中归结为五种基本色彩,即赤、黄、青、黑和白。从周代开始,他们把赤、黄、青三色称为彩(即现在的有彩色系),将黑与白称为色(即现在的无彩色系),这五种色列为正色。除正色以外,其他的颜色都称为间色。春秋时期的《孙子》一书中有记载"色不过五,五色之变,不可胜观也"。《辞源》中记载"(五色)谓青、黄、赤、白、黑也。古盖以此五者为主要之色"。由此可见,古代中国人在社会生活实践中,已经逐步掌握了配色的基本原理。

2. 配色的原则　色彩的搭配受许多因素影响,但运用一些配色上的基本原则,就能掌握配色的要领。

（1）色彩平衡：指两种以上的色彩搭配在一起时,视觉上感觉色彩间平衡、稳定、彼此相等。

影响色彩平衡的因素有色彩的明度、彩度的高低和面积的大小比例。例如,两块面积大小相同的灰色体,深灰色的色彩比浅灰色的重,如果浅灰色加上一小块黑色,两边即可得到平衡。两块彩度值不同的同色相的色彩,彩度高的比彩度低的重,如果在彩度低的色彩加上一小块彩度高的色彩,可以使两边达到平衡。而明度高的色彩在上、明度低的色彩在下的配色,比较稳定,有平衡感;反之则有动感。要使色彩具有平衡感,有许多方法可以灵活运用。

（2）色彩强调:两种以上的色彩搭配时,依主要色、次要色、搭配色的关系,作适当的选择及明、彩度和面积的调整。

配色时必须先规划整体画面,主题部分通过对比强调出来,并增加适当的变化来避免画面的单调。运用配色来强调主题时,须注意对比效果最强烈的配色是否即是主题配色。强调主题的色彩面积不宜太大,且必须位于适当的位置,才可达到效果;反之,如果面积占得太小,则画面不稳定,反而破坏效果。

（3）主调色:在整个画面的各种色彩中,加入共性的色彩,使色彩多样的画面,产生统一调和的感觉。共性的色彩,具有支配整体色彩的效果,使画面形成以其为主的基本色调。

主调色彩的运用,可以使整体色彩更调和,更加加强色彩的主题,如大自然中所有缤纷的色彩可以调和,是因为自然界中存在由大气的光影所形成的主调色彩,使各种色彩产生调和的效果。主调色彩的配色运用,通常是在各种色彩中加入相同的色彩;利用明度的变化在各种色彩中,同时加白或加黑,使整体的明度差异减小,可以得到调和的效果;或是在各种色彩中,加入灰色,使色彩的明度、彩度接近,也可以使色彩更调和。

（4）色彩渐变:将色彩排列起来时,会发现在一些情况下,色彩有逐渐演变的效果,在配色时,能运用这种色彩渐变的效果,会使画面具有动感。色彩依色环上的顺序排列,可以得到渐变的效果;色彩依明度的高低,由明到暗或深至浅的顺序排列,会有渐变的效果(图3-23 和彩图20);依彩度的高低,由浓至淡的顺序排列,也会有渐变的变化。在色彩复杂的情况下,要产生色彩渐变的

图3-23　明度的渐变

变化,必须同时考虑到色相、明度和彩度的问题,并不只是单纯某一要素的依序排列。渐变配色效果,能使视野自然地产生流动,使色彩之间的色感连续,具有柔和的流动效果对于画面整体的视觉动感及主题的引导和强调,都是很重要的要素。

（5）律动:观察从黑到白的明度渐变,视线由白至黑移动,产生运动感。色彩的运动感,会在上述的色彩渐变效果中产生。

色彩的律动可使整体色彩的对比缓和、增强统一及柔和的效果,也可以使单调的色彩增加活泼的变化。把寒暖色依序排列,我们的视线会由寒色向暖色移动。色彩依彩度来排列,则视线会由彩度低的色彩向彩度高的色彩移动。若以色环的位置来分析,三大色系的色彩会有相互移动的现象。配色时运用律动的效果,除单向渐变的律动方式,还可以把多种律动综合运用,或是做有规律地反复循环,使色彩的组合感更丰富、画面更精致、色彩层次更富有变化。

3. 颜色调和　由于发现了颜料三原色原理,才得以用有限的颜料种数调和出无限种色彩。颜料的调和成为颜料三原色应用的重要方面,通常将其简称为调色。

（1）调色理论:物体对色光的反射是不能达到绝对纯的程度。三原色和间色是最纯的色,也未必能达到绝对的纯;这是物体色(包括颜料)含色量的相对性,正是这种相对性导致了物体色的丰富性。各种色彩随着对比色光含量的增多,便产生了众多的复色,而众多的

复色主要依靠调色才能得到,这就是调色的理论依据。

(2) 调色应用:用三原色的观念来指导调色。因为所有色彩都可以根据其主要的色相倾向归纳到某一种标准色的系列中去,最终可以归结到三原色,所以如要调出某一种色,就须先分析一下它所包含的三原色的比例。例如,土红、褚石和熟褐都属棕色类,这三种色都含有红、黄、蓝三原色的成分;以红为主,加少量的黄和蓝就成为土红,增加黄和蓝的分量就成褚石;以红、蓝为主,加少量黄就会变成熟褐色;以黄为主,加少量的红与蓝就能调出土黄及其他黄灰色;以蓝为主,加黄并加进不同份量的红就可调出土绿、橄榄绿及其他绿灰色。如果再在这些色彩中加进不同分量的白或黑,就能产生变幻无穷的色来。此时的黑应该理解为三原色的总和。当然黑只能少量地加,不然会减弱甚至丧失色彩感。

以三原色调色原理为基础,进而可以以色性变化来指导调色。它可以不管颜料本身的色名称,把众多的颜色分为冷、暖两个色彩系统。调色时先确定主色相,当不够暖时就增加暖色的量,太冷就减少冷色的量。要注意的是冷暖色同时相加即对比色相加会产生许多中间色,但色相变灰。因此,若需要鲜明的色彩,就不能同时加冷暖色。三原色考虑三个因素,色性只需考虑冷暖两种变化因素。

(四) 色彩三要素

1. 色彩的分类 眼睛所接受的光,包括来自光源的直接光、经由物体反射的反射光和通过透明物体的穿透光。由这三种光使眼睛所感觉的色彩形成了"光源色"、"物体色"及"透过色"三种。

不同的光源,就有不同的光源色,太阳光看起来是无色的,钨丝灯泡的光源色是橙黄色,蜡烛的光源色偏橙色。光线如果通过透明的物体,光源色受到透明物色泽的影响而改变,这种改变后的色彩,即是"透过色"。透过色的色彩感觉和光源色、物体色不同,常有特殊及神秘的效果。光线照到不透明物体时,物体会吸收部分的光线,而将其他的光线反射出来,反射出来的光线所产生的色彩,即是"物体色"。物体色是我们日常生活中最常见的色彩。通常从物体反射而来的光线,不只使我们感觉到物体色,而且连同物体的质感、重量感也包含在这个信息传达的过程中。

2. 色彩三要素 色彩皆具备三个基本的重要性质:色相、明度、彩度。一般把这三者称为色彩三要素或色彩三属性。

(1) 色相:亦称色度、色调,是区分色彩的名称,也就是色彩的"名字"。人类在运用色彩时,就把不同的色彩取了不同的名称来辨别。红、黄、绿、蓝的使用由来已久,彩虹状光带的红、橙、黄、绿、青、蓝、紫更是一般常用的色相。色相是对色彩种类的界定,同时也确定每种颜色在光谱中的位置。理论上可以有成千上万种色相,为了理解方便,将色相数限定在色环内,就有 24 种色相(某些色环是 12 种色相)。当我们和别人谈到色彩时,即以色相来沟通。即使没有真正看到色彩,也能依视觉经验及记忆而浮现出色彩,产生共识。

随着色彩的种类日渐繁多,使用色彩的范围日趋广泛,色彩运用的方法越来越复杂,仅以常用的色相来辨别色彩已不够使用。因此,在从事专业工作需要使用色彩时,大多用专业的标准色票及专用的标色方法,再加上专业的能力及经验,来准确地运用色彩。

(2) 明度:色彩的明暗程度,称为色彩的"明度"。明度高,是指色彩明亮,而明度低则是指色彩晦暗。

明度最高的是白色,最低的是黑色。在专业的色彩运用时,明度有准确的数值来区分及标识,而平常使用色彩时必须注意的是,同一个色相的色彩,如果明度不高,则可在同一色相的情况下,产生一系列色彩的变化。例如,浅红、亮红、深红、暗红,色相皆是红色,只是不同的明度变化。通常我们在色彩中加白来增加明度,加黑来减少明度,使同一色相的色彩产生变化。

在运用色彩的时候,明度的变化和协调非常重要。我们将眼睛稍微眯起来,减弱色彩的感觉,可以比较容易分辨出明度上的差异。

绘画调色时必须了解明度,同时应考虑周围明、暗环境对物体真实颜色的影响。同样,在修复体的制作过程中,对牙色彩的调配也必须了解修复体的明度及口腔环境、周边组织对它的颜色影响。

(3) 彩度:也可以称之为饱和度或纯度,通常是以某色彩内含的同色相纯色所占的比例来分辨彩度的高低。纯色比例高为彩度高,而纯色含量少则彩度低。

在色彩非常鲜艳时,我们通常可以很容易感觉出高彩度;但大多数情况下不容易做出正确的判断,因为在分辨彩度时易受到明度变化的干扰。假设现在有两种红色,一种是含纯红30%、白色70%的淡红色,另一种是含纯红60%、黑色40%的暗红色,你可能因为淡红色看起来比较明亮,而认为前者彩度比后者高,这是错误的,事实是后者的彩度应比前者高,因为其中纯色的含量比例较多,这种情况是不容易用眼睛来分辨判断的。黑白灰属于无彩色,没有彩度的问题,只有明度的变化。一个色彩,不论是加白或是加黑,都会使纯色含量比例减少,而使彩度降低。一般加白时,我们会觉得色彩变浅,色彩鲜艳程度降低;但当加黑时,色彩越来越暗,越来越浓,不易分辨彩度降低。

在专业使用的色彩系统中,彩度有明确的数值可以准确地判定。我们平常能感觉到的鲜艳的色彩是高彩度,而淡色、浅色、粉色、浊色、暗色彩度低,加上一些简易的色彩工具书或色票辅助,就可以大致做出色彩彩度的辨别了。必须注意,这里提到的色彩鲜艳不是指明度。明度很低的色彩也能很"鲜艳"。彩度不同的色彩可以达到同样的明度。

(五) 色环和色立体

通过色彩的三要素色相、明度、彩度,我们对色彩的辨识有了比较明确的依据。但是由于我们所面对的色彩种类繁多、环境复杂,只靠色彩三要素去认识色彩是不够的,还必须有系统的分类,才能使我们更深入地认识和运用色彩。

1. 色环　日光透过三棱镜会展开成彩虹状的光带,分出红、橙、黄、绿、蓝、紫等色彩的光谱,这六个色彩是在色彩系统中用来分类的基本依据。把红、橙、黄、绿、蓝、紫排成一个环状,红绿、橙蓝、黄紫等互为补色的色彩在直径两端相对的位置,即是最基本的色彩环状结构。一般常用的色彩系统,会把其主要的表色色彩依这种方式排成色彩系统的色彩环,作为表示色彩及配色的根据。这种色彩的环状结构,称为"色环"。

各种不同的色彩系统所排定的色环虽然各有不同,但基本的结构是近似的,即是以红、橙、黄、绿、蓝、紫为主色,各主色间排入不同的中间色。在各种色环中,最基本的色环是"伊登十二色彩环"(彩图21),它是以色彩的三原色红、黄、蓝,加上这三色两两互补的二级色橙、绿、紫,再加上三原色及二级色等六色两色互补的三级色红橙、黄橙、黄绿、蓝绿、蓝紫、红紫,共十二色,依彩虹状光带的色彩顺序排列成色环。各色彩具有相同的间隔,六组补色也位于色环直径两端相对的位置。通过这个色环,清楚地分辨不同的色彩,了解原色、二级色和三级色的基本变化,以及补色的相对位置和关系。在调色和配色时,色环是最重要、最根本的依据。

2. 色立体　色环虽可以表达多种色彩关系,反映一定的色彩规律,但还不能充分反映色彩三要素(色相、明度、彩度)之间的关系。色环是一种平面的、二元的色彩结构,如果考虑到明度高低的变化,将色彩相同而明度不同的色环叠加起来,会形成一个立体的色彩空心圆柱。再加上彩度的变化,圆柱外围彩度最高,渐近圆心彩度渐低,就会形成一个明度由上而下变化,彩度由外而内变化的色彩立体圆柱结构,这便是色立体构成的基本原理。

色立体(彩图22)是立体式的,能体现色彩三要素变化规律的色标模型,是依据色彩的三要素色相、明度、彩度的变化关系,借助于三维空间系统地排列组成色彩的立体结构。色立体由上而下的垂直面是明度的变化,中心轴由白到灰,再由灰至黑。由中心向外的水平面,彩度发生的变化,越近中心彩度越低,最外层彩度最高。依据这种方式将所有同色相、不同明度和彩度之色彩所组成的"同色相面",按照红、橙、黄、绿、蓝、紫色顺序排列,组成放射状的色彩立体结构。

观察色立体,可以更清楚、更迅速地了解各种色彩的明度和彩度的关系。在同一水平面上的色彩的明度都是相同的,而在和中心同半径环面上的色彩的彩度也全部相同,色立体上半部的色彩是高明度的亮色调色彩,下半部则是低明度的暗色调色彩。色立体对于色彩系统的整理、分类比色环更为清楚完整,更能掌握色彩三要素之间的正确关系。

色彩学中的色立体,最具代表性的是孟塞尔色立体、奥斯特瓦尔德色立体、日本色研色标体系,它们在理论阐述时侧重点各有不同,形成了不同的体系。常用的色彩体系是依据不同的色彩理论,所形成的不同色彩系统。不同的色彩体系有不同的色彩表示方法。孟塞尔色立体是由美国美术教师孟塞尔创立的,将色相分解为颜色的性质(色相)、明暗度(明度)及浓淡(彩度)3个属性。色相是以红、黄、绿、蓝、紫5色在圆环上均等排列,再选取各相邻两色的中间色共计10个色相作为基本内容。然后再进一步细分为20、40等多个色相。色相的间隔尽量以与感觉同步的原则来选定。明度是在最亮的白色和最暗的黑色之间,以0~10表示的共11个在感觉上等距离的阶段,数值越小表示颜色越暗。若完全没有彩色,只有明暗变化的阶段,称为无彩色。彩度是有彩色颜色深浅,以其与具有相等明度灰色间的距离表示。孟塞尔颜色系统是用颜色立体模型表示表面色的一种方法,它由一个三维空间的类似球体模型把各种表面色的三种基本特性色相、明度、彩度全部表示出来,这是从心理学的角度出发,根据颜色的视觉知觉特点所制定的颜色分类和标定系统。任何颜色都可以用颜色立体上的色相、明度和彩度这三项坐标来标定,并给标号。标定的方法是先写出色相 H,再写明度 V,在斜线后写彩度 C,即 HV/C。如 5Y8/8,一种黄色(彩图23)。黑白系列(即中性色,用 N 表示)无彩度变化,只有明度变化。表示为 NV/。如 N8/,一种灰色(彩图24)。彩度小于 0.3 的中性色需精确标定时用 NV/(H,C)。例如:N8/(Y,0.2),一种略带黄色明度为 8 的浅灰色(彩图25)。

(六) 牙科常用表色系

1. 国际照明委员会(CIE)X、Y、Z 表色系 1931 年国际照明委员会在 RGB 系统的基础上,仅用三个设想的原色,X、Y、Z 建立了一个新的色相图。1931CIE-XYZ 表色系规定了三个特定的原色和标准观察者的光谱三刺激值 X(红)、Y(绿)、Z(蓝)作为测量颜色的标准。并规定调和的亮度为 0,它们只代表色相,而 Y 既代表色相也代表亮度。一个等能光谱的白光(E 光源),是由相同数量的 X、Y、Z 组成的。这样,所有颜色都可以由三原色不同比例相配产生的 X、Y、Z 这三个量来表示。大写的 X、Y、Z 代表 CIE 三刺激值,是混合光中三原色光的绝对分量;小写的 x、y、z 是混合光中三原色的相对分量。

2. 国际照明委员会（CIE）L*a*b*表色系　牙科最常用的是国际照明委员会（CIE）1976 L*a*b*标准色相系统。在该表色系统中,颜色空间由三个互相垂直的轴（L*、a*、b*）表示,这三个轴分别代表近似黑色-白色、红色-绿色和黄色-蓝色的视觉感觉（图3-24）。颜色之间的相互关系用色差（△Eab）表示。色差,《辞海》中的解释是指两种颜色的差异,即色调、饱和度和亮度这三者综合的差异。L*表示视感明度,明度大者接近白色,小者则接近黑色。a*（红绿轴）、b*（黄蓝轴）表示明暗量以外的尺度,原点为无彩色,它的周围分列各个色相。从原点开始的距离即为彩度（相当于纯色成分含有量）坐标的原点与颜色对象的所存点相连接成的,直线与a轴所形成的角度称为色相角。色差的方向由元素△L*、△a*和△b*的量和代数符号表示：+△L*=明亮的；-△L*=较暗的；+△a*=较红的（少绿的）；-△a*=较绿的（少红的）；+△b*=较黄的（少蓝的）；-△b*=较蓝的（少黄的）（图3-24）。

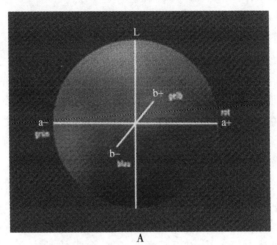

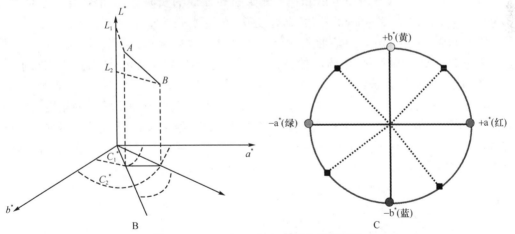

图3-24　CIE 1976 L*a*b*标准色相系统

A. CIE L*a*b*标准色度系统的结构；B. 两个色样样品在L*、a*、b*表色系统标定；C. CIE L*a*b*标准色度系统水平面简式图

若两个色样样品都按L*、a*、b*标定颜色,则两者之间的总色差△E*ab以及各项单项色差可用下列公式计算。

明度差：$\triangle L^* = L_1^* - L_2^*$

色度差：$\triangle a^* = a_1^* - a_2^*$

$$\triangle b^* = b_1^* - b_2^*$$

$$\triangle E^* ab = (\triangle L^{*2} + \triangle a^{*2} + \triangle b^{*2})^{1/2}$$

正常牙齿色彩在 $L^* a^* b^*$ 表色系的位置见彩图26。

二、色彩的生理与心理特点

(一) 色彩的感觉

色彩本身只是一种物理现象,但人们却能感受到色彩的情感,这是因为人们长期生活在一个色彩的世界中,积累着许多视觉经验,一旦视觉经验与外来色彩刺激发生一定的呼应时,就会在人的心理上引出某种情绪。我们必须了解色彩如何影响我们的感觉,而我们如何避免或利用这种影响因素,来达到我们需要的效果。

1. 色彩的味觉感 色彩的味觉感大多和食物的色彩经验相关,尤其是一些色彩鲜明、味感明显的食物,像柠檬的黄绿色、辣椒的红色等,可以使味感增强;绿色使人想到未成熟的果实,有酸涩的味感;黑色、灰色、深褐色使人有苦的感觉。

2. 色彩的触觉感 色彩和触觉有明显的关系,淡黄色使人觉得柔软,深灰色使人觉得坚硬光滑。这类感觉通常来自我们与物体材质接触的经验。明度较高、彩度较低的色彩使人觉得柔软,如粉红色。明度低、彩度高的深、浊色彩使人觉得坚硬,如深蓝色、深褐色、黑色等。除了软、硬之外,物体的光滑、粗糙、纹理等质感,受到光影和形状等复杂因素的影响,不宜单从色彩来感觉。

3. 色彩的形状感 视觉接收的刺激,包括色彩和形状两种要素,而色彩的感觉受到形状因素很大的影响。同一色彩以不同的几何图形呈现时,色彩的感觉有明显的不同。如红色正方形的内角都是直角,四边等长,具有强烈、充实、明确的特性,符合红色的感觉。橙色是由红黄调成的,形状上由正方形和正三角形折中而成的长方形、梯形符合橙色的感觉。黄色正三角形的内角都是60°的锐角,具有尖锐、积极、扩张的特性,符合黄色的感觉。绿色是由黄蓝调成,形状上由正三角形和圆形折中而成的六边形、圆弧三角形,符合绿色的感觉。蓝色圆形具有圆滑、轻快、流动的特性,符合蓝色的感觉。紫色是由蓝红调成,形状上由圆形和正方形折中而成的椭圆形,符合紫色的感觉(彩图27)。

4. 色彩的角度感 在色彩的形状感中,我们可以发现,色彩和形状中的角度大小亦有关系。俄国现代画家康定斯基研究色彩和角度的关系,结果和色彩的形状感吻合。即锐角:30°——黄色、橙色;直角:90°——红色;钝角:120°——紫色;150°——蓝色。色彩的形状感与角度感,在我们造型配色时,是非常重要的因素(图3-25)。

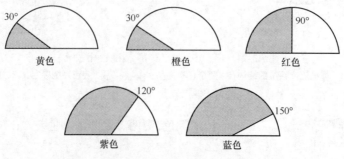

图3-25 色彩的角度感

5. 色彩的情绪感　色彩对我们的情绪会产生影响。阳光普照时,看到的色彩显得鲜艳、明亮,使人感觉爽朗、愉快;当天色灰暗时,看到的色彩就变得阴暗、混浊,使人感到郁闷、低沉。色彩鲜艳的红、橙、黄色,通常会使人兴奋、爽朗、有积极的倾向;明度高、彩度大的色彩大多也有这种特性。色彩较深的蓝、蓝绿、深褐、黑色会使人沉静、阴郁,带有消极的感觉;明度低、彩度小的色彩大多也有这种特性。介于这两种色彩的中间色,则具有折中的特性,比较中性、温和。

（二）色彩的错觉

物体是客观存在的,但视觉现象并非完全是客观存在,而在很大程度上是主观的东西在起作用。当人的大脑皮质对外界刺激物进行分析、综合发生困难时就会造成错觉;当前知觉与过去经验发生矛盾时,或者思维推理出现错误时就会引起幻觉。色彩的错觉与幻觉会出现一种难以想象的奇妙变化。类似的生理反应主要表现在色彩的膨胀与收缩、前进与后退、冷与暖、轻与重等感觉方面。这些感觉的形成,一方面取决于人的视觉特征,另一方面取决于光色现象的本质特征。

1. 立体色与收缩色（色彩的面积错觉）　同样面积大小的色彩,有些色彩看起来比实际上大一些,而另一些色彩看起来比实际上小一些。造成色彩膨胀与收缩的原因有多种,但主要在于色光本身。波长长的暖色与光度强的颜色,对眼睛成像的作用力较强,从而使视网膜接收这类色光时产生扩散性,造成成像的边缘线出现条状模糊带,产生膨胀感,叫做立体色。反之,波长短的冷色或光度弱的颜色则成像清晰,对比之下有收缩感,叫做收缩色。

法国国旗红、白、蓝三色的比例为 35∶33∶37（彩图 28）,而我们却感觉三种颜色面积相等,这是因为白色给人以扩张感觉,而蓝色则有收缩的感觉。在现实生活中,体态较胖者穿深色衣服以显得苗条,而较瘦者穿浅色衣服变得丰满也是胀缩感的巧妙运用。

2. 前进色与后退色（色彩的距离错觉）　在同一距离的色彩,有些感觉比较近,有些感觉比较远。造成各种颜色产生前进或后退感觉的原因是人眼晶状体对色彩的成像调节。波长长的暖色在视网膜上形成内侧映像,波长短的冷色则形成外侧映像。

进退感是色相、彩度、明度、面积等多种对比造成的错觉现象。暖色、亮色、纯色有前进感,称为前进色;冷色、暗色、灰色有后退感,称为后退色（彩图 29）。

面积对比也有很大影响,同等的红与绿并置则红有前进感,若在大面积的红底上涂一小块绿色,则绿有前进感,所以具体应用时注意冷暖色的位置可获得较好的层次感。注意彩度对比可以获得较深远的空间效果,只要把握住进退感的特性,就能产生千变万化的色彩效果。

3. 轻色和重色（色彩的重量错觉）　色彩产生轻重的感觉有直觉的因素,但主要原因还在于联想。黑色会联想到铁、煤等富有重量感的物质;白色会联想到白云、雪花等重量轻的物体。轻重的概念从幼儿就开始逐渐形成,这就决定了对色彩产生轻重联想的客观性、必然性和普遍性。通常情况下,明度高的亮色彩感觉轻。色相的轻重次序排列为白、黄、橙、红、中灰、绿、蓝、紫、黑（图 3-26）。颜料中的透明色比不透明色感觉轻;着色时厚涂比薄涂感觉重。配色时轻重色的位置和比例应用得当,会使画面产生动感。重色在上方,形成画面动感;重色在下方,画面显得比较稳重。

4. 寒冷色和温暖色（色彩的温度错觉）　有些色彩会给人以温暖的感觉,如红、橙;有些色彩则让人觉得冰冷,如蓝色;有些色彩的温度感不明显（彩图 30）。造成色彩冷暖感觉的原因,既有生理直觉的因素,亦有心理联想的因素。

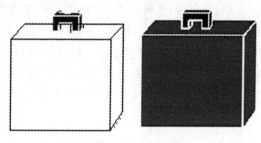

图 3-26　色彩的重量感

色性本身不具有独立存在的价值,经常是依附于色相、明度与彩度三种属性而产生的综合反映。色彩的明度高,具有寒冷感;而明度低,则具有温暖感。色彩的冷暖感还和胀缩感、进退感有紧密的联系,通常暖色有膨胀感和前进感,冷色有收缩感和后退感。但是由于胀缩与进退本身具有多种变化,加上冷暖感觉本身又具有相对性,所以它们之间的关系和变化是极其复杂和灵活的。

所谓冷暖感的相对性,主要体现在两方面:一是冷暖色本身虽有相应的确定性;以六个标准色而论,红、橙、黄是暖色,蓝为冷色,绿与紫是中性色,然而这三类色本身亦有冷暖差。二是黑白灰本来是无色彩的,一旦和其他色彩尤其是彩度高的色彩放在一起,亦会产生冷暖感觉;如灰比蓝有暖的倾向,灰比橙有冷的倾向。

(三) 色彩的心理学

人们观察颜色时,常常与具体事物联系在一起。人们看到的不仅仅是色光本身,而是光和物体的统一体。当颜色与具体事物联系在一起被人们感知时,在很大程度上受心理因素(如记忆、对比等)的影响,形成心理颜色。

色彩的心理功能是由生理反应引起思维反应后才形成的,主要是通过联想或想象。人们的思维则随着经历的增多而逐渐丰富或转变。另外,联想或想象还受到各种客观条件的制约。因此,对于色彩心理反应的研究与生理反应相比就要复杂得多。人的心理往往受到年龄、经历、性格、情绪、民族、风俗、地区、环境、修养等多种因素的制约。色彩的心理反应亦不例外,这些因素亦是色彩心理功能研究的基本内容。

1. 年龄与经历　实际生活中,儿童大半喜欢极鲜明的颜色,对兴奋感强的色彩首先发生兴趣;女青年比男青年更爱白色,是因为白色更易与清洁产生联想;生活在农村的人对绿色特有感情,是因为大部分植物都是绿色的。联想随着年龄的变化而增多和加深。随着生活经验的丰富,色彩的偏爱来自于联想也就更多。

2. 性格与情绪　人的性格各异,对色彩的喜好自然会有各种差别。感情型的人对色彩的反应和喜爱一般会强一些,通常会对不同的色彩明确地做出各种反应。而理智型的人就不同,缺乏明确的色彩爱好,反应较含蓄,有的甚至对色彩无动于衷。性格开朗的人会喜好明快而艳丽的色彩或暖色;沉静的人会偏爱中性色、灰色或冷色。一个人处于不同情绪支配之下,对色彩的反应也不同。如烦躁时看一些强烈刺激的色彩,会加深躁动和不安感,也可能产生厌恶,若换成温和的冷色或许能促使其平静下来,这是色彩对情绪的反作用。

3. 民族与风俗　不同的民族由于风俗习惯不同,对色彩的反应与态度也各不相同。如结婚,我国的传统习惯是多用红色以图吉利,西方则让新娘穿上白纱礼服以示其纯洁高尚。现在这些风俗习惯随着国际交往的频繁而有渐趋同化的现象。色彩心理还受到宗教信仰的影响,不同民族往往有不同的宗教信仰,也会对色彩形成不同的喜恶。同是黄色,伊斯兰教视之为死亡之色彩;而佛教徒却以黄色作僧衣,把黄色的类似色如金色意为超俗(佛家称为金身);而基督教则把黄色认为是叛徒犹大的衣服颜色,卑劣可耻。紫红被基督教尊为高贵之色,故有"红衣主教"之称。

4. 地区与环境　长期生活在某一种色彩环境中,对某些人的色彩观念产生习惯性的影响。地区性的色彩习惯与偏爱,一般取决于自然环境的变化与熏陶。热带地区的人容易接受强烈多变的色彩;寒带地区的人可能会偏爱柔和沉着的色调。人们在生活中,习惯和希望经常表现出相反的心理要求。如北方农村,由于风沙多,受气候条件的影响,农民一般喜爱装饰强烈的色彩;城市居民整天生活在五光十色、缤纷缭乱的环境之中,需要有一个平静的空间来消除疲劳,对色彩要求柔和、雅致与统一。

5. 修养与审美　不同文化修养的人对色彩具有不同的审美标准。以色彩修养而论,对色彩知识的了解是基本要求。历史上不同时代的色彩学家由于整个文化时期的局限,其色彩修养从总体上看就只能处于相应的水平。随着时代的发展,人们发现艺术色彩理论是客观存在的色彩现象与人们对色彩的主观思维的综合体现。不能无视客观存在的自然规律,又不能用它来解释一切。审美标准也随着时代的发展而不断变化。现在对色彩审美标准的变换频率更趋加快,一年一度的巴黎世界服装节所创造的流行色便是典型的例证。

三、天然牙的色彩

天然牙的形态、位置、大小及与相邻组织的关系蕴含着美的特征,色彩则赋予天然牙以生命和活力。

（一）天然牙的组织结构与色彩

从牙体的纵剖面可见牙体由三种硬组织及一种软组织组成:牙釉质覆盖于牙冠表层,厚薄不均,呈透明或半透明状,有光泽和代谢功能;牙骨质色泽较黄,构成牙根表层;牙本质是构成牙体的主要基质,位于牙釉质与牙骨质的内层,呈淡黄色,有光泽;牙髓是充满在髓腔中的疏松结缔组织,内含血管、神经和淋巴。

光源照射天然牙时,部分光线会被吸收,另一部分光线将会通过反射的形式传递到眼睛,经大脑皮质信息处理后,人们才会感知天然牙的形态和色彩。天然牙每个位置都有不同的反射光,因此,观察角度不同,牙齿的色彩表现不尽相同。

釉质是天然牙的最外层,其结构、厚薄、表面形态的变化和增龄性改变是影响牙齿颜色的重要因素。当牙釉质钙化程度好、表面平滑时,釉质呈现透明或无色,在牙齿切端和牙尖处釉质相对厚的位置,也可呈现蓝白色或乳白色的色彩。而在牙釉质钙化不全时,釉质不透明,与周围正常釉质形成鲜明的对照,呈斑点样条索状的珍珠白色。牙釉质的表面形态如釉质生长线或水平嵴等也会影响天然牙的色彩。牙釉质透明性的任何改变最终会导致牙齿整体色泽的改变。

牙本质位于牙釉质的内层,是天然牙色彩主基调的决定因素。正常时牙本质呈现黄色。牙本质的矿化程度和牙本质的通透性变化以及牙本质的组织结构改变,决定着天然牙各部位色彩的变化,也影响了天然牙色彩的主基调。

（二）天然牙的透明度

评价牙齿的色彩仅用色相、明度和彩度是不够的,还需考虑牙齿的透明度。物体按照透明与否,可分为透明体、不透明体和半透明体。通过测量光波穿透透明层后,到达不透明层并折射回来的光的总量百分比,可以科学地判断出物体的透明状况。牙齿的透明度主要表现在牙齿的切端部（图3-27和彩图31）。口腔内测量天然牙的透明度时,可以用白色或黑色的背景衬托牙齿,这样测量的数据才会准确。正常时牙釉质是透明的,可以通过改变牙釉质的透明程度来改变牙齿的色彩。牙釉质的透明度分为三型:A型透明层均匀分布于

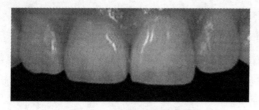

图 3-27　牙齿切端透明度

牙冠的整个表面;B 型透明层位于牙齿的切端部;C 型透明层位于切端部和牙体近中部。A、B 型主要见于青年人,C 型多见于中年人,A、C 型多见老年人,尤其在老年人牙体近中部透明层十分多见。在普通瓷粉中加入少量的镧可以增加透明度。

（三）天然牙的荧光效应

荧光是一种发光形式。荧光物质无论加热与否,都会发出光来。荧光物质吸收能量后,经过一段可忽略时间(百万分之一秒)的延迟,会释放出一种较长波长的能量,当刺激消失时,荧光随即消失。在自然生活环境中,可以见到其他荧光现象,如电视机发光管、荧光灯管等。天然牙的荧光现象在 20 世纪 30 年代初次发现,天然牙中的荧光物质是羟基磷灰石复合物和有机物基质,可以发出蓝白色荧光。人工牙和天然牙之间就存在着荧光效应的差别,无论怎样雕刻其形态、纹理和着色,都无法展现天然牙"栩栩如生"的活性。为了改变这种情况,早期许多制造商试图用添加铀盐的方法,使人工牙如同天然牙一样发出蓝白色荧光,通过光波测量,添加铀盐的人工牙发出的荧光刺激光波与天然牙的荧光发出的刺激光波波长接近,但是发射光光波相差悬殊,所发出的光呈现绿色,而且铀作为一种放射性物质,可释放出 α 射线,长期与口腔组织接触是十分有害的。经过不断地深入研究,目前牙科制造商已经生产出不含铀化合物、能够释放出荧光的烤瓷粉。通过将稀有金属铈、铕、铋、锆、钒和铋等以氧化物形式掺杂于烤瓷粉中,使烤瓷冠释放出荧光,从而复制天然牙的荧光效应。

（四）天然牙的色彩差异与变化

天然牙的色彩存在着性别、年龄、上下颌、左右和部位等差异和变化。

1. 部位差异　天然牙各部位的组织结构不同,光线进入牙釉质后被吸收和反射的光量不同,造成天然牙各部位的色彩差异。牙颈部彩度最大,色相受牙龈影响偏红黄色;牙体部明度最大,色相黄,彩度居中;牙切端彩度最低,色相最浅,明度较大。

2. 性别差异　性别不同时天然牙的色彩和透明度在不同牙齿上的体现各有差异。较常见的有两个变化位:一是按照中切牙、侧切牙和尖牙的顺序透明度依次降低、颜色依次加重,这种变化多见于年轻人和中年女性。另一变化是中切牙、侧切牙无明显差异,而尖牙的透明度降低,颜色加深,这多见于年轻人和中年男性。年龄大的男女由于牙位不同,色彩变化有很大的差异。

3. 左、右差异　相同的上、下颌,左、右同名牙是没有色差的。因此,在修复牙体缺损缺失时,尤其在修复前牙时,修复体的色彩选择,可优先考虑同名牙的色彩。

4. 上、下颌牙的差异　上、下颌相对应的同名牙等色的约占 40%。一般下颌牙的颜色比上颌牙的颜色彩度小半号,而透明度和明度均高于上颌。

5. 增龄差异

（1）颜色变化:随着年龄的增长,牙齿透明度逐渐降低,色相和彩度逐渐加深,明度逐渐下降,从年轻人的白色牙齿,逐渐过渡到成年的黄色牙齿,最后过渡到老年人的偏红色牙齿。这种改变一般始于牙根并蔓延至牙冠。这些牙色增龄变化的原因,首先考虑是牙本质通透性的变化:①牙本质小管逐渐变窄而最终被管周基质矿化而封闭;②牙本质小管内牙本质细胞逐渐萎缩,细胞凸起消失而产生了高度矿化。其次釉质因老化而造成渗透性降低,表面变硬变脆,在温度和压力的影响下易造成釉质裂纹或磨损,同时烟草、唾液以及食物的色素、细菌、各种金属离子易渗入牙釉质内而产生透明度、色相、明度和彩度的变化。

（2）形态变化:因磨损、磨耗引起牙尖变平,切缘变短,沟裂变平甚至完全消失,接触点变成接触面,近、远中因磨损变成杯状等(图 3-28 和彩图 32)。

（五）天然牙的色彩分布

天然牙的颜色范围广、变化大,不同人种、地区、性别、年龄,甚至不同部位的同名牙齿,其颜色都可能有差异。天然牙的近、远中色彩变化较小,但从牙颈部到切端的色彩变化非常明显,这

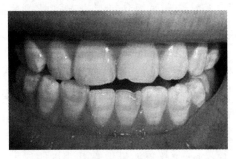

图 3-28　牙齿表面磨耗与白垩色

与釉质厚度有关。掌握天然牙色彩变化规律,有助于提高与完善临床烤瓷牙、复色树脂牙等修复技术。

（1）同一牙齿的各部位颜色不同,切端到颈部颜色变化大,因此将牙冠分成三部分,即颈 1/3、中 1/3 和切 1/3。牙颈部彩度最大,色相受牙龈影响偏红黄色;牙中部明度最大,色相偏黄,彩度其次;切端因牙釉质厚呈透明或半透明,彩度最低,色相最浅,明度较大。切 1/3 的色彩变化,将影响患者的语言和微笑。因此在比色过程中,应以牙冠中 1/3 作为代表,但不可忽视切 1/3 和颈 1/3 的颜色。

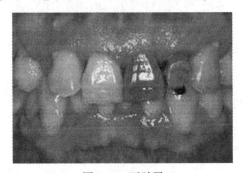

图 3-29　死髓牙

（2）上前牙中,中切牙明度最大,其次是侧切牙,再次是尖牙;尖牙彩度最大,侧切牙与中切牙彩度相近;中切牙的色相比侧切牙和尖牙更偏黄。在性别上,女性的前牙明度大于男性而彩度稍低,而男性的前牙较女性更倾向于红色。上下前牙比较,上前牙黄,而下前牙稍白。

（3）活髓牙明亮度高于死髓牙,半透明性也更大;死髓牙彩度大,色相偏红黄(图 3-29 和彩图 33)。

（4）天然牙齿的透明度与牙釉质厚度有关,对其的复制是最难掌握的。天然牙的色彩变化是连续而渐进或渐退的,不会出现断裂或跳跃式。

（5）天然牙变色常位于釉牙本质交界处或牙本质内,颜色范围较窄,以不同浓度的色彩出现,可表现为黄色、淡黄色、棕色,牙中 1/3 的色彩并不是均匀的。

（6）天然牙的色彩还与其表面颜色特征有关,如磨损、着色、釉质裂纹线、钙化不全斑点、条纹等。这种色彩的复杂性,给修复带来了困难,但通过个性化美学修复,也可以避免"千人一面"的弊端。

（六）牙齿色彩的测定方法

牙齿颜色的测定方法有视觉测色法和仪器测色法两种。

1. 视觉测色法　视觉测色法的原理是以孟塞尔颜色序列为标准,分别制成含有不同等级的色标,通过目测的方法,逐一确定和标记天然牙齿的色相、明度和彩度。此法是在口内

进行。医学上标准牙冠色卡有 125 种颜色。

影响视觉测色法的因素如下。

（1）测色环境：光源、牙龈和唇颊舌黏膜及测色背景构成了测色环境。光源的种类、强度、入射量和入射角度是影响视觉测色的主要因素。牙龈、唇颊舌黏膜、诊室墙壁、患者的服饰以面部化妆颜色等所产生的反射光，均会干扰正常的测色。

（2）个人辨色能力：人对颜色的感知能力有较大的个体差异，需要通过训练加以改善。例如使用标准颜色的试验，可以训练观察者的辨色能力。这些标准颜色试验，如在一定色相范用内的彩度上有微小的变化，通过这些试验可以提高观察者对色相、彩度的判别。视疲劳时会降低视觉细胞的敏感性。因此，在选色比色时，可以通过偶尔注视一下中性色（如灰色）或牙齿颜色的补色（如蓝色）来消除观察者的眼睛疲劳，使其能更准确地选色。视角的影响在于比色所处位置和角度的反射光量的变化。

（3）比色板缺陷：修复科中最常用的视觉测色法就是把比色板作为颜色的标准来与天然牙颜色进行比较，这种方法操作简便，但也存在明显不足。其一，比色板往往颜色范围不够宽，各颜色之间色差太大，且排列不合逻辑。其二，牙科医生与技师之间对颜色的主观感觉不同，使比色结果缺乏稳定性。其三，不能将所得的结果，转变成国际照明委员会颜色专用指标。尽管有学者提出了一些对比色板进行改进的措施，但其结果仍然不令人满意。

（4）牙齿复杂性：天然牙表面颜色特征复杂多变，牙冠的颈、中、切端的彩度、明度、色相和透明度的差异均会增加视觉测色的难度。

2. 仪器测色法　仪器测色法是采用测色仪器（图 3-30）直接测试天然牙的色度值。其原理是使用光纤或多个传感器将牙齿的反射光线作相应的数据处理，经比较仪器内部的数据，而在图像显示器中显示牙齿的三刺激值、分光辐射亮度、光亮度、相关色温、色相坐标、偏色判定图、分光反射率及分光透射率等相关数据。常用的仪器有分光光度测色仪、三刺激值测色仪、齿科用颜色分析仪、光纤饱和度扫描测色仪、摄影扫描计算机分析、数码摄影计算机分析等。

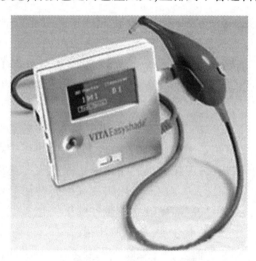

图 3-30　德国 VITA 比色仪

四、皮肤与牙龈颜色特征及其对牙齿色彩的影响

（一）面部皮肤的颜色

人的肤色主要取决于皮肤黑色素的含量。不同人种的肤色不同。同一人种个体间的肤色差异则受各种因素影响，如年龄、性别、职业、营养状况及内分泌变化等。同一个体的身体不同部位的肤色也不一样。一般来说，暴露的皮肤颜色较被衣着覆盖的部分要更深些。

1. 牙齿、皮肤和黏膜颜色的协调性　进行全口义齿修复时所选择的义齿的颜色应和患者皮肤、黏膜的颜色及牙龈色相协调，除此之外，还要考虑患者的年龄、性别、职业等因素。

2. 皮肤与牙齿颜色的相关性研究　随着年龄增长,皮肤色与牙齿色的明度值同时下降。选择患者义齿的颜色时,要充分考虑皮肤颜色,浅色皮肤应选择较白色的义齿,深色皮肤则应选择深色的义齿。

（二）牙龈色彩的变化

1. 不同部位的牙龈色彩变化

（1）色相的变化:按照乳头龈、附着龈和游离龈的顺序依次增加。

（2）明度值的变化:上颌的明度值按附着龈、游离龈和乳头龈的顺序依次增大,下颌增加的顺序为乳头龈、附着龈和游离龈。

（3）彩度值的变化:按照乳头龈、附着龈和游离龈的顺序增大。

2. 不同名牙齿的牙龈色彩变化　中切牙的牙龈色相值较尖牙小,侧切牙的牙龈色相值介于两者之间。牙龈明度值的变化则按照中切牙、侧切牙、尖牙依次减弱。牙龈彩度值以上颌尖牙和下颌侧切牙为最高,其他牙齿的彩度值则要低一些。

3. 年龄与牙龈色彩变化　以中年人的牙龈色相值为基准,青年人的色相值较大,老年人的色相值较小,明度值以青年人为高,彩度值则以老年人为高。引起牙龈色彩增龄性变化的因素有:年龄、牙齿组织结构、毛细血管的状态、血液的性质、血流量、上皮的角化、黏膜的厚度、色素的沉着等。

4. 牙龈炎的牙龈色彩　临床牙龈炎的诊断主要靠肉眼观察和判断。牙龈炎时色相多集中在 2.5～5R 的范围内,而明度值多集中在 5.5～6.0 的范围内,且牙龈炎的彩度值较高。

5. 牙齿与牙龈颜色的相互影响

（1）牙龈的颜色明暗:直接影响比色及修复后协调感。

（2）不良修复体引起牙龈炎:修复体不良边缘的影响、不良材料的刺激等均可引起牙龈炎,使牙龈的外形、色彩美观度降低。

（3）冠修复体颈缘的美学处理注意要点:颈缘位置的确定;良好的颈缘外形;良好的边缘密合性;选择良好的修复材料。

第 6 节　微 笑 美 学

一、微 笑 审 美

微笑是人类共同的语言,是最重要的面部表情,微笑可表示兴趣、愉悦、温情、赞同、抑制的欢笑或其他各种情绪。微笑是动静态美的结合,和谐、自然、怡人的微笑是人体美学的重要部分。口腔科就诊的患者中,有一半是为美而来,其目的是使自己微笑更具魅力。微笑审美主要指微笑的形式审美。微笑审美是微笑设计的准备,微笑美学重建的基础。微笑形式审美的重点是牙殆面构成的审美。

◎链接
微笑的十个理由:①微笑让人更有魅力。②微笑改变心情。③微笑会传染。④微笑减轻压力。⑤微笑增强免疫系统。⑥微笑降低血压。⑦微笑能生成内啡肽天然的镇痛物质和复合胺。⑧微笑能美容,让你看起来更年轻。⑨微笑使你看上去是成功人士。⑩微笑帮助你保持乐观积极。

（一）微笑的本质

1. 微笑的生物学起源和哲学意义 微笑或抬起口角显露牙齿首先被用于防御,因这样能将牙齿尤其是尖牙暴露给敌人。人类早期唯一的自然防御就是暴露牙列,后来工具制造者使用这种形式姿态和眉毛的闪动进行部落成员之间的沟通和识别。

勒内·施皮茨的研究表明,婴儿的微笑一般不会早于出生后第三个月,但也不会晚于第五个月。他认为婴儿微笑标志着人最初思维过程的开始,这种信号也为整个一生的微笑和大笑提供了意义。试验心理学家指出,人类的微笑能力同说话能力一样是先天具有的,但以何种特定的文化方式来微笑是后天学得的。婴儿最早的微笑是人生命整体分化的开始,以后微笑又为生命整体性体验和满足而存在。微笑是生命自我的发生、发展和死亡的完好形式。

2. 大笑和微笑 大笑是指在爆发式的狂笑到抑制着的窃笑这一范围内,由于发声的结果将空气从肺部逐出,以此对某种感情(如欢乐、喜悦、嘲弄、窘迫或恐惧)做出一种有声可闻的表示,常伴有嘴或面部肌肉的运动和眼睛的闪亮。微笑是一种面部表情变化,眼睛发亮,嘴角向上弯起成弧线,不发出声响,面部肌肉比之大笑时极少出现扭曲相。但这里大笑和微笑只是笑的程度不同,都是人类表达感情的生理活动。哲学家克罗齐也认为,大笑和微笑并无逻辑分界线。莫里斯认为,微笑是大笑的派生形式。霍兰德指出:微笑意味着自我已经取得控制,而大笑显示自我的弱化。霍兰德试图从生命角度显示大笑和微笑的本质,然而并未指出大笑和微笑的根本目的。一位带有精神分析论倾向的生理学家认为,大笑与微笑是相反的,微笑被视为吮吸的准备,大笑是一种呼吸的阻断,就像其他的阻断现象一样,它发生在爱的行为遭到干扰,而后这一干扰又被排除的时候。生理学家也认为大笑与微笑的区别在于微笑并不影响呼吸。大笑向微笑过渡是生命的完好过程;而微笑转变成大笑是生命向更高层次的迈进。

（二）微笑的形式审美

1. 微笑的形式分类

（1）Rubin 根据上、下唇的不同运动方式将微笑分为 3 类。

1）蒙娜丽莎式微笑:微笑时,口角在颧大肌牵拉下向外向上翘,上唇上抬,也称为口角式微笑,此类型在人群中约占 67%(图 3-31)。

2）尖牙式微笑:微笑时,上唇均匀上提,口角不上翘,暴露牙和牙龈,此类型在人群中约占 31%(图 3-32)。

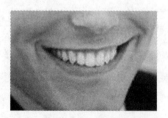 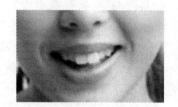

图 3-31　蒙娜丽莎式微笑　　　　图 3-32　尖牙式微笑

3）复合式微笑:微笑时,上唇均匀上提,口角不上翘,同时下唇下垂,此类型在人群中仅约占 2%。

（2）Ricketts 根据微笑线的形态将微笑分为 3 类。

1）协调微笑:上切牙和尖牙弧度与下唇弧度平行,是理想的微笑线。

2）水平微笑:上切牙和尖牙弧度较下唇弧度更平。

3）反向微笑:上切牙和尖牙弧度与下唇弧度相反。

（3）Rigsbee 等根据微笑的产生不同将其分为 2 类。

1）姿势性微笑或社交性微笑:由升上唇肌适度收缩产生,是社交场合或照相时有意识的、静态的面部表情,与情绪无关。这类微笑的可维持性好、可重复性高,大多微笑的美学研究都建立在此之上。

2）情绪性微笑:微笑时,上、下唇肌肉最大限度地收缩,嘴唇拉开到最大,前牙和牙龈显露量最多。这类微笑是内在情绪的自然流露,是无意识的动态微笑,且与情绪有关、不可维持和可重复性低。

（4）Philips 综合微笑的 3 种风格和 4 个阶段以及微笑时牙和牙周显露的情况设立了微笑的分类系统,以标准化的术语来客观描述各式各样的微笑。其中,3 种风格包括口角式、尖牙式和复合式;4 个阶段包括嘴唇闭合、嘴唇处于休息位、自然微笑和大笑;微笑时牙和牙周显露的情况包括只显露上牙,显露上牙和超过 3 mm 的牙龈,只显露下牙,上、下牙都显露以及上、下牙都不显露。他们认为,描述微笑时应概括到上述 3 个部分,如人们最常见的微笑类型是"口角式微笑、自然微笑和只显露上牙"。

（5）Moore 等根据微笑时的丰满度,即正面观颊间隙占微笑宽度的多少将微笑分为 5 类。

1）狭窄微笑:颊间隙占微笑宽度的 28%。

2）中度-狭窄微笑:颊间隙占微笑宽度的 22%。

3）中度微笑:颊间隙占微笑宽度的 15%。

4）中度-宽度微笑:颊间隙占微笑宽度的 10%。

5）宽度微笑:颊间隙占微笑宽度的 2%。

（6）Tjan 等以牙齿是否暴露和牙齿的暴露量为依据,对微笑形式进行分类。该分类优点是有助于对微笑形式和容貌进行审美,有助于对微笑的构成元素进行量化研究,有助于微笑重建的技术实施。缺点是未能从生命微笑之根本角度进行分类。

1）隐牙微笑:即微笑时不暴露牙齿。隐牙微笑的审美主要是容貌整体审美,掩口而笑是一种文化现象,又可是一种心理和行为现象,其审美值如何,需要探讨。但隐牙微笑对于美容牙科来说,意义不大(图 3-33)。

2）显牙微笑:即微笑时暴露牙齿。根据牙齿的暴露量又分三个亚类。

A. 低位微笑:微笑时上前牙面积的显露小于 75%（图 3-34）。

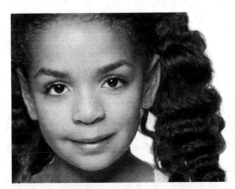

图 3-33　隐牙微笑

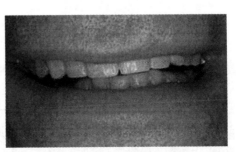

图 3-34　低位微笑

B. 中位微笑:微笑时上前牙面积的显露为75% ~100% ,能见到牙龈乳头(图3-35)。

C. 高位微笑:微笑时显露100%的上前牙及与之连续的牙龈(图3-36)。

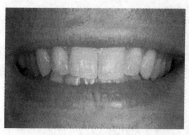
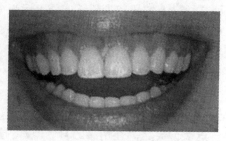

图3-35　中位微笑　　　　　　　　　　图3-36　高位微笑

王晓洁等调查表明,中国成人63.69%为中位微笑,26.19%为低位微笑,10.12%为高位微笑。微笑类型具有显著的性别差异。Tjan等报道,男性主要表现为低位微笑,其发生率是女性的24倍;而女性则以高位微笑为多见,发生率是男性的2倍。王晓洁报道中国人男性低位微笑发生率是女性的15倍,女性高位微笑发生率与男性基本一致。

2. 影响微笑审美的因素

(1)影响微笑审美的水平向因素

1)颊间隙:指微笑时双侧上颌后牙颊面与颊黏膜之间的间隙。颊间隙缺失使患者微笑不自然,形成义齿面容。适当的颊间隙使微笑与个性相协调,增加牙列的真实性。

2)上前牙和牙龈的左右对称性:美的微笑依靠颜面部各结构间的协调、均衡和统一。双侧上前牙和牙龈的不对称,牙列中线处的牙间隙会影响微笑的美观。

3)微笑的对称性:指微笑时,与口角相对的水平位置的对称性。当双侧口角宽度一致、口角连线与瞳孔连线平行时,微笑较美观。

4)微笑中的黄金分割律:正面观察,迷人微笑的前牙横径比例符合黄金分割律,即中切牙与侧切牙、侧切牙与尖牙、尖牙与第一前磨牙的比例皆接近1:0.618。

(2)影响微笑审美的垂直向因素

1)牙齿与牙龈的暴露量:微笑时牙齿暴露量依赖于多种因素,如唇的长短、表情肌收缩、软组织水平、骨骼特点、牙齿形态或牙齿磨耗等。通常认为露龈微笑是不美观的。男性多为低位微笑,女性则是高位微笑,女性高位微笑者为男性的2倍。Hunt等研究发现,微笑时全部上前牙显露和无牙龈暴露时最迷人。牙龈显露超过2 mm则被认为不美观。然而,在大众的眼里露龈微笑并不一定不美观。很多演员和模特,特别是女性,微笑时暴露牙龈,仍然被认为有着迷人的微笑。Geron等发现,上颌牙龈暴露对女性微笑审美影响不大,而下颌牙龈暴露对男性则更容易接受。微笑时,上前牙暴露过少会显得苍老,适度的露龈微笑较上颌前牙显露不足更美观、更年轻。

2)微笑线:是指上前牙切缘的弧线。理想的微笑线与下唇上缘弧线协调,较水平和反向微笑线更美观。患者牙弓的弓形尤其是前牙部分的形态,会影响微笑线的曲度。弓形越宽,前牙部分的弧度越小。低角或水平生长型患者理论上缺乏上颌前部顺时针旋转的趋势,更容易出现水平微笑线。微笑线随年龄的增加会变平。

3)上唇曲度:是指微笑时上唇下缘的弧度。一般认为,上唇下缘的弧线略向下凸或平直较略向上凸更美观。上唇的形态依赖于微笑展开时面部肌肉收缩的顺序和程度。有些人上唇较直,肌肉强度将口角拉向两边。微笑训练有助于建立美观的上唇曲度。

4）前咬合平面：是指从左侧尖牙牙尖到右侧尖牙牙尖的连线所在的平面。上前牙萌出量的差异或下颌骨骼的不对称造成的前咬合平面的偏斜会影响微笑的美观。

（3）影响微笑审美的年龄因素：高位微笑多见于年轻人。但随着其年龄的增长，面部肌肉的紧张性减少、唇动度降低，微笑时上切牙和牙龈显露减少，高位微笑会随之减少。中位、低位微笑的年轻人，随着年龄的增长会出现切牙暴露量减少、面容苍老，损坏微笑的美观。年龄对于下颌牙龈暴露的影响则刚好相反，下颌牙和牙龈显露会随着年龄增长而增加。

3. 微笑形式美原理 微笑的形式传达一种生命整合的力量，微笑形式的个性应是生命个性的外化。微笑是一种生命形式。微笑的形式能否引发美感在于微笑构成是否是开放的、延续的、饱含对立并具特性的整体。微笑审美与容貌审美关系密切。前者属于后者，后者包括前者。微笑美独具特点，可以深化、升华、诗化容貌美。对微笑的形式进行审美主要通过视觉感知。阴阳（或称对比）是视觉得出整体概念的先决条件。"明眸皓齿"就是眼睛和口腔的阴阳对比视觉作用的结果。容貌中的阴阳包括形态和色彩两个方面。形态阴阳有上下、左右、前后、凸起和凹进、形与影；色彩阴阳有黑色和白色。显牙微笑的视觉冲击主要来自于微笑时面部突然雪白明亮的牙齿暴露。

（1）微笑构成

1）构成的概念：构成是对象作用于人眼而形成视觉的一个基本单位，是指因对比而呈现一定属性的物体之间的关系。在口腔医学美学中，构成是指个体微笑或大笑时因颜色、线条和质地在充足光线条件下的对比，进而呈现一定属性的物体之间的关系。构成有无美感关键在于其要素是否对立、流动、开放和统一，构成是否是一个整体。构成存在的先决条件是统一。统一是构成元素形成的整体感。当构成无法产生整体感时，视觉将处于张力状态。统一有两种，即静态统一和动态统一。任何构成均有使构成整体统一的元素和破坏整体统一的元素，前者形成合力，后者形成分力并使构成多样化和个性化。牙𬌗面构成中，和谐依赖于合力与分力的平衡。对称、平衡、比例和重复性比率、渐进性结构、面部平行性结构和隐线条、面部形态和颜色相似的阳性器官和阴性孔隙形成合力，而面中线、牙列中线、突进性结构、面部垂直性结构和隐线条、面部形态和颜色相异的阳性器官和阴性孔隙则形成分力。

2）构成的显性：显性是微笑形式审美中另一个重要概念。所谓显性就是构成要素能显示构成完整性的属性。显性是构成中阴阳相互作用的结果，是构成整体化的结果。没有显性构成就不存在个性。构成最后的整体化有赖于显性作用。

（2）牙列构成：是牙齿及其周围组织形成的关系。主要合力有中线两侧牙齿在形态和颜色上的对称、平衡、牙齿比例、重复性比率和渐进性；分力除了与合力内容相反的元素以外，还包括牙齿的长轴、牙列中线、阴性空隙。牙列构成的显性因子为上颌中切牙，这由它的大小、形态、颜色、位置决定的；下续因子有侧切牙、尖牙、前磨牙和磨牙。合力与分力的对立统一程度和显性因子及下续因子的强弱决定了牙列构成的个性。牙列构成的个性决定了它在牙𬌗面构成和面构成中的视觉比重。当显性因子与下续因子颠倒时，牙列的自然完整性遭到破坏。

（3）牙𬌗面构成：是指牙列及其周围组织、唇及其周围组织和皱褶形成的关系。合力包括平行的微笑线和下唇缘，切平面和龈线的协调，牙列构成的整体性等；分力除了与合力相反的元素以外，还包括牙齿的长轴、牙列中线、阴性空隙、唇周的皱褶。

（4）面构成：是容貌各元素形成的关系总和，其是否符合结构美学和形态心理学原理，决定了容貌是否能够体现生命的本质力量。

4. 微笑的审美

（1）完美微笑的牙龆面构成特点：中度齿唇线关系；上颌切牙紧贴下唇上缘；上唇向上弯曲；相对于瞳孔连线在面中线两侧口角对称排列；阴性空隙与上颌前牙段成一定比例；牙龆面构成符合基本美学原理；微笑协调融入面部的形态心理学影像。

（2）微笑的牙龆面构成审美要点：牙龆面构成的审美应置于面构成之中。在观察牙龆面构成时，口角连线与龆平面平行或重叠是必要的。当以一定距离观察面部构成时，这些平行线条的重要性会降低。而切平面和瞳孔连线的平行就成了愉悦微笑的先决条件。局部的不对称似乎并不影响整体效果。微笑时瞳孔连线、口角连线、切平面的平行是合力，可提高面构成美的强度。面中线、牙列中线或阴性空隙与这些平行线条交叉又产生分力，分力的产生又是美学评判的一个前提。微笑对称的美学评判赖于对相关交叉点潜意识的感知。

（3）微笑的美学标准

1）笑线：上前牙切端连线与下唇弧度协调，从正面看，牙齿逐渐抬高。

2）正面观，前牙横径比例，即中切牙与侧切牙、侧切牙与尖牙、尖牙与第一前磨牙的比例皆接近 1 : 0.618。

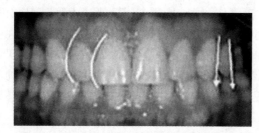

图 3-37 各牙齿与远中牙齿弧度协调并廓影其近中

3）两上中切牙对称，宽度是高度的 80%。

4）上中切牙远中弧度与侧切牙协调且廓影其近中，同理各牙齿远中均廓影远中牙齿之近中（图 3-37 和彩图 34）。

5）切牙之切外展隙：两个中切牙间最小，中切牙与侧切牙间稍大，侧切牙与尖牙间最大。

6）邻接点：两个中切牙间最低，邻接点连线与下唇弧度协调。

7）牙长轴：同名牙长轴与中线左右对称。

8）龈缘：微笑时 3mm，龈缘连线与笑线协调。单个牙齿龈缘弧度要自然，同名牙齿龈缘弧度相对称，侧切牙龈缘高度比其他牙低 1mm 左右。

9）切牙龆面观，没有严重磨耗、牙弓狭窄及开龆。

10）牙色、肤色、牙龈颜色协调。

二、微 笑 设 计

微笑的美学重建要求医师能够在微笑重建的技术实施阶段，贯彻医师和患者沟通时达成的美学协议标准。在微笑技术重建前有必要对微笑进行设计，随着电脑影像系统的日益成熟，医师可以在电脑里作各种模拟、分析和设计，然后选择最佳方案。这既节省临床时间和费用，又可降低美容失败率。微笑设计之前，医师首先和患者应对微笑进行认真、全面地分析。

（一）微笑分析

患者借助微笑分析表对自己的微笑进行评价，了解微笑与牙齿的关系，熟悉一些牙科基本的审美原则。微笑分析既可以作为一种记录,又可以成为医师和患者沟通的起点,还可让患者有满足感。Goldstein 于 1976 年创建的微笑分析表在美容牙科临床上得到广泛应用。美容牙科患者借助微笑分析表对自己的微笑进行评价极其重要。

1. 电脑影像　医患利用电脑影像找出问题,并将解决办法视觉化。把原始图像和电脑调整后的图像比较时,患者会提出很多问题。当医师倾听问题时,医患关系将会更进一层。医患的美学沟通也会更深入。

2. 诊断蜡模　能帮助确定二维影像设计在临床中的可行性。如果省去,电脑影像将可能误导患者和医师。诊断蜡模应用的基本美学原理如下:中切牙的显性原理;对称性原则;黄金比;牙齿长轴倾向远中原则;外展隙从中切牙到尖牙逐渐变大原则;加入适当线角,并使之与牙长轴平行;牙齿的表面质地和切端外形的美学影响;牙龈高度原则。

(二) 利用电脑影像系统进行微笑设计

电子影像技术不断进步,每年都会更新,而每一新技术都可能改变现行美容牙科实践,为医师提供更广泛的服务和更多的治疗选择。电脑影像将美学沟通的水平和精确性提到另一个高度。当患者的概念和意见模糊或语言局限时,影像技术有助于患者精确表达其愿望,而且影像技术常常是成功治疗计划的关键。

影像技术不仅是沟通工具,更是美容牙科医师越来越重要的诊断工具。除医师和患者可以直观看到问题及其解决办法外,第三者(如其他医师、家人、朋友和技工)也能共享资料,使得医师和患者成为共同诊断和治疗者。

电脑影像形象、直观,有助于医患深入沟通。与患者沟通越好,患者的满意度越高。有研究指出,92% 的患者认为电脑影像应该成为美容牙科手术前的常规诊断部分。电脑影像在收集信息和处理信息方面特别突出。在展示各种手术方法和帮助患者选择手术时简单、快捷、有效。利用电脑影像系统进行微笑设计是微笑重建的重要步骤。

1. 电脑影像的硬件系统　电脑影像系统是电视影像的延伸。电子影像技术以中央处理器为基础,接受和储存数据,并且提供前往储存数据的路径。电子影像技术并不是没有缺点,如果在配置时考虑不全面会带来很多麻烦。

(1) 临床工作站的建立:工作站是电脑的硬件平台。医师及其助手借助工作站可以在不同地方输入和评价临床资料、制订治疗计划。临床工作站应有较好的图像管理软件以处理口内、口外的数码 X 线片。

(2) 影像硬件:影像对系统的要求比较高,无论是记忆还是储存。

(3) 记忆与储存:随机内存要足够大,以使系统软件、应用软件和文件资料有运行的空间。硬盘也应有一定的容量,光盘刻录机也是必要的。

(4) 显示系统:显示系统包括显示屏和显示适配器。选用显示屏需要考虑显示屏的大小、点阵和录像刷新率。后者色彩显示位数要高,以保证色彩的表现更加丰富。

(5) 录像框捕捉器:录像框捕捉器是一种将模拟信号转化成数码信号的专门适配器。

(6) 专门影像设备:专门影像设备有照片 CD、数码 X 片设备和扫描仪。

(7) 其他设备要求:其他设备有指向装置、调制解调器和网络设备等。

(8) 网络建立:建立网上沟通系统,医师可将与患者达成的协议信息转化成电脑图像传送给技工,作为制作义齿的参考。另外还可建立网页供公众查阅。也可传送给专家进行远程会诊等。

(9) 及时升级系统。

2. 电脑影像的软件系统 电脑技术已从单一使用者、单一任务的个人电脑发展到多使用者、多任务的网络系统。临床应用的系统也是同时快速多处理和高容量的综合系统。网络的建立使得前台、设计沟通室、牙科医师手术室和技工室的全面影像沟通成为可能。因此在系统和应用软件方面的要求也越来越高。

（1）系统运行软件：系统运行软件控制协调整个系统的运作。目前常用的软件有 Windows/DOS、IBMOS/2、苹果 Macintosh OS、UNIX、XENIX 等。美容牙科要求系统软件容易使用、与应用软件无冲突、易于维护和升级、速度快、可进行多任务操作、易于上网和多层次安全控制等。

（2）应用软件：应用软件除有商业功能外,还应能进行影像处理和图表标记的功能。影像软件可分成影像获得、储存提取软件和影像处理软件。

（3）影像的获得、储存和提取：影像系统应能多途径获取图像,如口内录像机、30mm 相机、扫描仪、数码相机、录像显微镜、口外录像机、照片 CD、数码 X 线片机、VCR 及其他电脑等。软件应能在图像文件格式方面进行转换。数据储存的要求包括患者姓名、图像名称、图像获取的时间和日期、图像来源、数据化方法、图像尺寸、空间度量、原始图像和处理后图像标记。提取患者资料应快捷、方便。患者档案打开时,软件应显示最后一张全面像。图像和数据的管理应便于各工作站或网络提取。

（4）图像处理：软件处理图像应有以下特点:容易使用;多功能工具;图像模拟时,同时可以观察原图像;漂白工具不会把牙龈漂白,也不需框住每个牙;色彩处理能力强;能将牙齿在不同图像间移动;能框住和改变微笑局部区域的形态;能对图像进行注解和描述;图像模拟过程中可以进行性保存;可对不同层次的牙齿质地进行颜色涂布;可显示被选局部的尺寸;可以建立微笑像库;能够将不同彩度的颜色融合;可以使用原始图像的不同密度展拉图像局部;可移动、水平反转和有比例放大或缩小图像的局部;可以打印。

3. 微笑设计

（1）微笑设计技法

1）美学评价。

2）黄金比与电脑影像。

3）设计微笑的软件工具:①移动、加框移动、剪、贴;②绘画;③复制;④放大或缩小图像;⑤颜色改变工具;颜色改变时,最好能保留原有的色调和质地,多用于漂白模拟,牙龈的各种状态也可模拟。

4）建"窗":可取容貌像中的一部分另存,建成各种"窗"。需要时,提取插入另一幅图像。

5）建"库":选取美貌人群和患者的不同形态、大小、颜色和排列的牙齿和微笑,各种微笑重建的术前与术后像,建立"牙齿库"、"微笑库"和"典型病例库",以供微笑设计时采用。同时,医师、技工和患者都能随时提取和分享此类数据库,以为临床牙齿美容的诊断和治疗提供很多便利。

（2）设计原则和设计内容

电脑模拟设计的原则:

1）从美学评价中清楚知道患者的美学问题、诉求和期望。

2）首先对微笑作最保守的改变。

3）放大图像,对需要美容的部分进行改变。

4）为求自然效果,适时使用剪和贴工具。

5）模拟自然的牙齿色彩过渡,可在牙齿颈部施加一点黄色或棕黄色。在切端施加紫色、淡蓝色或灰色,能增加切端的透明度。

6）如果修改区太过明显,尽量使其融入周边部分。注意维持切端的清晰度。

7）有时需稍远距离观察设计的微笑,以使微笑设计更加完美。

（3）各种模拟:

1）美容修形:电脑影像设计微笑有一种最简单和最有效的应用是电脑美容修形。在手术修形前,可用电脑影像模拟各种微笑像。其设计步骤是:①获取图像;②放大图像;③框住和移动需要修形的牙齿;④调节牙齿的长度和宽度;⑤使用最小型号的笔尖改变切端的形态;⑥打开切端和龈外展隙,并精细调整。

2）漂白:电脑漂白牙齿像电脑美容修形一样简单,可以在较短时间获得显著的影像效果。但需告诫患者,设计后的牙齿颜色是相对的。

其设计方法是:①使用变亮模式将牙齿变浅,并使之与周围融合;②使用各种彩度的着色模式,一般用白色,但切端着紫色和颈部着黄色或黄棕色可产生自然效果;③可用多边工具套选和漂白一组牙齿;④有些系统只需轻轻一点键盘即可将牙齿漂白。因为电脑能识别牙齿白色和唇部及其他组织的红色。

3）修复:口腔粘结术、贴面或全冠修复崩裂牙、变色牙、牙间隙或拥挤的电脑模拟设计步骤基本相似。

其设计内容有:①确定唇线;②替换银汞修复体:如果修复体不大,可从牙尖到中央窝将修复体着成正常色,但注意解剖清晰度;如果颊侧也被银汞染色,而且较难去除变色部位,可从邻牙或其他义齿取色块;当修复体太大时,可从"牙齿库"提取正常色牙齿;③放置或替换复合树脂:替换复合树脂修复体可以使用剪贴模式;④唇侧贴面:使用邻牙或数据库的牙齿完成设计;⑤冠:使用剪贴模式或从数据库取牙设计;⑥固定义齿:使用水平反转模式或从数据库取牙设计;⑦全口义齿:使用数据库牙齿进行设计。

4）牙周美容:牙周美容对微笑重建越来越重要。电脑影像技术容易让患者在术前感受牙龈的改变对微笑产生的巨大影响。牙龈修复术的设计:①框住牙齿颈1/2,向根方移动至需要的高度;②修整颈部并使其融入周围组织;③修整切端外形使其与下唇平行,必要时改变颜色。

5）正畸美容:电脑影像既能让患者看到治疗后的效果,还可以看到矫正过程中戴矫治器的情况。如此,可减少患者对正畸的神秘性。其设计方法是:①单独或成组移动轻度拥挤的牙齿,需要时可将其旋转;②有些情况可用水平反转模式;③框住移动覆盖的切端或颈部;④如果改变较大,可以直接从"牙齿库"选取整齐的牙齿插入需要矫形的微笑像。

6）种植义齿美容:采用电脑影像在全景片或头影测量片上模拟种植义齿,有助于医患的沟通。

三、微 笑 重 建

微笑重建的主要任务是对牙齿、阴性空隙及其周围组织病变的治疗和视觉畸形进行矫治。

（一）微笑重建技术

1. 口腔修复技术与微笑重建　牙齿是微笑审美的重要元素。口腔修复技术主要是对牙齿及其周围组织的缺损或缺失进行修复,改善其数量、形态、色泽、结构等方面的缺陷。如无牙𬌗患者在牙列失去后,口唇塌陷、鼻唇沟加深、面下1/3高度下降,导致微笑的魅力几乎不复存在,此时制作一副适合的全口义齿,既是𬌗关系的重建,也是微笑的重建。

2. 口腔正畸技术与微笑重建 在正畸临床中,和谐的微笑是重要的治疗目标。Mackey研究了患者正畸治疗前后的微笑,通过对微笑时上前牙转矩、前牙宽度以及侧貌的打分,肯定了正畸治疗可以改善微笑。但不同的医师治疗结果并不相同。根据 X 线测量分析,正畸减少了口裂点与切牙的距离,即减小了微笑时平均露龈量;同时增加了上切牙长轴与 NA 线(鼻根点与上齿槽座点连线)形成的角度,即控制了上前牙的转矩,改善了唇齿之间的垂直关系。

3. 美容外科技术与微笑重建 美容外科技术可对容貌和面下的组织结构做出较大的改变。如鼻小柱重建的美容手术中,通过改善鼻尖凸度,张开鼻唇角,减小鼻翼间距离,可以改善患者的容貌和微笑。

4. 牙周美容手术与微笑重建 牙周美容技术是微笑重建近期特别受重视的技术。只有牙齿、牙周和唇形态均处于协调状态时,微笑才更加动人。

5. 阴性空隙异常的重建技术 阴性空隙异常的重建主要是通过对牙及其周围组织的改变来调整微笑时异常的阴性空隙。

6. 微笑的心理重建 微笑的心理重建是指去除阻止微笑的心理障碍。

(二)变老微笑的重建

随着社会的老龄化,老年患者要求保持年轻微笑的诉求越来越多,很多人进行整容和面部其他矫正性手术,但不管对面部作了些什么,如果微笑时露出磨耗、变黑、缺失、崩裂和畸形的牙齿,外科医师创造的年轻即刻消失,而此时牙科医师的美学重建对保持魅力微笑将起到重要作用。

1. 变老微笑的特点 苍老面容中,由于上前牙切端磨耗,上颌中切牙开始与侧切牙平齐,上唇开始下垂,又会覆盖更多的上颌牙齿,因此上颌牙齿暴露越来越少。下唇肌肉张力也减小,下颌开始露出更多的牙齿。看牙齿磨耗来判断微笑年龄是一种比较好的方法。有牙齿磨损的人因为牙釉质失去快速,往往看上去比实际年龄大些,牙齿磨耗阴性空隙减少,从而破坏有魅力的微笑。

2. 创造年轻微笑的主要技术 处理牙齿磨耗主要是通过延长上颌中切牙,磨短下切牙来完成。修整、磨短下颌牙的目的是为上颌牙的增长创造空间。如果后牙需冠修复,前牙又有磨耗时,则前后牙全冠可同时解决两个问题。改善磨耗牙齿和增加阴性空隙部是解决变老微笑的重要方法。另外,微笑训练是通过提高唇部肌肉张力来使微笑年轻的重要方法。变色牙亦可使人年龄变大,漂白、树脂或瓷贴面是比较简单的美白方法。

(1)美容修形术:改变牙齿的形态、大小和颜色可以改变微笑的效果。具体方法就是选用合适的磨头重新塑造上颌切牙的形态,通过视错觉使其看上去长些。牙齿修磨的同时,阴性空隙随之增加。

(2)粘结术:在很多的牙齿磨耗病例中,采用复合树脂粘结术是比较合适的方法。粘结术可使磨耗的牙齿变长,同时能再造阴性空隙的形态,创造微笑的个性和性感。

(3)全冠技术:对于大面积牙齿磨耗,要对微笑进行最大的改变,全冠非常适用。它可以通过几个步骤将咬合恢复到以前的面貌和功能。其具体步骤如下:①制作𬌗垫矫治器将咬合恢复到以前的水平;②患者戴矫治器一段时间适应后,制订重建年轻微笑的详细方案;

③制作塑料临时冠、桥替代矫治器;④制作永久性的冠、桥。当然很多病例并不需要戴矫治器这一步。如果存在牙齿磨损或磨耗,牙齿的丧失量决定了是否使用全冠技术。

（4）活动义齿:如果天然牙缺失较多,用其他修复体无法重建年轻微笑时,可以使用活动义齿。从美学角度看,牙齿丧失后,上颌区肌肉下垂,鼻与颏部之间的距离缩短,下陷的皮肤出现较深皱褶,严重影响容貌的年轻,义齿恢复越早越好。

（5）微笑训练

1) 目的:①提高肌肉张力,增加微笑的魅力;②培养积极自我形象的心理反应习惯。

2) 训练步骤:①大笑并指压两侧口角维持;②关闭大笑一半,指压阻止其关闭并维持10秒;③努力完全关闭,仍然维持指压阻止关闭,上下唇的中部尽量接触;④反过来,由休息状态开始微笑,指压阻止维持;⑤维持指压阻止,努力进入大笑状态;⑥如此反复训练。

（6）夜磨牙处理技术:不良习惯及夜磨牙更加容易磨蚀牙体组织,有些病例牙齿磨耗严重导致微笑时根本没有牙齿露出。晚期牙齿磨耗是面部变老的主要因素。其特征是:①牙齿磨耗,微笑线变平坦;②前牙的锯齿样结构消失;③患者常潜意识将舌置于前牙后以掩盖有缺口的牙齿外形;④患者有时有持续性的头痛和肌肉痉挛所致的颈背不适。处理方法是:①美容修形;②复合树脂修复术;③矫治器。

使变老微笑年轻化,最好的办法是结合美容牙科、美容外科和美容术的优势,按顺序来完成患者对美的追求。首先,通过美容牙科改善患者的微笑,确保微笑健康和年轻。然后,通过美容外科手术对患者松垂的面部组织进行修形。最后,请美容设计师为患者选择合适的发型和化妆。

3. 变老微笑的预防

（1）患者保持积极的生活态度:老年患者同样需要关心自己的容貌,对牙齿染色、缺损、缺失、充填物缺陷等要及时处理。多保存天然牙,保证有足够的骨支持,对恢复天然牙咀嚼和容貌都有帮助。

（2）减少牙齿的非自然磨耗。

（3）避免牙龈和骨的丧失:牙齿间隙会使微笑变老,患者要注意口腔卫生并经常请医师对牙周健康做出评价。

（4）及时替换充填物,处理变色牙。

（5）磨耗的冠、桥也会使微笑变老,如果冠、桥被磨耗应及时替换。

（6）及时修复缺失牙。

（7）矫正不良咬合:年龄变大,不良咬合会越发突出,应即刻矫正干预微笑的变老过程。

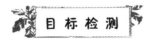
目标检测

A1 型题

1. 口腔修复医师与技师之间的协调工作关系是
A. 平等-合作型　　B. 主从-合作型
C. 交叉-合作型　　D. 平等-监督型
E. 主从-指导型

2. 用"明眸皓齿"评价一个人的容貌,属于口腔医学中的哪一种数学美

A. 圆　　　　　　B. 三角形
C. 模糊论　　　　D. 黄金分割律
E. √2规律

3. 下面哪一项不符合理想唇型标准
A. 嘴唇轮廓线清晰　B. 唇珠较明显
C. 下唇略厚于上唇　D. 嘴角微翘
E. 口裂小

4. 天然牙的色彩,随着年龄的增长发生的变化不包括
    A. 色相逐渐加深　　　B. 彩度逐渐加深
    C. 牙齿透明度逐渐提高　D. 明度逐渐下降
    E. 颜色由白色向黄色、偏红色逐渐过渡

5. 以下色彩中重量感觉最重的是
    A. 蓝色　　　　　　　B. 红色
    C. 黄色　　　　　　　D. 紫色
    E. 黑色

6. 协调的面宽比例中,两眼内眦间的距离应占面部宽度的
    A. 1/4　　　　　　　B. 1/5
    C. 2/5　　　　　　　D. 1/6
    E. 0.618

7. 牙齿中彩度最大的部位是
    A. 切端　　　　　　　B. 牙中部
    C. 牙颈部　　　　　　D. 唇面
    E. 舌面

8. 面部形态较圆者其牙及牙列形态多为
    A. 方圆型　　　　　　B. 圆型
    C. 卵圆型　　　　　　D. 梯型
    E. 尖圆型

9. 健康牙龈的标准应除外
    A. 色调应是粉红色

B. 黏膜表面无点彩
    C. 龈沟浅,无渗出液
    D. 牙龈有硬度
    E. 龈缘呈刀边状,龈乳头发育良好

10. 在色彩中加哪一种颜色可以增加明度
    A. 亮红色　　　　　　B. 橙色
    C. 白色　　　　　　　D. 明黄色
    E. 黑色

B1 型题

(11～12 题共用备选答案)
    A. 暗适应　　　　　　B. 色彩的心理恒久性
    C. 后像　　　　　　　D. 视觉直觉
    E. 参照环境

11. 凝视一样物品 5 秒之后把眼睛闭起来,会留下刚才看到物品的影像,这种视觉持续的现象是

12. 看到某一物体时,头脑中立即会有一个最简单的可能含意与事物相配合的感觉,这种现象是

(13～15 题共用备选答案)
    A. 颊间隙　　　　　　B. 牙龈暴露量
    C. 微笑线　　　　　　D. 上唇曲度
    E. 前咬合平面

13. 上前牙切缘的弧线是

14. 缺失会使患者微笑不自然,形成义齿面容的是

15. 属于影响微笑审美的水平向因素的是

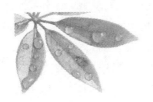

第 **4** 章
口腔医学美学的临床应用

1. 色彩学在口腔临床的运用。
2. 各种口腔疾病的美学修复特点。
3. 说出全口义齿的美学特征及制作不当对面容的影响。
4. 知道如何运用美学做好牙体、牙列修复和正畸治疗。

口腔颌面部是容貌整体形象的重要部分,并且具有咀嚼、吞咽、发音、表情等功能。口腔科诸多疾病都会影响其功能和容貌美,甚至可能产生心理负担及心理障碍。因此在临床工作中,不仅需要治疗疾病、恢复功能,同时要运用美学规律指导临床实践,恢复或增进美观,以满足患者功能和美观的双重要求。

第1节 口腔医学美学的临床检查及病历书写

一、检查前准备

(一) 器械准备

1. 口镜 主要用于:①反映检查部位的影像,尤其是不能直接看到的部位;②聚集光线,可增加受检区照明;③牵引或推开唇、颊、舌等软组织;④口镜柄可用于叩诊检查。

2. 探针 主要用于:①探查牙面缺损的部位、性质、程度;②检查皮肤或黏膜的感觉功能;③牙周探针用于探测牙周袋深度。

3. 镊子 主要用于:①夹持敷料或药物,夹去腐败组织和异物;②检查牙齿松动度;③镊柄可用于叩诊。

此外,还需一些辅助器材,如气冲、水冲、挖匙、咬合纸、蜡片等(图4-1)。

(二) 椅位准备

患者一般取半卧位或仰卧位于口腔综合治疗椅上,医生坐于患者的右前方或右后方,助手则位于患者左侧。椅位高低和仰卧程度可根据检查需要进行调节,当检查上颌牙时,上颌牙列与地面呈 45°~90°角,检查下颌牙时,下颌牙列与地面平行。术区高度位于术者肩肘关节之间(图4-2)。

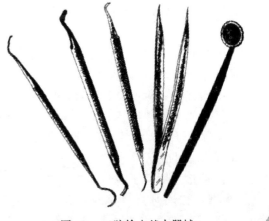

图4-1 口腔检查基本器械

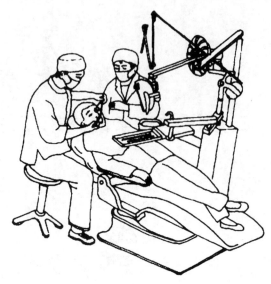

图 4-2　患者体位的准备

（三）环境准备

诊室环境应卫生、整洁,光线应充足,自然光源最为理想,口腔照明以冷光源为佳。此外,带灯口镜、带光导纤维手机等也可增加照明。

二、检查方法

（一）一般检查方法

1. 问诊　问诊时医师应态度和蔼,抓住重点,深入细致地询问,切忌暗示或诱导。

（1）主诉:是患者就诊的主要原因,是患者最明显、最痛苦的主观感受。内容包括主要症状、部位和患病时间。医生还应询问与主诉相关的问题,如上前牙牙周炎不仅影响功能,而且可影响患者的美观和社交活动。

（2）现病史:一般包括发病时间、原因、发展过程以及曾经接受过的检查和治疗。

（3）既往史:与主诉疾病有关的疾病情况,如患者的职业、全身健康情况,是否为瘢痕体质,曾行何种美容治疗等。

（4）家族史:某些与遗传因素有关的疾病,应询问家族中是否有类似疾病,如反𬌗。

2. 视诊　一般应先检查主诉部位,然后检查其他部位。

（1）口腔外部检查:颌面部外形是口腔医学美学检查的重要内容,观察面部发育及对称情况、皮肤颜色、营养状态,有无瘢痕及窦道,颌面部各部分比例关系是否协调,有无面部畸形,上下唇的外形凸度,唇红部的外形,笑线高低,上下前牙位置与口唇的关系,患者侧面轮廓,颅、颌、面、牙各部分的前后位置和大小比例是否正常,开口型和开口度是否正常,下颌运动是否正常。

（2）口腔内部检查:上下颌骨是否协调,牙槽嵴、拔牙创情况,牙列是否完整,牙弓的大小、形状,牙齿是否整齐、对称、协调,形态、色泽是否正常,有无牙体疾病等,牙龈外形、颜色是否异常,唇颊系带数目及附着情况,口腔黏膜是否有炎症、溃疡、瘢痕等,𬌗关系是否正常。

3. 探诊　探诊时应有支点,动作轻柔,避免损伤软组织。通过探诊可探查龋洞的位置、大小、深浅,龈下牙石情况,修复体、充填体是否密合;钝头探针可用于探查牙周袋位置、深度等。

4. 触诊　可检查颞下颌关节的活动度,有无疼痛及疼痛性质、部位等,缺牙区牙槽嵴有无骨突、压痛及软组织增生。对唇、舌、口底可采用双指、双手合诊法(图4-3)。

5. 叩诊　用镊子或口镜的柄端叩击牙冠,根据叩击时牙齿疼痛反应的有无和轻重,判断疾病的性质和轻重,先叩对照牙,后

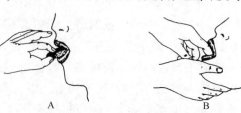

图 4-3　双合诊法
A. 双指双合诊;B. 双手双合诊

叩患牙,先轻叩,如无反应再逐渐加力。

6. X 线检查　是口腔颌面部疾病的一种重要的常规检查方法,常用技术包括牙根尖片、咬翼片、全颌曲面断层片、头颅正侧位片、头颅正位片、颞颌关节片及颅颌 CT 等。

（二）口腔医学美学特殊检查

（1）面部照相测量法、直接测量法、X 线头影测量可用于测量颌面各部解剖比例关系,通过对颌面部各测量点间距离、弧度、角度等的测量、分析,进行三维形态的美学评估。

（2）牙颌模型测量可获取患者牙、牙弓、牙槽突、龈颊沟、唇颊系带和腭盖等情况。

（3）对于口腔医学美学专科来说,不仅要关注患者生理上、功能上及解剖学的异常,还应注意患者的心理状态、个性特征及精神类型等;不仅要解除患者生理上的疾苦,还应帮助其治愈心灵上的创伤。问诊过程中应了解患者就医的动机和目标,患者的不同心理状态往往会影响治疗效果和满意度。

◉ **链接**

在口腔医学美容工作中,对患者心理的把握是避免医疗纠纷的重要内容,有以下情形者不宜或应推迟治疗:①以明星照片为偶像,要求医生如法炮制者。②对轻微畸形看得过分严重者。③术前对医生估计过高者。④对治疗标准在术前与医生有较大分歧者。⑤缺乏美学素养者。⑥伴有精神病史者。

三、病 历 书 写

病历记录非常重要,应准确、完整、重点突出。

（一）病历记录项目

1. 一般项目　包括姓名、性别、年龄、民族、职业、籍贯、婚姻情况、联系方式、门诊号、就诊日期等。

2. 主诉　患者的主要症状或畸形及持续时间以及就诊的主要目的。

3. 现病史　与主诉有关的疾病或症状的发生、发展情况,包括自觉症状、治疗情况及疗效等。

4. 既往史　包括过去健康情况,是否有美容治疗史,曾患疾病及治疗情况、生活习惯等。

5. 家族史　必要时应记录与患者疾病有关的家族情况。

6. 检查记录　根据患者疾病或畸形的具体情况,全面而有重点地将检查结果记录在病历上。

7. 诊断　根据病史和检查结果做出合乎客观实际的结论,一般应首先对主诉疾病做出诊断。

8. 会诊记录　当患者所患疾病需要会诊时,医生应填写书面会诊单,写明会诊目的和要求,会诊结果应认真、准确填写。

9. 治疗计划　明确诊断后,根据病情,结合患者要求制订出合理的治疗方案。

10. 治疗过程记录　记录患者每次就诊时所作的具体工作、治疗效果及医嘱等,写明日期,医师签署全名。

（二）注意事项

口腔医学美学病历记录应比一般病历更详细,部分内容可设计成表格填写,手术设计方案可用图表示,使其一目了然,为避免或减少纠纷,手术病历中应附有《美容手术同意书》。

第 2 节 口腔色彩学的临床应用

一、比 色

比色是比较修复后的人工牙色调与周围天然牙的参考色调是否协调一致。比色的方法主要有两种,即视觉比色和仪器比色。

（一）光对颜色影响因素

物体的颜色是由固有色、光源色、环境色所组成的。固有色是指特定条件下的光源照射物体所呈现的颜色,即物体的本色。光源色是光源的色相。物体受不同的光源照射时会产生不同的颜色。环境色是指物体受周围环境的影响而产生的干扰色。固有色、光源色和环境色相互作用,相互影响而形成一个光和色的整体。

（二）比色光源

颜色的变化总是基于光的变化,在比色时,照明条件及环境因素对准确的比色结果影响巨大。光源种类、光的入射量、诊室墙壁的颜色、患者衣服的颜色,甚至患者面部化妆以及医生比色的观察角度都会影响比色的效果。因此,选择理想的比色光源和创造理想的比色环境是十分重要的。实验表明,全光谱分布灯能够为比色提供最好的光源(如晴天上午10 点至下午 2 点的太阳光和人工太阳能照明灯),进而减少牙齿固有色的失真度。为排除和减小比色环境中其他物体对光的反射而影响比色,美国标准测试和材料协会(ASTM)以及颜色协会(ISCC)推荐用中性色——灰色,孟塞尔 N7 ~ N9 作为理想的背景色。暗白色和暗绿色也被认为是很好的选择。当然,临床工作中选择时应参考多种因素,并根据当时当地的具体情况而定。

（三）比色板的种类

一般可分为普通比色板和定制比色板两种。

1. 普通比色板 分为临床比色板和技工比色板。

（1）临床比色板:每一品牌的瓷粉均有与之相匹配的比色板,因此,不同厂家使用的比色板一般不同,即使是同一厂家所使用的比色板也随产品批号不同而不同。目前较常用的比色板有 Vitapan Lumin Vacuum 比色板、Vitapan 3D-Master 比色板和 Ivoclar Chromascop 比色板等。其中,前两种较常用。

1）Vitapan Lumin Vacuum 比色板:根据色调不同分为 A、B、C、D 四组,A 组的色调与自然牙正常色调吻合度较高,色调偏棕黄,常用于青年人。B 组的色调接近纯黄色,天然牙中并不多见。A、B 组的组合常用于中年人,用来表达界于 A、B 之间的色调。C 组可看作是 B 组的一个补充色调,与 D 组色调相似,但亮度较低、偏灰,常用于中老年人或四环素牙。D 组可看作是 A 组的补充,色调与 A 组相近,亮度较低,牙色偏红。但是,该比色板的缺陷有:①比色板包括的颜色范围过窄;②比色板的制作与金瓷冠和全瓷冠相差甚远;③是以西方人的颜色数据制作的,与东方人牙色特征略有差异(图 4-4)。

2）Vitapan 3D-Master 比色板:与其他比色板系统对比,其具有以下优点:①牙齿颜色覆盖区大,精确度高;②对亮度、饱和度以及色调进行了等距离划分,每一种颜色的色卡三参数都为等距离逐次安置,使中间颜色的复制更准确、易定量化;③使医技之间传达信息更可靠准确;④出现最频繁的牙齿颜色位于色板中部,出现概率低的牙色置于色板周围,方便进行比色。其特点是依据亮度可分为 5 级(1～5);依据饱和度可分为 3 级(1～3),中间也可有 1.5、2.5 存在;依据色调可分为 3 级,分别为 L(偏黄)、M(中间色调)、R(偏红)(图 4-5)。

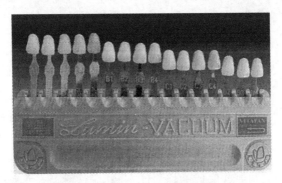

图 4-4　Vitapan Lumin Vacuum 比色板

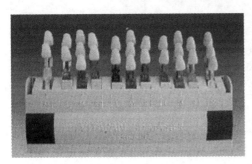 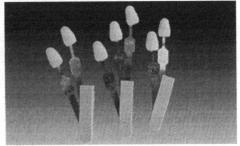

图 4-5　Vitapan 3D-Master 比色板

(2) 技工比色板:作为技术工艺中的颜色参考。几乎所有生产厂家推出的烤瓷粉都配有相应的技工比色板,有些还提供相应的染色剂等(图 4-6)。

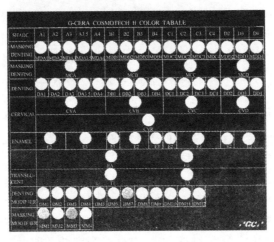

图 4-6　技工比色板

2. 定制比色板　为了达到更佳的比色效果,出现了一些精心设计制作的比色板和新的比色方法。比色板的制作方法是将几个色相的瓷粉或树脂按不同的比例混合,制成系列比色片。这种比色片的色相范围宽,且具有精确的彩度和明度。使用时应首先利用比色片正

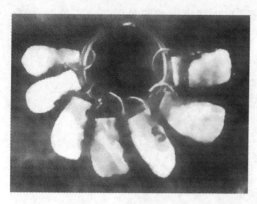

图4-7 定制比色板

确选色,然后遵照比色片上的比例调和瓷粉或树脂。所制作的修复体即可达到较准确的颜色匹配。按上述方法制作的比色板叫做定制比色板(图4-7)。

定制比色板具有较普通比色板更好的比色效果:①定制比色板的颜色与最终修复体的颜色接近;②定制比色板的材料与最终修复体的制作材料相同;③焙烧定制比色板与最终修复体的炉子相同,因此与修复体的透明度以及其他光学特性保持一致;④定制比色板既可以与天然牙比色,也可以与制作完成的修复体比色,因为它与制作完成的修复体在厚度、材料等方面都极为相似。

(四) 比色方法与误差原因

1. 比色方法

(1) 光源的选择:有条件者应选择标准光源,要求色温(色温是表示光源光谱质量最通用的指标。色温是按绝对黑体来定义的,光源的辐射在可见区和绝对黑体的辐射完全相同时,此时黑体的温度就称为此光源的色温)在5500~6000K的范围,照度(每单位面积所接收到的光通量)为1600~2000Lx,演色指数(以太阳光的颜色还原能力为100%,同色温下对比不同光的颜色还原能力称为演色指数)高于90。无标准光源者可用自然光,日光应选择日出后3小时和日落前3小时内的时段内,最佳的比色日光是中午12时前后2小时避开直射的自然光。也可使用白炽灯或荧光灯,但白炽灯以红黄光线占优势,缺少蓝光;而荧光灯蓝绿光较强,红光较弱。

(2) 为比色创造一个中性颜色的环境:减少和排除比色环境中其他物体的光反射对比色产生的干扰。诊室的墙壁、天花板、家具和用具应是中性色,并将其光泽度降到最低,推荐的颜色为灰色,患者就诊时应卸装,身着艳丽服装的患者,可覆盖中性灰色的治疗巾。最好让患者去除口红等面部化妆。

(3) 消除人为因素的影响:①最好在眼睛未感到疲劳时比色,并提倡备牙前比色,因为尖牙的饱和度较高,可采用尖牙为选择色调的参照牙,比色者应为色彩感觉正常的人。②患者平躺,比色光源与牙面和比色板垂直,医师位于牙椅头位正12点,视觉方向与牙面和比色板呈45°夹角,间距为25~30cm最好。③比色前可凝视蓝色卡片或灰色的治疗巾,用斜视或半闭眼方式进行,清除牙齿表面的着色。对极具颜色个性的牙齿部位采用中性色板遮盖的方法。④比色时应将比色板与比色牙上下放置,不要左右放置以避免医师左右两眼造成的误差。⑤比色时应迅速浏览比色板,判定天然牙所在颜色区间,其次才在该区内确定天然牙的色彩和明度,将色相、明度和彩色分开比较的方法较为科学。比色时间控制在5秒以内,以免视锥细胞疲劳,以第一印象较准确。⑥一般确定色相较容易,而确定彩度和明度比较困难。在不能确定彩度和明度时,应选择彩度低和明度高的比色片,因为降低彩度和提高明度非常困难。

(4) 矫正比色结果:在多种条件下比色,如牙面干燥和湿润,上下唇的不同位置,不同的光照强度以及观察角度等取其平均值。比色结果的一般规律也可作为比色矫正。如尖牙的彩度比中切牙和侧切牙高两级,下中切牙的彩度比上中切牙的彩度低一级等。比色时要征求患者的意见,最终结果应让患者接受。

2. 误差原因

(1)辨色能力:人对物体颜色的感受首先依赖于正常的视觉生理功能和正常的视觉心理。除了辨色能力的强弱外,还有人存在辨色能力的缺陷,如红绿色觉缺陷者和色弱者。色觉缺陷者对色相、彩度辨别能力低,而在明度辨别上却是正常的。

(2)被测牙的处理及测色部位:天然牙的整体颜色是牙釉质表面对光的反射及牙釉质和牙本质对光的散射和折射的综合结果。对被测牙的正确处理是获得精确测量数据的前提;测色部位选择不同也影响测色结果,一般选择牙冠唇面的中部,而避开牙冠表面的变色部位。

(3)光源的性质和强度:采用的光源性质和强度对测色结果有影响。口腔科操作中要求采用全光谱光源,因为只有当所有的颜色都存在时才可能测到所需要的颜色,而且标准全光源光谱的使用,相应减少了由于光源的光谱偏差对测色结果的影响。

(4)测量仪器:测量仪器在运用于自然牙颜色测量时缺乏一致性,可能是由于对更具颜色的牙本质深度测量不足,同时测量时产生边缘损失,因而引起色相彩度的偏差。

(5)比色板的缺陷:比色板是用于修复体颜色选择的一个参考。它应具备最基本的要求是比色板的颜色排列应是在颜色空间内合乎逻辑的排列,颜色分布应是在颜色空间内的合理分布。一个基于孟塞尔颜色系统的比色板可以满足以上两点要求。然而临床上用的比色板往往不能满足这两点要求,存在着很多问题,干扰了医生比色的准确性。

二、颜色信息的转达

(一)颜色信息转达的必要性

修复体是由医师和技师通过相互配合、相互协调和准确交流而共同完成的一件艺术品。医生从临床上所获得的信息,医生的经验和设计思维,甚至患者的一些想法,如何能准确和规范地传递给技师,技师又如何来反馈技术信息,保证医技之间的相互合作、相互交流,共同完成修复体已成为一门新的课题。

(二)记录颜色的注意事项

1. 颜色的转达含义　临床医师将比色结果准确无误地记录并转达给技师是实现颜色表达方式的一个重要方面。颜色的转达有两个含义:①临床医师对颜色准确无误的理解和判断,精确和细致地将颜色记录在案;②技工对临床医师记录颜色的正确理解,通过精细地加工,再现医师所需要的颜色。二者缺一不可。

2. 牙齿的形状　由于牙齿的形状和颜色密切相关,因此,记录牙齿颜色时,应记录牙齿的形状。

3. 表面纹理　每个人牙齿的表面纹理不尽相同。有平滑或粗糙,发育沟和生长线的位置及其明显程度(图4-8和彩图35)。

4. 光泽度　最好是分别在湿润和干燥两种情况下观察牙齿表面的光泽度。光泽度分为高、中、低三级。增加光泽度的方法有自动光泽和过度光泽两种。就烤瓷冠而言,自动光泽是指不加釉质瓷粉,烤瓷冠在烧烤炉中自动上釉;过度光泽是指加釉质瓷粉,烤瓷冠在烧烤炉中上釉。

5. 比色板色号　记录比色板色号是颜色转达中的关键步骤,每种比色片的遮色瓷、颈

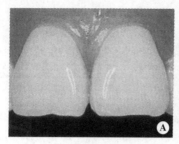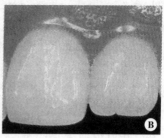

图 4-8 天然牙表面质地光滑(A)、有纹理(B)

部瓷、体瓷和切端瓷是固定搭配的,不同比色片的搭配也不同。如果选择色号较困难时,可使用修饰比色板号,以调整牙颈部瓷、体瓷、切端瓷的搭配,而达到最佳临床效果。仪器比色可以减少视觉误差,比色较为准确和稳定。

6. 修饰比色板色号 修饰比色板是比色板的补充。但有时借助修饰比色板号,调整了牙颈部瓷、切端瓷的搭配后,所确定的比色板色号仍不能满足临床比色需要时,可以采用调整比色板颜色三要素来达到选色目的。降低明度、改变色相和彩度较易,但是提高明度十分困难。因此,当临床上难以确定明度时,宁可选择降低明度。

7. 牙齿表面颜色特征的记录 牙齿表面特征有的清晰,有的不易察觉,要通过细致地观察,规范的表达和文字说明,同时也辅助彩色铅笔勾画,来表现特征性的形和色。以下列举常见的牙齿表面颜色特征。

(1)釉质裂纹线:牙齿在受到猛烈撞击后可产生的牙釉质裂痕,这种裂痕没有染色,不易发现。

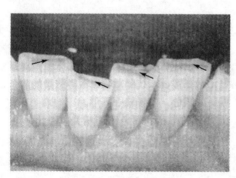

图 4-9 下前牙切端磨损

(2)烟斑茶垢:长期具有吸烟不良习惯的人,烟焦油和色素附着在牙齿表面,形成点、斑甚至面状;茶的色素也较易附着。多呈黄褐色。

(3)钙化不全斑点和条纹:钙化不全斑点和条纹呈现白垩色,它是牙齿在发育过程中钙化不良而出现的,部位差异很大。

(4)切牙磨损:下前牙切端色环是牙齿增龄的表现,在牙齿的生理性磨损和磨耗后,切端牙釉质丧失,牙本质暴露,牙本质显现很特别的"侵蚀牙本质"的凹形和内黄外白的色环(图4-9)。

(5)后牙窝、沟、点隙着色:由于窝、沟、点隙内停留的食物残渣不易被清除,经口腔内各种细菌的酸、毒素刺激后而引起牙脱钙,在此区域常呈棕黄色色素沉着。

(6)邻面着色:邻接的位置结构特殊,不易自洁而引起色素沉着,又因光照因素和自身结构颜色的影响,邻面着色呈深黄色。

(7)牙根暴露:牙周病或牙龈萎缩的患者,近颈部的牙根暴露出来,色褐黄,透明度低。

(8)楔状缺损:由于刷牙方法不正确导致的楔状缺损,呈对称性,形状如楔形,表面光滑而坚硬,一般为牙齿本色,也可呈黄黑色。

(9)不规则颜色分布:牙齿本身的颜色是有规律性的,只是有些局部颜色很特别,需要做特别处理。还有一些牙齿,如四环素牙、氟斑牙等。这类牙整体色彩很特别,用比色板无法比色,可采用定制比色板比色。

（10）其他表面特征：如高亮度线、龋齿充填物、切端透明度以及金属修复体等。

（二）九区牙齿颜色转达法

天然牙的颜色即使在同一牙面中也存在部位的差异性,因此选色时最好根据牙色的分布特点将牙色分区进行记录。九区牙齿颜色转达法是将牙齿唇面划分为九个区,外加邻面区、舌面区和𬌗面区,共计 12 区。由于牙齿的颜色记录重点在唇面九个区,故称为九区牙齿颜色转达法。记录时应特别注意龈 1/3、切 1/3 及邻间隙颜色的变化(表 4-1)。

表 4-1　九区牙齿颜色记录单

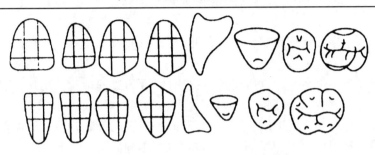

基本情况		比色内容
姓名_____		比色片色号
性别　男　女		
年龄_____		修饰比色片
比色号_____		

表面纹理	颜色调整	牙齿形状
□光滑	◆色度	
□中度	◆彩度	表面颜色特征
□粗糙	◆明度	
表面光泽	染色方法	☆釉质裂纹线
□高度	◆内部着色	☆钙化不全斑点
□中度		☆下前牙切端𬌗面色环
□低度	◆外部着色	☆后牙窝沟点隙着色
□自动上光		☆邻面着色
□釉粉上光		☆牙根暴露
技工填写项目		☆高亮度线
□烤瓷合金_____		☆龋齿及其充填
□烤瓷粉_____		☆切端透明度
□烤瓷次数_____		☆金属修复
□上光次数_____		☆染色的釉质裂纹线
□加工时间_____		☆切牙磨损
医师签名_____		
技工签名_____		年　　月　　日

三、色彩学在口腔修复工艺中的应用

在口腔医疗的实际工作中,不少人都体会到,尽管医生费尽心思,一丝不苟,严格地按照专业要求完成技术操作,但由于缺乏基本的视觉知识和技巧上的指导,总达不到理想的美学效果。因此,提高医生的视觉敏锐力,科学地利用色彩学及视觉原理,是口腔医学美学的一个重要内容。

(1) 在口腔医疗中,存在着参照环境的学问。周围的背景不同,颜色的视觉评定也不同。患者的肤色、口红、面部化妆、治疗巾色彩、医患服装,甚至诊所墙壁颜色、有色光源等,都可直接影响比色的准确性。所以医生不应局限于修复牙的"本色"上,而要考虑整个环境。

(2) 口腔医生在选择牙齿颜色和比色时,不宜时间过长,否则会出现后像作用而影响美学效果。

(3) 补色作用不仅在看过以后出现,在长时间看的过程中就已出现,刺激色同时引起了与之相反的微妙感觉,这种现象属于视觉原理中的同步对比。

(4) 同步对比对明度也适用,单就一个牙齿来说,近颈部明度较低,体部较亮,近切端和切端的边缘区透明层较多,因而具有不同的层次、不同的视觉效果。

(5) 在边界对比规律的口腔应用中,由于口腔中黄色的牙齿和红色的牙龈及口周组织接触相邻也会产生对比效应,无论用什么材料做桩冠或冠修复时,牙颈部近龈处应使用中性,如灰色材料补偿边界对比引起的色变感觉。

(6) 口腔修复中,利用视觉原理中轮廓对比的规律"白近黑远",适当改变牙齿的视觉位置和视觉形状,有意识地校正人工牙在排列或色彩上的差异。

(7) 明度调和与对比原理相同,对比是扩大明度的差异和对立,确定明显的主次关系,确定牙列在整个微笑构成中的地位,而调和则是缩小这些差异和对立,缓和对立因素,增加同一性。

○链接

日常生活中,你是否发现肥胖的人穿竖条花纹的衣服有"减肥"的效果,相反,穿横条纹显得更臃肿。胖人穿深色衣服显得苗条,而瘦人穿浅色衣服显得丰满。其实,这都是视错觉的原因。

四、视错觉在口腔修复工艺中的应用

视错觉产生的原因非常复杂,有审视时特殊心理因素,有眼睛生理结构因素,还有按正常视觉习惯去判断一切而忽视了特定条件下的"反逆规律",当前知觉与过去经验的矛盾和思维推理上的错误等。

视错觉现象千变万化,归纳为形象错觉和色彩错觉。

(一) 形象错觉

形象错觉包括面积大小、角度大小、长短、远近、分割、宽窄、高低、位移、对比、残像、幻觉等。

1. 线段长短的错觉

(1) 横竖线等长时,竖线显得比横线长(图4-10)。

(2) 附加物对线段长短的判断会产生错觉。著名的缪勒-莱尔错觉(Muller-Lyer 错觉)

是两条等长的线段,由于附加的箭头方向不同,看上去箭头向内的要长得多(图4-11)。

2. 线段平行的错觉 两条本来平行的线,由于受上下弧线和折线的影响,使人分别产生了两条直线中间凸和中间凹的感觉(图4-12)。

3. 角度大小的错觉 附加线条构成了视觉上的一种诱导物,造成了实际上相等而视觉相差的错觉(图4-13)。

4. 面积大小的错觉 由于光、形、方向、位置等影响,使得同等面积的物体显得不等。这种错觉在口腔临床中应用甚广。

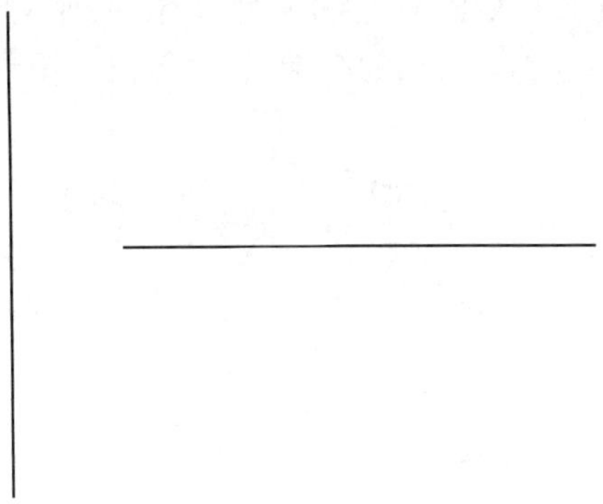

图4-10 横竖线段的长短错觉

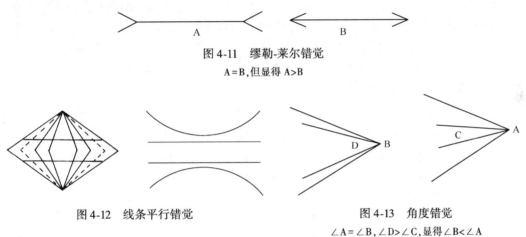

图4-11 缪勒-莱尔错觉
A=B,但显得 A>B

图4-12 线条平行错觉

图4-13 角度错觉
∠A=∠B,∠D>∠C,显得∠B<∠A

(1) 方向的影响:在口腔工艺技术中,若缺牙间隙较小,可将人工牙排列适当倾斜或稍加重叠来修复缺失牙(图4-14)。

(2) 分割的影响:同一面积分割越多,内白越小者,面积显得越小。对临床上缺隙较大而面部特征不明显,个性较温和的患者,可以考虑多排一个人工牙,而不是无限制地将牙齿增大(图4-15)。

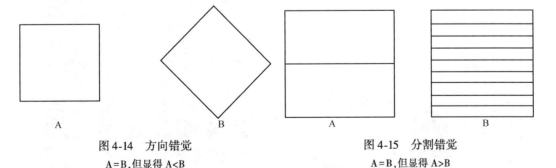

图4-14 方向错觉
A=B,但显得 A<B

图4-15 分割错觉
A=B,但显得 A>B

(3) 位置的影响:同样面积的物体,近者显得大,远者显得小。如果相同物体前后放置,并位于一条直线上,就会产生一种"渐变错觉"。从前到后的义齿牙列,牙齿大小和细微结构逐渐降低,能体现义齿渐变形状,并能表现其深度。使用较小的前磨牙或将前磨牙过分排向颊侧,都会违反渐变原则,使义齿的深度和真实感丧失(图4-16)。

(4)对比的影响:宽度与长度相比,长度小,显得宽;长度大,显得窄(图4-17)。

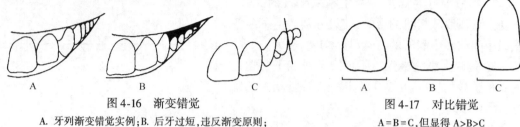

图4-16　渐变错觉

A. 牙列渐变错觉实例;B. 后牙过短,违反渐变原则;
C. 前磨牙过分排向颊侧,违反渐变原则

图4-17　对比错觉

A＝B＝C,但显得 A>B>C

(5)材料和物体表面结构不同的影响:物体对光反射量越多,方向越一致,就显得越大,越突出;反之越小,越后退。同一物体因表面纹理和凸度不同,光反射方向亦不同,表面纹理越多,越不规则,光线反射方向差异就越大,因而物体显得小而后退。在口腔修复中,人工牙的表面纹理和凸度应与天然牙相似,这样可以产生光线的交互作用,而有满意的"颜色匹配"的感受。横的纹理有加强牙齿宽度的效果,如横行的生长线;而竖的发育沟有加强高度的效果。纹理越深则效果越显著。

(二)色彩错觉

色彩错觉包括色的对比与大小、色的温度、色的疲劳错觉、重量、距离和光渗等。

1. 光线不同形成的错觉　光线越暗,颜色也越暗;受光亮多者显得白,受光亮少者显得暗。

2. 表面结构不同形成的错觉　光滑的物体,受光方向越一致,光反射量越多,越显得白;反之,表面粗糙不平者显得暗。

3. 背景不同形成的错觉　底色越深,物体越显得白,显得大;反之显得黑,显得小。

4. 明度不同形成的错觉　明度越高,越显得突出、扩大、轻松;明度低者显得后退、缩小、凝重(图4-18)。

5. 色觉连续形成的错觉　观察过较强颜色后再去看中性色,往往在该中性色上出现补色。对喜欢涂较艳口红的女性患者,选用的人工牙应含有足够的红色,以中和牙齿上出现的青绿色。如果你盯着看图4-19,会感到白色十字交叉处是灰色的(图4-19)。

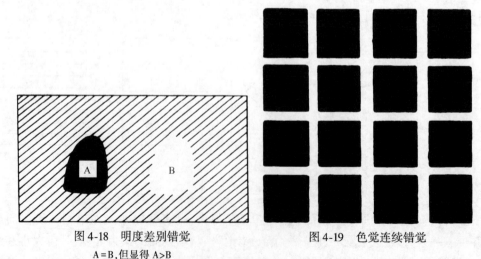

图4-18　明度差别错觉

A＝B,但显得 A>B

图4-19　色觉连续错觉

（三）应用

在口腔修复临床中,人们可以利用视错觉原理,结合自己的审美经验,制作出精美的义齿。

1. 修复缺隙过大的前牙　在修复时,常按常规方法,不仅过宽的牙冠与同名牙不协调,更重要的是破坏了前牙造型所特有的长宽比例"黄金分割美"。我们根据立体物受光的多少可造成视觉上大小差异的原理,采用修钝轴面角,加大唇面凸度的方法,利用光渗现象增加折光度,即缩小正面受光面积,使唇面中部的亮度减小,近远中暗面增加,从而造成牙的形象错觉,感觉该牙并不太宽。等长时,竖线比横线显得长,可以通过加深唇面纵行发育沟来使牙显窄。

2. 修复缺隙过窄的前牙　人工牙应该选择唇面平坦、光滑,减小暗面,并适当增加颈缘的弧形发育沟。对于切龈径过长或过短的前牙间隙,在唇面颈部凸度上做相应调整,也可达到"以假乱真"的视觉效果。另外,也可通过方向视错觉将牙齿适当倾斜或使之稍加重叠来修复缺失牙。

3. 利用光学错觉改变牙形　减小唇面凸度,扩大近中、远中唇线角之间和发育沟之间的距离,会使人感觉到牙体变宽。要使牙体近中或远中变窄,只要把邻面轴面角修锐些,唇面稍做凸些即可。加大牙颈部和切缘的凸度,使反射光线产生折射,就会使牙体显得长。控制切端和龈端的凸度,并减小切龈径长度,适当加宽近远中径,也能使长度在视觉上显短（图 4-20,图 4-21）。

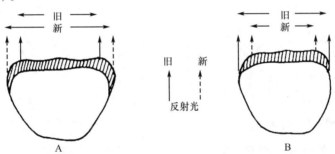

图 4-20　利用光学错觉使牙体变阔（A）或变窄（B）

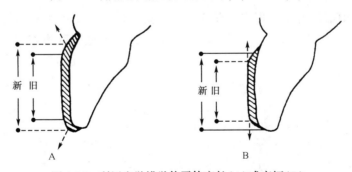

图 4-21　利用光学错觉使牙体变长（A）或变短（B）

4. 利用天然牙表面粗糙改变牙色　天然牙表面有许多微细的、凹凸不平的小区,在光线照射下产生漫反射,给人一种非常自然的感觉,所以在修复前牙时,如果用雕刻刀仿照同颌同名牙的发育沟、隆突、小平面和牙颈部的釉质横纹等细微结构,雕刻出不平坦、不规则的纹理,使之产生漫反射光线,就会造成视觉上"真实"的质感。

5. 变线透视状态　也是一种视觉假象,是值得口腔修复医生注意的问题。在临床上大多数医生是站在患者的右后方,边调磨边观察,由于中视线与唇面呈倾斜交角,产生渐远渐短的变线透视状态,其结果使该牙的垂直视觉长度比斜角要长,影响美容效果。

6. 性别的视觉体现　性别在前牙上的视觉特点可在牙的轮廓线上表现出来。女性的人工牙呈卵圆形,近中切角圆钝,切缘线宜略凸向下,与远中边缘连接处呈圆缓弧形;唇面凸度也应圆缓略显平坦,外形高点处忌呈棱角,从而显现出女性的柔性。男性选用丰隆大的人工牙,近中切角宜较尖锐,使观者的视线不在两直线上停留,而是快速地移到两直线交点(角尖),在此形成视焦点,产生视觉停顿,这种富有快节奏的感觉与男性刚劲有力的动作和坚毅的性格相联系。

性别体现还可以表现在个别排牙方面。一侧中切牙牙颈部稍向舌侧,另一侧稍向唇侧,显得自然优雅,适用于女性;两侧中切牙远中面向唇侧扭转呈微外翻状,感觉强而有力,适用于男性。侧切牙小而不显眼,与中切牙部分重叠或近中面向唇侧扭转,能够展现女性魅力;相反,远中面向唇侧扭转,则能显示男性气概。

7. 性格的视觉体现

(1)温柔型:切缘和唇面呈圆弧状,不可有锐角或直角,近远中面线条宜柔和,切缘微向内缩,整个形态似贝壳状圆形(图4-22)。

(2)刚强型:方形,切缘平整锐利,近、远中角呈锐角或直角,唇侧丰隆,由牙颈部到切缘呈有明显角度的转折点,近远中面呈直线(图4-23)。

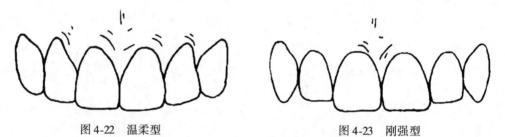

图4-22　温柔型　　　　　　　　　　　　　图4-23　刚强型

(3)儒雅型:切缘的近中角不要太锋锐,唇面丰隆不宜太直,选牙考虑时可以朝儒雅的男性化表现去想象(图4-24)。

(4)慈祥和蔼型:若要表现出老年人安详、端庄的特点,则一般以第三型选出义齿,再将义齿近远中接触点修改成面的接触关系,由牙颈部到近远中两边修成尖型,切端修成磨耗状态(图4-25)。

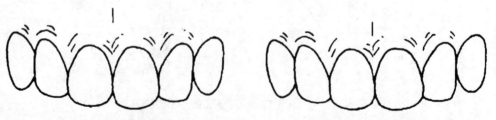

图4-24　儒雅型　　　　　　　　　　　　图4-25　慈祥和蔼型

性别和个性应结合起来作为一个整体考虑。事实上,女性中坚毅刚强者并不罕见,男性中腼腆和内向者也不乏其人,不能完全受传统观念制约,应结合患者本人的意见调整前牙形态的视觉特征。

龋病是一个历史悠久的疾病,我国古人及巴比伦人都认为龋齿是由于牙齿被虫子腐蚀而造成的,这是限于当时的条件所造成的错误认识。自公元前2世纪至现代对龋齿的认识有很多学说,有化学细菌学说、蛋白分解学说、蛋白分解-螯合学说、糖原学说、四联因素论等。

第3节　牙体硬组织损容性疾病的美学修复

一、龋病的美学修复特点

龋病是指牙齿在以细菌为主的多种因素影响下,牙体硬组织发生慢性、进行性破坏的一种疾病,在人群中的发病率很高。龋病不仅影响咀嚼功能,还严重破坏了牙齿的美学形态。

(一) 病因

1976年,Newbrum在三联因素理论即细菌、食物、宿主基础上提出第四种因素,即时间因素,是目前公认的四联因素学说,现分述如下。

1. 细菌　致龋的主要细菌是变异链球菌,其次是乳杆菌和放线菌等。致龋菌可产生各种有机酸,一般条件下口腔中强大的缓冲系统使酸的浓度难以达到造成釉质脱矿的水平,只有在菌斑存在的条件下,牙面局部的pH才可能达到致龋临界值,并能维持相当长时间,造成牙面局部脱矿。

2. 食物　与龋病关系十分密切。粗制或纤维性食物有不同的自洁作用,有一定的抗龋作用。而人类精细食物和糖的摄入量日益增加,其中单糖和双糖易被致龋菌利用产酸,可增加龋病发生机会。

3. 宿主　宿主因素是指宿主对龋病的易感程度,宿主对龋病的敏感性涉及多方面因素,如唾液的流量、流速、成分,牙齿的形态、结构、错位情况,机体的全身状况等。临床可见口干症患者患龋率增高;牙齿的窝沟处和钙化不良的牙较易患龋。

4. 时间　龋病发病的每一过程都需要一定时间才能完成。从获得性膜的产生和菌斑形成,从细菌代谢糖类产酸到釉质脱矿等过程,均需要一定时间。

(二) 美学影响

龋病的临床特征是牙齿硬组织在色、形、质各方面均发生变化,其中以质变为主,色、形变化是质变的结果。早期牙齿发生硬组织脱矿,微晶结构变化,透明度改变,龋损部位呈白垩色;继之,病变部位有色素沉着,逐渐转为棕色或黑褐色。龋损进一步发展,牙釉质、牙本质逐渐疏松软化,崩解,龋洞加深,逐渐累及牙髓,最终导致牙体破坏,成为残根、残冠,颜色变成褐色或黑色,尤其是发生于前牙时,张口可见一排黑黄色交错的残缺不全的病牙,极不美观,龋洞内易存留食物残渣,腐败后引起口臭,均影响患者社交活动和增添心理负担。临床常按龋坏程度将龋病分为浅龋、中龋、深龋三个阶段(图4-26)。

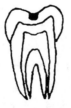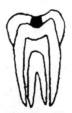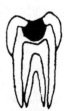

图4-26　龋病的三个阶段

　　唐代开始,我国古代人一直使用"熏牙法"治疗牙痛,将药物装入水壶煎开,以熏病齿,起到麻药作用达到止痛的目的;汉代人就已经会用榆皮、美桂和其他几种药物充填牙齿;古人利用金银花、野菊花、蒲公英、藿香等香药去秽,解除口臭。

　　（三）美学修复

　　1. 药物治疗　　通过局部使用矿化剂使脱矿的牙面再矿化,以恢复牙齿的美观。

　　2. 龋齿的充填　　龋齿一旦发生,牙齿便不会自行修复,而必须采取制洞充填的方法以恢复其解剖形态和天然色泽。制备洞形的美学原则:彻底去净龋坏组织和染色物;尽量保存健康的牙体组织;制备的洞形符合固位和抗力形的要求。填充材料的美学原则:选用颜色匹配、强度高、耐磨、性能稳定、便于操作的材料。选择材料颜色时,主要以患牙的健康牙体色泽为依据,也可与邻牙或同名牙的色泽一致,以使被充填牙体的色泽协调。充填后的材料色泽应具有永久不变性,与牙体结合牢固而紧密,无形变,易保持高度光洁。光固化复合树脂修复是目前美容修复和临床充填牙体缺损较多的一种方法（图 4-27 和彩图 36）。

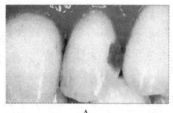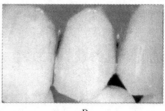

A　　　　　　　　　　B

图 4-27　光固化复合树脂充填修复
A. 治疗前;B. 治疗后

　　3. 龋齿的美学修复　　因龋病造成的较大牙体缺损或牙冠残缺,若采用常规充填法不能恢复其美学形态和色泽的,则可采用美学修复的方法,常有嵌体、冠、桩核冠等修复。可选择与牙体颜色接近的材料如树脂、瓷等材料,达到美观修复。

二、牙体慢性损伤的美学修复特点

　　（一）磨损

　　由于生理性或非生理性原因造成的牙齿硬组织的慢性逐渐丧失,主要发生在牙齿的切端或咬合面。

　　1. 病因　　磨损包括生理性和非生理性磨损两种,前者是正常咀嚼造成的,后者是由于吃硬物、咬合关系不良、咬硬物、磨牙等不良习惯造成的。

　　2. 美学影响　　起初在磨损的牙面形成小而光滑的小平面,进一步牙本质暴露或出现小凹面,磨损较快,牙本质暴露迅速者可出现牙本质过敏症状。当近髓时还会引起牙髓病变。重度磨损对美观的影响主要表现为:①影响牙体美。牙冠的𬌗龈距离变短,牙体的解剖形态发生改变,失去了牙齿原有的自然美。②影响牙列美。由于个别或部分牙齿的切端或𬌗面硬组织大量丧失而变短,使排列整齐均匀的牙列𬌗平面出现凸凹不平,破坏了牙齿的曲线美学平衡。③影响容貌美。由于多数牙硬组织大量丧失,使面下 1/3 高度降低,面部比例改变,软组织内陷、皮肤出现皱褶而显苍老。

3. 美学治疗　对牙本质过敏症患者可应用局部氟化剂等药物脱敏治疗。磨耗不均者应磨除过锐牙尖,调整咬合,纠正不良习惯,并发牙髓病或根尖周病者应行牙髓治疗。重度磨损者可用全冠、桩冠、高嵌体、覆盖义齿等修复,殆垫可用于恢复颌面的垂直高度。材料应选用接近牙色、强度高、耐磨耗的材料。

（二）楔状缺损

牙唇颊侧颈部硬组织发生缓慢磨耗所致的呈楔形的缺损(图4-28)。

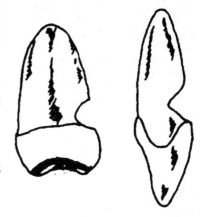

图 4-28　楔状缺损

1. 病因

（1）不正确地刷牙,使用硬质牙刷、压力过大、横向刷牙等为楔状缺损的主要原因。

（2）牙颈部的解剖结构薄弱,易被磨耗。

（3）龈沟内的酸性渗出物与该缺损有关。

（4）颊侧牙颈部是殆力应力集中区,此处牙体组织易于疲劳出现破坏。

2. 美学影响　好发于前磨牙、尖牙及第一磨牙,典型的楔状缺损由两个平面相交而成,有的由三个平面组成,缺损边缘整齐,表面光滑坚硬,有时可有不同程度着色。根据缺损深度可分为浅型、深型和穿髓型。浅型一般无症状,深型多有敏感症状,穿髓型大多伴有牙髓病、根尖周病。缺损深度可与临床症状不成正比关系,有个体差异。还常伴发牙龈退缩、牙根暴露、临床牙冠变长,使牙齿和面部的协调性破坏,影响美观。

3. 美学治疗和预防　对浅型伴牙本质过敏症者可应用局部氟化剂等药物脱敏治疗。缺损较大者可用玻璃离子或光固化树脂充填修复,并发牙髓病或根尖周病者应行牙髓治疗及根管治疗,必要时行桩冠修复。无保留价值者则拔除。应采用正确的方法刷牙。

案例4-1　小丽,女,17岁,牙齿整齐,但就是多数牙齿上有黄色的斑点,7岁前有高氟区生活史。她很想将牙齿变白,你有哪些方法帮她解决这个问题呢?

三、着色牙和变色牙的美学修复特点

（一）病因

着色牙是由外部因素引起的,常发生于牙齿表面,消除外部因素后,一般都能使牙齿颜色还原,治疗方法相对简单。外部因素包括进入口腔的外来色素如茶、咖啡、中药、香烟等;口腔中细菌产生的色素沉积于牙面所致,产色素细菌有产黑色素类杆菌、牙龈杆菌等;龋损引起的牙着色;金属修复体引起的着色,由于金属材料在口腔中分解、释放出金属离子,可渗透到牙齿组织中;牙科药物和充填材料引起的着色,银汞、含有色素的根管充填药物可引起医源性牙着色(表4-2)。

变色牙是由牙齿本身的内部因素引起的,常常和全身性疾病有关,如牙髓变性、坏死引起的牙变色;四环素牙、氟斑牙、釉质发育不全、牙本质发育不全及增龄性变化均可引起牙齿变色;另外,某些全身性疾病如卟啉症可使乳牙或恒牙呈紫黑色等。

表 4-2　牙釉质表面着色

类别	着色物	色调	类别	着色物	色调
金属类	氟化物	灰色~黑色		绿茶	褐色~黑色
	硫化物	黄色、褐色、黑色		食用色素	多种多样色
	硝酸银	灰色~黑色	嗜好	吸烟	黄色~褐色
	铜	绿色~黑色		咀嚼烟草	黄色~褐色
	镍	绿色~黑色		大麻	暗褐色~黑色
	镉	黄色~浅褐色		啤酒	红褐色
	铁	黑色	牙结石	菌斑+色素生成细菌	褐色~黑色
	铅	绿色~黑色		其他类色素生成细菌	橙色
食物	咖啡	褐色~黑色	釉小皮	血液成分、色素生成	棕色
	红茶	褐色~黑色		细菌、真菌、金属成分	棕色

临床上有时极难区别牙变色和牙着色的原因,因此需要极有耐心地详细询问患者的既往史和现病史,完整的病史将十分有助于对牙齿变色和着色原因的判断和分析。

(二)美学影响

正常的牙齿为有光泽的、半透明的象牙色。变色牙和着色牙都发生牙齿色泽的改变,全身因素引起者如氟斑牙等甚至伴有不同程度的牙体缺损。

●链接

西南傣族聚居区,人们咀嚼槟榔之后再将溶解后的铁锈涂搽在牙齿上,形成以黑齿为美的习惯。日本在明治、大正时代,也曾认为把牙齿染成黑色很美。

(三)美学治疗

1. 漂白治疗　有外漂白和内漂白两种,内外漂白法可单独使用,也可同时应用以增强疗效。外漂白法主要作用于牙釉质表层,内漂白法主要作用于牙本质和牙釉质深层。

(1)外漂白法:目前最常用的外漂白剂是 30% 过氧化氢溶液或 10%~16% 过氧化脲凝胶。

30% 过氧化氢溶液用于临床脱色漂白时,可将吸有过氧化氢溶液的湿纸或湿棉球,置于清洁吹干的牙表面上涂搽,每次 2~3 分钟,然后清洗抛光。根据临床治疗需要,通常 1~3 天复诊,4 次一疗程。也有加用红外线或激光照射,每次 20 分钟,可以加强牙齿增白的美容效果。

目前,冷光美白效果较好,适用于外源性色素沾染,内源性色素沉着,轻、中度氟斑牙,先天性色素不均等。其原理是将波长 480~520nm 的高强度蓝光,经处理后照射涂有美白剂的牙面,美白剂以过氧化氢和直径为 20nm 的二氧化硅等为主体,使美白剂快速产生氧化还原反应,去除牙齿表面及深层附着的色素,从而达到美白的效果。美白术前,应做好周围软组织的保护工作,应涂抹护唇油,将光固化树脂涂在牙龈上,遮盖到龈下 0.5mm,用光固化灯照射约 3 秒钟。美白剂调成糊状,涂抹厚度约 2~3mm,冷光灯照射 8 分钟为一个疗程,再重复两个疗程,可提高 5~14 个 Vita 色阶。效果可维持 2 年以上(图 4-29)。

10%～16%过氧化脲凝胶主要应用于家庭漂白,即配合特制的托盘家庭用药。本法不仅可大大缩短患者就诊时间和次数,也可以同时漂白多个牙齿,避免加热漂白对牙龈、牙髓的不良刺激(图4-30和彩图37)。

(2)内漂白法:内漂白法也称冠内漂白,是将牙齿增白剂密封于牙髓腔内进行漂白的一种美容方法。它主要适用于内源性原因引起的无髓变色牙。内漂白剂有过氧化氢、过氧化脲、过硼酸钠等。

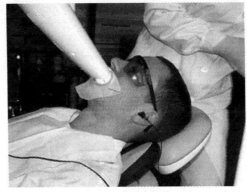

图4-29　牙齿冷光美白

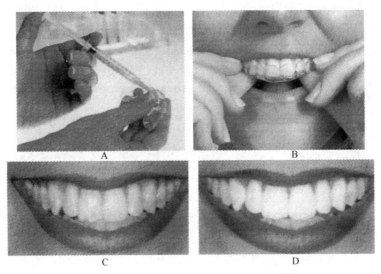

图4-30　着色牙外漂白

A.涂布美白凝胶;B.戴入托盘;C.牙齿美白前;D.牙齿美白后

无髓变色牙冠内漂白,首先要以严密的根管充填为基础。漂白时,将根管充填物降至龈缘下2～3mm处,再用玻璃离子或磷酸锌水门汀充填至平齐釉牙骨质界,以封闭牙颈部牙本质小管的髓腔端开口,防止外吸收。然后再用乙醚、氯仿或乙醇等有机溶剂和脱水剂清洁牙齿,酸蚀牙本质及清洁冠内沾污层及牙本质小管中残留物,使着色牙釉质很快可以发生脱矿,被碎屑阻塞的牙本质小管重新开放,提高牙本质通透性。

1)热催化漂白:将浸有30%过氧化氢液的饱和棉球送入髓室,用加热的金属器械使棉球加热,可加速氧化物释放,每次约2分钟,间隔2～3天复诊。在热催化漂白间歇期,可对患牙进行诊间漂白。

2)诊间漂白:将蘸有过硼酸钠糊剂的棉球置于髓腔内,向唇侧压紧,洞口用玻璃离子黏固剂或复合树脂密封,间隔3天换药一次,4～6次为一疗程,一直到色泽满意后,再用光固化复合树脂或玻璃离子作永久性充填。

2.复合树脂遮色治疗　复合树脂遮色治疗是着色牙、变色牙美学修复的最常用方法。其修复时的临床操作注意要点如下。

(1)清洁牙面:用橡皮杯蘸不含氟的牙膏清洁牙面,去净黏附在牙面的菌斑、软垢和食物残渣等。牙齿排列正常的四环素牙或轻度前凸的着色牙必要时可适当作表浅磨除,但厚度一般不宜超过 0.5mm。

（2）酸蚀处理:用棉卷或橡皮障隔湿,小刷子蘸酸蚀处理溶液或凝胶涂敷,处理时间约 1 分钟,氟斑牙可适当延长 2~3 分钟。彻底冲洗酸蚀剂,吹干后预备体呈白垩色。

（3）涂粘结剂或遮色剂:用树脂覆盖着色牙面之前,应在预备体表面均匀地涂布粘结剂,光固化 20 秒。注意粘结剂不宜涂得过厚,否则会影响粘结效果。同样,色泽深的牙面需涂遮色剂,遮色剂也必须涂布均匀,而且也不宜过厚。

（4）覆盖复合树脂:质量优良的复合树脂近似天然牙色,但天然牙颜色差异很大,因此在覆盖复合树脂时应注意以下几点。①选色:为达到满意的遮色效果,选色应有比色板而且最好在自然光下进行。②配色:单个牙修复比色应与邻牙和对侧同名牙的牙色协调;多数牙修复应参考面部肤色,例如四环素牙,一般肤色浅者采用淡亮颜色,肤色深者可选用略深些的颜色。③遮色:正常牙颈色深,切端色浅,牙体色适中,覆盖复合树脂时应取色泽较深的复合树脂置于牙颈部并向切端覆盖,使颈部覆盖的复合树脂略厚,而越向切端的复合树脂覆盖越薄,光固化 40~60 秒。再用浅色树脂从切端向颈端覆盖,切端稍厚,越向颈端越薄,邻牙间隙应放置聚酯薄膜,以防止邻牙粘结,然后进行光固化,使覆盖的复合树脂色泽自然过渡,达到与正常牙齿颜色基本一致的美容效果。

（5）修整外形,调整咬合:树脂完全固化后,应用咬合纸检查咬合情况,进行正中𬌗、侧向𬌗和前伸𬌗的检查,消除早接触点。然后修整外形,颈部及龈缘形态修整要注意去除悬突,保留正常唇、颊面的外展隙,以免影响牙齿的自洁作用,防止继发龋齿的发生或引起牙龈炎症。最后用抛光绒轮加抛光膏抛光,完成修复。

3. 变色牙和着色牙的贴面修复　其方法是将不同的材料制成贴面并通过粘结剂粘贴于所要修复牙的唇面。瓷贴面具有美观、颜色稳定、耐磨、光洁、抗着色、与牙体易密合等优点。当前有预制成品瓷贴面、个别制作瓷贴面以及个别制作铸造玻璃陶瓷贴面等。此外,甲基丙烯酸酯树脂贴面及普通树脂类贴面等在临床上也均有使用。这些贴面虽然性能不及瓷贴面,但成本和制作工艺及设备要求相对较低,在目前的国情下,仍有一定的应用市场。

4. 变色牙和着色牙的人造冠修复　对于牙釉质发育缺陷及着色程度重且累及牙数多的着色牙患者,特别是釉质易崩裂及牙齿重度磨耗的遗传性乳光牙,人造冠修复是恢复病损牙冠形态及色泽之审美效果的理想方法。常用人造冠有树脂冠、金瓷冠及全瓷冠等。目前审美效果较佳且较流行的是全瓷冠修复。

案例 4-1 分析　氟斑牙引起的牙面着色,可选择的解决方法有:①主要是牙釉质着色,可以选用外漂白法如冷光美白等方法进行脱色治疗。②复合树脂遮色治疗。③前牙瓷贴面修复。④金瓷冠、全瓷冠等修复。

四、牙形态异常的美学修复特点

牙齿在牙弓中按照一定的形状、位置对称、整齐地排列,形态异常的牙齿,尤其是前牙的形态异常,很容易破坏颜面的和谐而影响美容。因此,对形态异常牙齿的美容修复,是牙医美学必不可少的知识技能。

（一）过小牙、锥形牙、巨大牙的美学修复特点

1. 美学影响　牙齿形态的大小与颌弓以及面部的比例失去协调,就显示出牙齿过大或

过小之感。若与牙列中其他牙齿或同名牙明显不对称时,称作小牙症或巨牙症。牙冠呈圆锥形时则称锥形牙。过小牙、锥形牙多见于上颌前牙,且最多见于上颌侧切牙,对牙齿健美和颜面美的影响很大;牙齿巨大多见于上颌中切牙和侧切牙,有些巨牙症的牙根短小,由于形态不良易引起前牙拥挤或前凸,易积聚菌斑,引发牙龈炎、牙周炎,若不采取适合的修复方法,将极大地影响牙体、牙列、牙周的美观与和谐。

2. 美学修复方法 位于前牙区的过小牙和锥形牙对美观影响较大,应采用恢复形态和色泽都理想的光固化复合树脂修复或烤瓷冠、全瓷冠修复。若伴有牙缺失或中线不对称者,可考虑先正畸分配好缺隙再联合修复的方法取得最佳美观效果;针对巨牙症的临床表现特点,根据美学修复的要求,应先拔除无保留价值的巨牙,待拔牙创愈合后,再行金属烤瓷桥修复。若牙根可保留,可牙体减径后正畸关闭间隙,也可考虑牙髓失活后行桩核冠修复治疗,根据情况可结合邻牙冠修复或正畸方法关闭间隙。

（二）融合牙、结合牙的美学修复特点

1. 病因及美学影响

（1）融合牙:是由两个正常而分离的牙胚融合而成,常见于下颌前牙区,乳恒牙列均可发生。如融合较早,则表现为牙冠部融合或冠根完全性融合;若融合时期较晚,则表现为牙根融合而牙冠分离（图 4-31）。影响牙体、牙列的美观。

（2）结合牙:为两个牙齿的牙根发育完全,以后发生粘连结合在一起的牙齿。其原因可能是由于创伤或牙列拥挤,致使牙间骨吸收,使两相邻牙靠拢,两牙骨质增生粘连而形成（图 4-32）。对牙体、牙列的美观存在较大的影响。

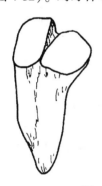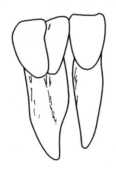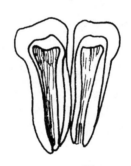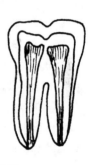

图 4-31　融合牙　　　　　　　　　　图 4-32　结合牙

2. 美学修复方法 由于融合牙与结合牙多数发生在前牙,牙冠形态往往发生了极大的变异,破坏了牙体的自然形态,影响了牙齿的健美与牙列的和谐。因此,应积极采取对症措施,有效地进行牙体的美容修复。

（1）乳牙列的融合牙和结合牙:由于形态变异的乳牙根可延缓生理性吸收,从而阻碍相应位置恒牙的萌出。因此,应在恒牙已进入萌出阶段时,及时拔除畸形的乳牙,以利于恒牙的整齐美观。

（2）恒牙列的融合牙、结合牙:凡发生在上、下颌前牙列的融合牙和结合牙,由于其影响美观,应从美学角度进行修复,通常可应用光敏固化复合树脂对异常牙形态进行重塑修复。对于巨大异常形态的牙齿,光敏复合树脂不能有效恢复正常形态的,可考虑对患牙牙冠磨改后,行金属烤瓷冠或全瓷冠修复,根据情况可牙髓失活后行桩核冠修复治疗,甚至需结合邻牙改形治疗。

第4节　牙周组织损容性疾病的美学修复

案例4-2　男性患者,41岁,自诉近几年牙龈经常肿痛,且感咀嚼无力,塞牙,糖尿病史2年。检查全口牙牙龈红肿,探易出血,牙龈缘和龈下有大量菌斑、软垢、牙结石等沉积,牙周袋≥5.5mm,多数牙Ⅰ～Ⅱ度松动。空腹血糖≥8.3mmol/L。

讨论分析:

1. 该患者所患的是什么疾病?
2. 诊断依据是什么?
3. 如何治疗?

牙周软组织是口腔黏膜的特殊组成部分。特别是牙龈的颜色、形态、龈缘曲线以及牙龈与牙齿比例协调、色彩和谐,对容颜美均有很大影响。

一、牙　龈　病

牙龈病是指发生在牙龈组织且以炎症为主的一组疾病,不侵犯深部牙周组织,除炎症外,还可表现为增生、坏死等,若不治疗可发展为牙周炎症。

(一)单纯性龈炎

1. 病因　单纯性龈炎又称边缘性龈炎、慢性龈缘炎或菌斑性龈炎。本病是最常见的牙龈病。龈上菌斑是引起单纯性龈炎的主要原因。此外,软垢、牙石、不良修复体及食物嵌塞等其他局部刺激因素有利于菌斑的积聚,都能引发或加重牙龈的炎症。

2. 美学影响　主要是牙龈的色、形、质出现炎性变化。

(1)龈乳头和游离龈充血水肿,刷牙或咀嚼硬物时,牙龈易出血。

(2)质地松软脆弱、缺乏弹性,或上皮增殖变厚,使牙龈不再与牙颈部贴附。

(3)牙龈表面点彩消失,变为光亮,严重者龈缘可发生糜烂。

(4)牙龈周围菌斑、软垢、结石聚集,不易去除,牙龈肿大,龈沟加深,形成假性牙周袋。

3. 美学治疗

(1)去除局部刺激因素:可通过洁治术清除菌斑和牙结石,调𬌗,去除不良修复体等,局部可用1%～3%过氧化氢液清洗,0.2%氯己定含漱,或局部使用10%碘合剂。

(2)指导患者正确刷牙方法:保持口腔清洁,养成良好的口腔卫生习惯。

(3)全身性因素引起的牙龈炎:应在治疗系统性疾病同时,配合适当的局部治疗。因血液病引起者,应在血液病控制情况下才可行牙周洁治术或牙龈切除术。

(二)青春期龈炎

1. 病因　本病是发生在青春期少年的慢性非特异性牙龈炎。病情受内分泌因素及局部刺激因素的影响,其中菌斑是主要的致病因素。男女均可患病,但女性患者稍多。

2. 美学影响　好发于前牙唇侧的龈乳头和龈缘,患者的主诉症状常为刷牙或咬硬物时出血、口臭等。检查可见牙龈呈暗红或鲜红色,明显肿胀,龈乳头呈球形凸起,质地松软,有龈袋形成,但附着水平无变化。探诊易出血,患者口腔卫生一般较差。

3. 美学治疗

（1）首先应去除局部刺激：通过洁治术去除菌斑、牙石及局部药物治疗，多数患者可痊愈。

（2）对准备接受正畸治疗的青少年：应先治愈原有的慢性龈炎，并教会他们正确刷牙和控制菌斑的方法，养成良好的口腔卫生习惯，防止龈炎的发生和复发。正畸患者应定期做牙周检查和治疗。

（3）对于病程长，牙龈过度肥大增生的患者：应考虑青春期过后做龈切除术。

🔵链接

　　1996 年美国牙周病学会研究报告：怀孕妇女患有严重牙周病者发生流产、早产或新生儿体重过轻的概率，为一般口腔健康良好孕妇的 7 倍。

（三）妊娠期龈炎

1. 病因　本病是妇女在妊娠期间，由于女性激素（主要是黄体酮）水平升高，原有的慢性龈炎加重，使牙龈肥大或形成瘤样病变，分娩后可自行减轻或消退。

2. 美学影响　可表现为牙龈不同程度的炎症，甚至可形成龈瘤。

（1）龈炎：常发生在少数或全口牙龈，以前牙为重，龈乳头明显肿大，边缘龈和龈乳头鲜红、松软光亮，触之极易出血，有些甚至有自发性出血。一般无疼痛，严重者龈缘可有溃疡和假膜形成，有轻度疼痛。

（2）妊娠瘤：少部分孕妇在单个牙的龈乳头上发生妊娠瘤。以前牙尤其是下前牙唇侧龈乳头较多见。瘤体多呈扁圆形，颜色鲜红光亮或呈暗紫红色，表面光滑，质地松软，极易出血。一般直径不超过 2.0cm，严重的病例可因瘤体较大而妨碍进食或被咬破而出血感染。一般在妊娠 2~3 个月时发生，到 8 个月时达到高峰，由于生长较快，易误诊为肿瘤。分娩后约 2 个月，可恢复到妊娠前水平（图 4-33 和彩图 38）。

3. 美学治疗

（1）原则上与慢性龈炎相似：首先要去除局部刺激因素，控制菌斑，但应尽量避免使用抗生素等全身药物进行治疗，以免影响胎儿发育。同时还应做好妊娠期的口腔卫生宣教工作。

（2）手术治疗：对一些体积较大妨碍进食的妊娠瘤，可在妊娠 4~6 个月间手术切除；分娩后如果龈炎经局部治疗后不消退，仍有实质性牙龈增生，也应行牙龈切除术。

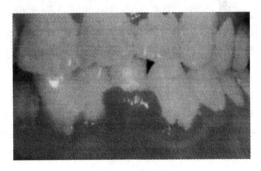

图 4-33　妊娠瘤

（四）药物性牙龈肥大

1. 病因　药物性牙龈肥大又称药物性牙龈增生，本病是指全身用药引起牙龈完全或部分肥大，与长期用药有关，如抗癫痫药苯妥英钠，抗高血压药物硝苯地平（钙拮抗剂），免疫抑制剂环孢素等可引起牙龈增生。

研究表明，牙龈增生的程度与口腔卫生、牙龈原有炎症有关，也与年龄、服药剂量、服药时间和血清浓度等有关。

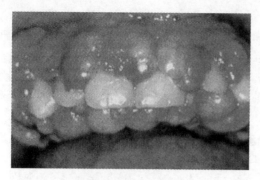

图 4-34　药物性牙龈肥大

2. 美学影响　一般发生于用药后 1～6 个月内,多见于前牙区,只发生于有牙部位,拔牙后增生的牙龈组织可自行消退。病变初牙龈乳头呈小球状凸起,病变继续发展,龈缘与龈乳头连在一起,盖住部分牙面,严重者可影响咀嚼,牙龈表面呈桑椹状或分叶状,质地坚韧,呈淡粉红色,伴发炎症则发红且探易出血。肿大的牙龈形成龈袋,易使菌斑堆积,不易清洁。口腔卫生不良、创伤殆、龋齿、不良修复体和矫治器等均能加重病情。停药后增生牙龈组织可逐渐消退(图 4-34 和彩图 39)。

3. 美学治疗与预防

(1) 停药或改用其他药物。

(2) 局部治疗:作龈上洁治术,消除龈上菌斑、牙石和其他刺激因素,3% 过氧化氢冲洗龈袋,袋内放碘制剂等药物并保持口腔卫生。

(3) 手术:在炎症得到控制后牙龈仍有增生者,可作龈切除术,并修整牙龈外形。

(4) 使用苯妥英钠等药物前一定要消除原有的牙龈炎症,并保持口腔卫生。

二、牙　周　病

牙周炎是侵犯牙周支持组织的慢性炎症性破坏性疾病。临床上最常见的有单纯性牙周炎和青少年牙周炎。其主要特征为牙龈炎症和出血,牙周袋形成,牙槽骨吸收和牙齿逐渐松动。

(一) 慢性牙周炎

1. 病因　慢性牙周炎又称成人牙周炎、单纯性牙周炎。本病是临床上最常见的一型牙周炎,约占牙周炎患者的 95%,由于长期存在的慢性牙龈炎向深部牙周组织扩展而引起牙周组织的破坏。

2. 美学影响

(1) 牙石与菌斑沉积:牙龈缘和龈下大多有菌斑、软垢、牙结石等沉积,牙龈红肿出血,牙周袋形成,身体抵抗力低下时,可形成急性牙周脓肿,可有牙周溢脓、口臭。不仅牙结石及菌斑影响美观,而且牙龈的颜色、形态和质地的变化也造成了对面容美观的严重影响。

(2) 牙龈退缩、牙槽骨吸收:可造成龈缘向根端退缩,使牙根外露、牙间隙增大、食物嵌塞,加快了牙结石沉积,使临床牙冠变长,牙齿、牙周失去美感。

(3) 牙齿移位:牙周病晚期,牙槽骨吸收,支持组织减少,牙齿受咬合力影响而易失去平衡,或继发咬合创伤,使牙齿松动,牙齿出现不同程度移位,直接影响患者的容貌美和功能美。

3. 美学治疗

(1) 去除局部刺激因素:彻底清除菌斑、牙石等病原刺激物,作龈上洁治术、龈下刮治术,调殆减少咬合创伤,脓肿形成后应及时切开引流。

(2) 药物治疗:主要是局部消炎、除臭,促进愈合。常选用 0.2% 氯己定(洗必泰)漱口液含漱;3% 过氧化氢液冲洗牙周袋;局部使用复方碘甘油、抗生素药膜等。严重者全身应用抗生素控制感染,维生素类药增强机体抵抗力。对患有某些系统性疾病者如糖尿病、贫血等应积极控制。

（3）手术治疗:积极治疗后若仍有较深牙周袋或较重的炎症,可行手术方法消除牙周袋和去除炎症。反复感染,久治不愈者,应予以拔除。

（4）正畸、修复治疗:根据情况可采取正畸矫治使移位牙复位,或牙周夹板固定松动牙或行联冠义齿修复(图 4-35、彩图 40 和图 4-36、彩图 41)。

（5）维护治疗:定期对病情进行复查和必要的治疗。

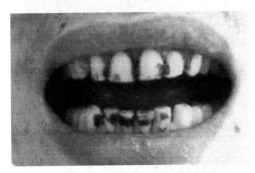

图 4-35　前牙牙周病Ⅱ°松动伴排列稀疏

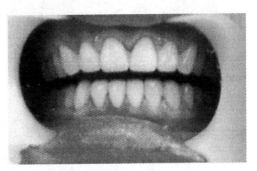

图 4-36　上下前牙烤瓷联冠修复

（二）青少年牙周炎

1. 病因　本病为早发性牙周炎中主要的一型。病因尚不完全明了,目前普遍认为其为多因素疾病。某些特定微生物(放线杆菌和嗜二氧化碳嗜纤维菌等)的感染,以及机体防御能力缺陷特别是患者周围血中的中性多形核白细胞趋化功能异常是引起本病的两个主要因素。

2. 美学影响　本病始发于青春期,一般在 10~25 岁发病,女性多于男性。

（1）早期:患者菌斑、牙石量很少,牙龈炎症轻微,但牙周袋较深,牙周组织破坏程度与局部刺激物不成正比。

（2）病变进展迅速:牙槽骨可很快遭受破坏,上皮附着水平可随之向根尖方向移位。患牙分布以第一恒磨牙和上下切牙多见,大多为左右对称。病变可发展为弥漫型,则全口多数牙齿可受累。

（3）牙齿松动,咀嚼无力:上、下颌切牙在病变早期即可向唇侧倾斜移位,牙间隙增大,接触点消失,特别是上前牙呈扇形分开,后牙移位较轻,咀嚼无力,易造成食物嵌塞(图 4-37 和彩图 42)。

（4）其他:早期即可形成窄而深的牙周袋,中后期可逐渐加宽,大多为骨下袋。X 线片所见切牙区多为水平型骨吸收,第一磨牙近远中呈垂直型骨吸收或与水平型骨吸收并存。有家族史(图 4-38)。

3. 美学治疗　应早期、彻底治疗,防止复发。基本的治疗方法同慢性牙周炎。包括龈上洁治、龈下刮治、根面平整等基础治疗。同时进行咬合调整,消除因牙齿移位而产生的创伤𬌗。药物治疗可选用四环素,由于其不良反应较大,已较少使用,现多选用米诺环素、多

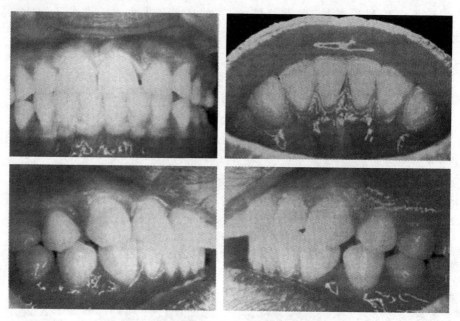

图 4-37　青少年牙周炎

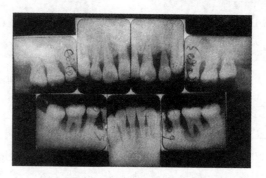

图 4-38　青少年牙周炎的 X 线片(同一人)

西环素,同时联合服用甲硝唑、螺旋霉素等;还可选用固齿丸、牙周宁等中成药口服调整机体防御功能。

案例 4-2 分析　1. 单纯性牙周炎或成人牙周炎。

2. 诊断依据:①患者年龄为 41 岁。②病程长,发展缓慢。③大量牙石、菌斑,牙龈炎症,牙周袋形成,牙齿松动。

3. 治疗方法:①局部:清除局部刺激物,行龈上洁治,血糖控制情况下行龈下刮治,应尽量减少创伤。调整咬合。局部用药可使用碘制剂,缓释剂型的抗生素,如甲硝唑、四环素。积极治疗后若仍有较深牙周袋或较重的炎症,可行手术方法消除牙周袋和去除炎症。②全身:积极治疗并控制糖尿病,急性期可全身配合使用抗生素,如甲硝唑、四环素。③维护治疗:定期对病情进行复查和必要的治疗。

第 5 节　牙体缺损的美学修复

牙体缺损是指各种牙体硬组织发生不同程度的质地和生理解剖外形的损坏或异常。

由于其正常的牙体形态,咬合及邻接关系遭到破坏,因而常对牙齿的健美,牙列的整齐与面部的美容造成破坏。

牙体缺损是牙体美学修复中的常见病和多发病。常见的影响牙齿健美的牙体缺损病因有龋病、外伤、磨损、楔状缺损、釉质发育不全、氟斑牙、四环素牙、牙齿发育畸形等。

🔵链接

　　新中国成立前许多地方曾一度以镶装金牙为时髦,即以金、锡等金属来装饰和美化牙齿,启唇露金,以示富贵和"皇化"。维吾尔族姑娘至今仍有侧切牙镶金为美的习惯。

牙体缺损的修复是采用人工制作的修复体,恢复和重塑牙齿的形态美、色泽美和功能美。目前临床常用的牙齿美学修复体有塑料全冠、贴面嵌体、桩冠、烤瓷熔附金属全冠、全瓷冠等。

每个人因年龄、性别、民族、文化和气质的不同,其牙齿的形态、色泽和质地也不完全相同,修复中应能反映出个性特征,体现出人体的个性美。

修复体的材料应具有良好的生物学性能、物理性能、化学稳定性,以满足美观及易于操作的要求。

1. 颜色　修复体的颜色与自然牙色应协调一致,在人造冠的设计与制作中,应注意避免金属外露,以达到满足患者的美观要求和保护患牙及恢复功能的目的。自然牙的颜色主要以黄白色、黄红色和黄灰色为主,由颈部到切端的颜色由深到浅,呈递减形式自然过渡,且由内向外显露出不同的层次感,因此修复体的颜色应与患者全口牙协调。

2. 形态　每颗牙齿有其特有的形态,牙冠外形有重要的生理意义,并有其独特的自然美感。牙冠的生理形态是多变的,牙面、牙尖、轴嵴都有曲面的起伏,与正常的解剖形态有所差别。因此,修复体应与患者个体口腔内情况协调。在制作中可采取以下方法使修复体更加美观:①加大或减小外展隙,可使修复体与对侧同名牙或邻牙在视觉上大小、形态相一致。②牙龈退缩者可利用龈瓷恢复部分牙龈形态。③应制作出牙冠表面的横、竖条纹及片状纹理,且其位置的分布与对侧同名牙或邻牙基本一致,以增强修复体的立体感和真实感。

3. 质地　质地优良是一种物质的美,在物质美的基础上,修复体的颜色和形态美学才能很好地体现。烤瓷和贵金属材料的质地在修复材料中最为优良。

一、嵌体的美学修复特点

嵌体是一种嵌入牙体内部、用以恢复牙体缺损的形态和功能的修复体。

（1）以往嵌体均为金属制作,但由于金属颜色与自然颜色极不协调一致,故从美学上讲已不是理想的修复材料,目前较为适宜且美观的材料是复合树脂和陶瓷(图4-39、彩图43和图4-40、彩图44)。

（2）洞形制备步骤和要求基本同金属嵌体的要求。由于复合树脂或烤瓷体都有一定的脆性,其抵抗力及耐磨性较金属差,必须保持一定的材料厚度,才能抵抗正常的咬合压力。因此在殆面预备时,应磨除和保持2～

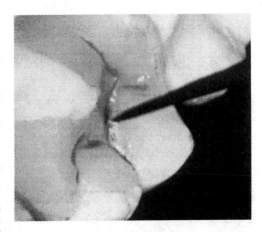

图4-39　树脂嵌体

2.5mm 的深度,近髓时应用氢氧化钙垫底,为保存牙体组织,轴壁局部的倒凹可用玻璃离子填平(图 4-41、彩图 45 和图 4-42、彩图 46)。

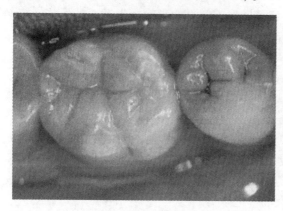

图 4-40　瓷嵌体

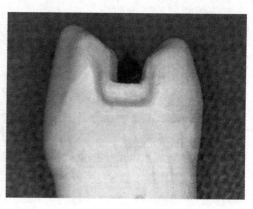

图 4-41　嵌体洞型无倒凹

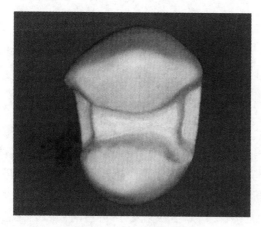

图 4-42　MOD 嵌体洞型

(3)由于树脂或瓷体的脆性,洞形边缘不应预备 45°角的斜面,采用对接形式以防止嵌体边缘折裂,线角应更圆钝以减小应力。由于粘结技术的进步,各轴壁可外展至 6°~10°以方便就位。不能使用丁香油类暂封材料,以免影响粘结效果。

二、贴面的美学修复特点

贴面是在不磨牙或少磨牙的情况下,应用粘结技术,将复合树脂、瓷等修复材料覆盖在表面缺损牙体、着色牙、变色牙或畸形牙等患牙部位,以恢复牙体正常形态或改善其色泽的一种修复方法(图 4-43 和彩图 47)。

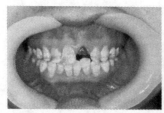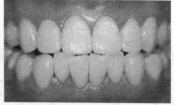

图 4-43　氟牙症瓷贴面修复前、后

目前应用较多的是瓷贴面。瓷贴面制作要点如下。

(1)牙体预备的设计大致可分为开窗型、对接型、包绕型(图 4-44)。

(2)牙体预备量很少,一般唇面从牙颈部到切端预备量不超过 0.3~0.8mm。邻面边缘应置于接触点唇侧不影响美观的区域内,若有牙间隙,邻面边缘最好包括整个邻面,切端磨除量应根据设计需要,开窗型一般切端不磨短,仅在切端顺牙体长轴方向形成无角肩台。对接型和包绕型若切端不需加长,预备 0.5~1.0mm,若需加长,切端预备可超过 1.0mm 但不超过 2.0mm。包绕型切端舌侧边缘线约在舌面切端向下 1.0～3.0mm 的位置,舌侧边缘线避开正中接触区至少 1.0mm 距离。龈缘形成 0.3mm 或 0.5mm 无角肩台。根据不同美观需求可设计成齐龈或位于龈下 0.5mm。

(3) 所有边缘应密合,形态和大小协调,颜色匹配,咬合无干扰。瓷贴面很薄,易透出患牙底色,因此需用树脂粘结剂的试色糊剂先试色。为增强固位,粘结前瓷贴面粘结面应喷砂和超声波处理,并用 5% 氢氟酸处理 30～60 秒,再作硅烷化处理。牙体粘结面用 37% 磷酸处理,釉质面 30～60 秒,少量牙本质暴露区不超过 10 秒。

(4) 为避免折断,试戴时力量不可过大。调𬌗应在瓷贴面粘结后进行,以防调𬌗时发生瓷裂。

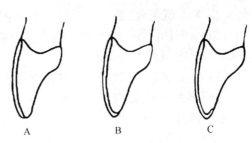

图 4-44　瓷贴面切端牙体预备的设计分型
A. 开窗型;B. 对接型;C. 包绕型

三、塑料全冠的美学修复特点

(1) 具有颜色自然美观,可以配色,易制作和调磨,价格低廉等特点。但耐磨性差,质地软,易老化、变色是其缺点。

(2) 烤瓷全冠等牙体预备后,为暂时恢复患者的牙列美观和保持预备后的修复体间隙不发生改变,以及维护牙体健康和保护牙髓功能,常采用塑料全冠做暂时保护性修复。

(3) 因塑料的抗力较弱,需要一定的厚度才能抵抗咬合力,因此在牙体预备时,应按就位道方向将牙体各轴壁预备出 1.2～1.5mm 的间隙,以保证塑料有足够的厚度,前牙切端及后牙𬌗面至少应预备出 2.0mm 的间隙。要求各轴壁无倒凹,光滑无锐边,轴面角圆钝。为保证就位方便,各轴壁可略向切端或𬌗方内聚。为显示龈缘部的自然与逼真及抗力的需求,应在龈沟内的牙颈部预备出大约 0.5mm 宽的肩台。

(4) 制作中应尽量恢复牙冠的原有外形,使牙冠的长短、凸度、颈和切缘曲线尽可能与对侧同名牙一致。牙弓曲度和谐,外展隙自然。

(5) 塑料冠唇面透露色是指因人工牙面太薄,而透露患牙和粘固剂的颜色。为避免修复后出现美学缺陷,应在保证牙髓健康的前提下,在牙体预备时尽量多磨除一些唇面牙体组织,以增加塑料全冠的唇面厚度,有利于修复体唇面形态的塑造和塑料色泽的稳定。

(6) 因塑料的抗力较弱,若作永久修复,需要一定的厚度才能抵抗𬌗力,因此牙体预备较多,现已很少采用。

四、金瓷冠和全瓷冠的美学修复特点

(一) 金瓷冠

烤瓷熔附金属全冠也称金属烤瓷全冠,简称金瓷冠,是瓷粉经过高温烧结熔附于金属内冠表面而形成的全冠修复体。金瓷冠兼有金属全冠机械强度好和全瓷冠美观的优点,是一种较为理想的美学修复体。

1. 金瓷冠的瓷面制作　通常将金瓷冠的瓷面制作成全瓷覆盖和部分瓷覆盖两种形式。

(1) 全瓷覆盖:是指瓷层全部覆盖金属基底表面。这种形式最为美观,符合美学修复的要求。

（2）部分瓷覆盖：是指瓷层只覆盖金属基底的唇颊面，𬌗面及舌面暴露金属。这种形式美观方面欠佳，适用于咬合紧、𬌗力大的牙体修复。

2. 牙体预备的美学要求

（1）轴面预备：唇颊面应预备出金属和烤瓷厚度的间隙 1.2～1.5mm，以保证瓷色正常。前牙邻面应去除倒凹，舌面仅有金属处可预备 0.7mm，有瓷层的部分至少预备 1.0mm。同时，备牙时保持各轴面壁的相互平行，可微向切端或𬌗方聚合约 2°～5°，以利就位（图 4-45，图 4-46）。

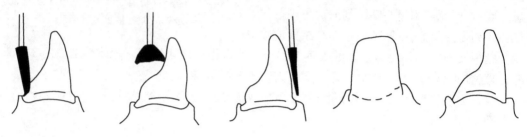

图 4-45　金瓷冠的牙体预备

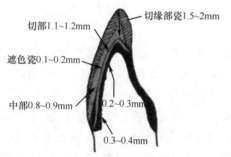

切缘部瓷1.5~2mm
切部1.1~1.2mm
遮色瓷0.1~0.2mm
中部0.8~0.9mm　0.2~0.3mm
0.3~0.4mm

图 4-46　金瓷冠的厚度要求

（2）切端或𬌗面预备：切端与𬌗面是牙齿的功能面，应保持足够的金属与瓷层的厚度，应均匀预备出 2.0mm 的间隙，𬌗面无瓷覆盖部分预备 1.0～1.5mm 的间隙。

（3）颈部肩台的预备：为了保证颈缘瓷层的强度和美观，前牙唇侧边缘位于龈下 0.5～1.0mm，后牙颊侧肩台根据需要可位于龈上或龈下，并形成 1.0mm 宽 135°肩台。邻面、舌面形成 0～0.5mm 无角肩台。

3. 金瓷冠制作的美学要求

（1）为防止金属色透过瓷层，应先在金属表面烧结一层遮色瓷。

（2）牙冠大小可以根据牙列的排列和外形以及着色的情形加以调整。如在牙齿无接触关系、间隙较大时，若单纯加宽牙冠，会使牙冠看起来变短，这时可将牙颈部 1/3 缩窄，接触点稍偏向舌侧或离切端稍远，稍增大唇面凸度，适当减低牙冠的明亮度，在冠的邻面切角部位稍着灰色，从而可使牙冠看起来较显窄。若间隙较小时，可将牙颈部 1/3 适当加宽，接触点稍偏向唇侧或离切端稍近，唇面制作得较平坦，适当提高牙冠的明亮度，可在唇面的邻接部位、切角的附近用较明亮的颜色着色，或旋转排列一个比缺隙宽的牙，可使牙冠看起来似乎更大一些。对于尖牙和前磨牙，还可通过将唇轴嵴、颊轴嵴稍近中移动，使牙冠显窄；将唇轴嵴、颊轴嵴稍远中移动，使牙冠显宽。

（3）利用形态、纹理的搭配，可改变牙冠的倾斜度及表面的形态，达到"以假乱真"的效果。

（4）可以根据色彩学原理，适当进行加色、减色等色彩调整，以达到配色的目的。

（5）不能反复烘烤，否则热膨胀系数加大，降低适应性，增加瓷裂的可能，同时也影响瓷层的透明度和颜色，对牙冠的瓷层层次有较大的影响。

（二）全瓷冠

全瓷冠是全部由瓷粉经高温烧结而成的全冠修复体。由于全瓷冠无金属遮挡光线，它可以逼真地再现天然牙的颜色和半透明性，是美观效果最好的修复体。随着材料科学的发展，全瓷材料强度不断增加，其应用越来越广。

1. 全瓷冠的分类　全瓷冠按完成全瓷修复体最终外形和结构的方式可划分为两种主要类型。

（1）利用加工工艺如直接粉浆涂塑、铸造、CAD/CAM 等直接形成修复体最终的外形和结构，然后再通过上色或染色形成最终修复体。

（2）利用加工工艺如粉浆涂塑玻璃渗透、热压铸、CAD/CAM 等先形成一个强度较高但透明度较低的冠核或核基底形状，然后在冠核基底上涂塑烧烤透明度更高的长石瓷或专用瓷形成与天然牙类似的半透明特性和层次感。

2. 临床的美学要求

（1）全瓷冠牙体预备的标准和要求与金瓷冠类似，但在磨除量和边缘类型上具有特殊的要求，全瓷冠厚度均匀，切端为 1.5mm，唇舌面及邻面为 1.0mm。边缘为宽 1.0mm 直角或略小于90°的有角肩台，内线角圆钝（图 4-47、彩图 48 和图 4-48、彩图 49）。

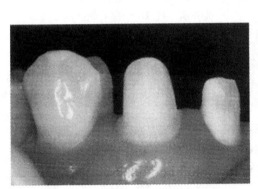
图 4-47　全瓷冠牙体预备形态（唇面观）

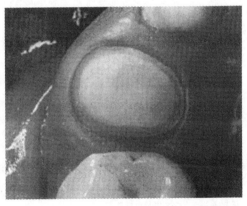
图 4-48　全瓷冠牙体预备形态（𬌗面观）

（2）全瓷冠由于其半透明的特点，所以修复后的最终颜色受基牙颜色、粘结材料颜色、瓷面底层材料的遮色性、瓷层厚度等因素的影响。

五、桩核冠的美学修复特点

桩核冠由桩核和全冠组成，利用桩插入根管内以获得固位，核固定于桩之上，与牙冠剩余的牙体硬组织一起形成最终的全冠预备体，全冠用于恢复牙齿的形态和功能。

桩核冠适应证宽，可灵活地改变桩核的方向获得共同就位道、改变牙冠方向等。恢复的牙冠形态好，其制作方法简便，固位良好，美观舒适，是一种理想的美学修复体（图 4-49）。

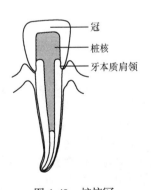
图 4-49　桩核冠

（一）根面预备

磨去薄弱、龋坏的牙体组织，尽量保存剩余的牙体组织，按全冠的预备要求和方法进行牙体预备，全冠边缘应位于健康牙本质上,形成牙本质肩领。所谓牙本质肩领是指冠边缘以上,桩核根面以下一圈高度≥1.5mm、厚度≥1.0mm 的牙本质。无牙本质肩领设计的桩核冠易发生牙根折裂(图4-50 和彩图50)。

(二)根管预备

根管预备的深度应达根长的 2/3 ~3/4,必须保留根尖区 3.0 ~5.0mm 的原根管充填材料,以防止破坏根尖孔的封闭。为获得良好的固位及足够的抗力,还应保证桩的长度≥临床冠的长度,桩在牙槽骨内的长度应>根在牙槽骨内长度的 1/2,弯曲根管预备深度应止于弯曲处,防止根管侧穿,预备桩的直径为根径的 1/3,形态与根的形态一致(图4-51)。

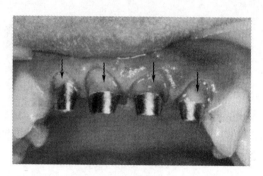

图4-50　牙本质肩领

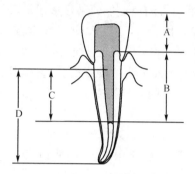

图4-51　根管预备

A. 冠长;B. 根桩长度;C. 牙槽骨内桩的长度;

D. 牙槽骨内的根长(B≥A,C≥1/2D)

(三)桩核的材料美学

若冠为全瓷冠,金属桩核易暴露金属色,影响全瓷冠的美学效果,可选择与牙本质颜色相似的非金属桩核,如瓷桩、碳纤维桩、玻璃纤维桩等。

1. 瓷桩　由预成氧化锆棒作桩核蜡型的核心,包埋铸瓷成型,美学性能最佳。缺点是氧化锆硬度高,受较大外力时易导致根折,临床应用时需严格控制适应证。

2. 碳纤维桩　由沿同一方向排列的碳纤维粘固于环氧树脂基质中,为预成桩,树脂粘结剂粘固,复合树脂作核。

3. 玻璃纤维桩　机械性能略低于碳纤维桩,但由于呈半透明状,美学性能佳,为预成桩,树脂粘结剂粘固,复合树脂作核。

第6节　牙列缺损的美学修复

案例4-3　患者李×,女性,60岁,某工厂医务室医生,因左下前牙塑料托牙丢失,要求固定义齿修复。因昨晚与朋友在饭店会餐后回家洗漱时,不慎将义齿落入下水道。检查发现:11、21 塑料托牙,31、32 缺失,其缺牙间隙明显偏小,只留一个下前牙的正常间隙,41、42、33 均为舌向错位,Ⅱ度深覆盖,33 远中邻面龋,41、42 健康,其切缘高出 33、43 平面,建议其做烤瓷固定桥修复。在局麻下做 41、33 牙体全冠预备、排龈、制取印模、比色、送加工厂制作金属烤瓷冠桥。1周后试合,检查其就位、边缘密合、牙龈、颜色、咬合情况等,满意后消毒、粘固。

讨论分析:①前牙固定桥,除了色泽、大小、倾斜度相近外,还要考虑哪些因素? ②为什么前牙修复体应鼓励患者选择贵金属烤瓷冠?

一、牙列缺损对机体的影响

牙列缺损是指牙列中单个或多个牙齿缺失,但仍有部分牙齿存留。

牙列的主要功能为咀嚼、参与发音和保持颌面部正常形态。当牙列缺损后,其主要危害表现在以下方面。

(一) 对功能的影响

1. 咀嚼功能减退 由于个别牙齿缺失后,影响了牙列切割和研磨食物的功能,原有的咀嚼功能减退,从而降低了咀嚼效率,使食物不能得到充分的咀嚼、消化而加重胃肠和咀嚼肌的负担。同时个别牙缺失而未及时修复,将会造成邻牙向缺隙区倾斜,破坏邻接关系,造成食物嵌塞、继发龋和牙周病等,也会使对颌牙伸长,牙列紊乱而失去美感。

2. 发音功能障碍 牙、唇和舌均参与发音和言语,而三者之间的位置关系,对发音的准确性与言语的清晰度有重要影响。由于牙的位置可限定发音时舌的活动范围,故整齐而完整无缺的牙列,是准确发音的条件之一。当牙的位置异常或部分牙缺失后,将直接影响发音和言语时音调、音色、音量的准确性和清晰程度。

(二) 对容貌的影响

1. 牙列完整性破坏 正常牙列能维持面部外形的自然状态,能使唇颊部丰满,面部肌肉张力协调、表情自然、形态正常。整齐的牙列给人以完美无缺的天然美感,当个别牙或部分牙缺失后,这种自然的美感将遭到破坏。

2. 面容改变 正常的面部容貌是由整齐而健全的牙列支持和维护的。当部分牙缺失后,唇颊部软组织因失去牙齿的支持而内陷,使面部局部塌陷。尤其是前牙缺失,会破坏面容的自然,缺牙越多,影响越大。当多数牙缺失时,则会使面下1/3的垂直距离缩短,面部皮肤形成皱褶,鼻唇沟加深,使面容显得苍老。当牙列及咬合关系异常者,面形也会受到影响。

3. 对牙周组织和颞下颌关节的影响 缺牙较多,特别是后牙缺失较多,咬合压力集中在少数余牙上,超过余牙的代偿功能,其牙周组织会因创伤而出现病理性改变,如牙周膜水肿、牙槽骨吸收、牙齿松动等。有些失去咬合关系牙齿的牙周组织,也会因缺乏功能性刺激而出现失用性萎缩。

另外,当牙齿缺失较多,余牙伸长,倾斜和移位,咬合关系会有显著的破坏,出现咬合创伤,阻碍下颌前伸。侧向运动时,对颞关节可产生不同程度的影响。当一侧后牙缺失较多,形成单侧咀嚼习惯,咀嚼肌群会出现张力不平衡现象。大量缺牙,使垂直距离明显减低,咀嚼肌群需要过力收缩才能达到咬合。久之,肌肉会出现疲劳或痉挛,髁状突移位,颞下颌关节会受到损伤,出现咀嚼无力、疼痛、张口受限、关节弹响等症状。由于髁状突后移压迫耳颞神经,还可能出现耳鸣、头晕等症状。

4. 对心理健康的影响 由于牙齿缺失而引起了容貌变化,易导致患者的心理产生变化,从而使患者原本优越的形象心理发生畸变,不愿抛头露面,不愿讲话,不愿参加社交活动。

二、牙列缺损的美学修复特点

牙列缺损后,由于危害性较大,应积极采取美学修复的方法以恢复口腔颌面的美学形态。

牙列缺损美学修复的目的,就是在恢复缺失牙齿咀嚼和发音功能的同时,特别注意恢复其对面容的作用,力求达到最佳的美学效果。

牙列缺损后常用的美学修复方法有两种,即固定桥美学修复与可摘局部义齿美学修复。

（一）固定桥的美学修复特点

1. 逼真的形态 固定桥能够完整地恢复缺失牙的天然解剖形态和基牙的自然形态,能够恢复良好的邻接关系和外展隙,具有与天然牙列协调一致的自然美感。

2. 美观的色泽 由于美学修复认识的不断进步,当今固定桥类型大多采用了金属烤瓷的形式。内层的金属基底增强了固定桥的抗力,外层的烤瓷则是恢复了天然牙体的自然色泽。由于瓷层颜色可以与天然牙体不同部位的牙釉质颜色协调一致,因此,其色泽逼真,自然而美观。

3. 仿真的功能 固定桥是利用天然牙为基牙,并通过固位体将其固定在两端基牙上,使之成为一个整体。两端基牙均匀分担垂直向的殆力,并传导至缺牙区牙龈,使牙龈和牙槽嵴接受类似天然牙周膜的生理性刺激,从而维护了缺牙区牙龈及牙槽嵴的形态美。

4. 基牙预备和固位体的美学要求 基牙预备应保证修复后的固位体保持与天然牙一致的外形,其邻接关系、外展隙以及轴面形态均与天然牙列协调。固位体颈缘深入至龈下,可达到"以假乱真"的自然美。

5. 固定桥的美学要求 设计固定桥的类型,对固定桥的稳定与美观起着决定性的作用。临床上常用的固定桥有:锤造焊接金属桥、整体铸造金属桥、金属-塑料联合桥、金属-烤瓷桥、全瓷桥等。全金属桥,无论是锤造或铸造形式,因其为金属色,都将严重影响美观。

（1）金属-塑料联合桥:虽在色泽上比较满意,但因塑料易变色、强度差不耐磨损,远期效果不佳。

（2）金属-烤瓷桥:金属基底是高熔合金,其具有良好的抗形变性质和很强的抗压强度以及足够的抗挠曲性能;金属表面的瓷层与基底金属具有良好的生物相容性;瓷的色泽可与天然牙匹配,并具有永久性,因此金属-烤瓷桥是牙列缺损固定桥修复中较为理想的美学修复类型。

（3）全瓷桥:全瓷桥无金属基底,色泽自然逼真,无金属基底的影响。因此全瓷桥是牙列缺损固定桥修复中最为理想的美学修复类型。

（二）可摘局部义齿的美学修复特点

1946 年,Gland Mouton 采用有弹性、患者可自行摘下和戴上的卡环做义齿固位体,从而产生了可摘部分义齿,简称可摘义齿。可摘义齿适应范围广、操作容易、设备简单、价格低廉,其美容修复不仅要修复缺失的牙齿和黏膜、牙槽骨等软、硬组织,恢复和改善牙弓外观和面容外形,而且患者要经常自行取戴,所以可摘义齿的制作还要体现出雕塑的立体美、绘画的色彩美和书法的线条美,使它成为一件精美实用的工艺品,给人以视觉美的感受。可摘义齿一般是由人工牙、基托、固位体和连接体等部位组成。其中固位体又可分为直接固位体(主要是卡环)和间接固位体(如舌支托、悬锁卡等),连接体又可分为大连接体和小连接体(图 4-52、彩图 51 和图 4-53、彩图 52)。

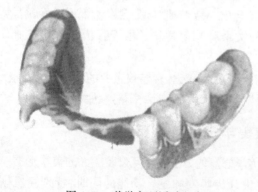

图 4-52　美学卡环活动义齿

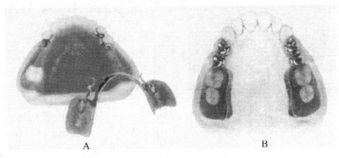

图4-53　附着体活动义齿

可摘局部义齿的人工牙,是恢复容貌、牙列形态、牙体美观和生理功能的主要部分,它代替缺失的天然牙,恢复牙弓的完整性及正常面形,建立咬合关系,恢复咀嚼功能、辅助发音。应根据患者的性别、年龄、面色、肤色、个性美以及缺失牙部位的不同而选择合适的人工牙。

1. 人工牙的美学要求　由于可摘义齿人工牙的大小、形态、颜色和排列等都会对活动义齿的美学性能产生明显的影响,以下对人工牙这几方面的设计进行探讨。

(1) 人工牙大小的选择:一般来讲,人工牙的大小、形态、色泽应与同名牙和相邻牙对称、协调;满足切割功能,达到语言和美观上的要求,人工牙的颜色应与患者的皮肤、年龄、气质等相协调,兼顾色相、彩度以及明度,保持自然、逼真,与天然牙颜色相匹配,同时兼顾缺隙的大小综合考虑。对个别前牙缺失,间隙不够时,可先考虑将人工牙近远中少量调磨,但不可过多。如间隙仍不够,则应考虑将人工牙轻微扭转,这样实际上可使义齿看起来更自然(图4-54)。当间隙过大一些时,可以将牙按常规排列,而在人工牙近远中留出少量间隙用蜡填满,这时需注意人工牙的近中面应尽量与邻牙贴近,间隙主要留在远中、尤其是上中切牙应特别注意。如果间隙大得太多,则应考虑多排一颗牙齿来填满间隙(图4-55)。同时应对相邻牙做出适当调整以求达到更好效果。

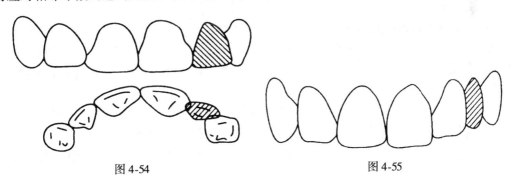

图4-54　　　　　　　　　　　　　　　　图4-55

(2) 人工牙形状的选择:人工后牙由于位于牙弓后部,对美观影响不大,只要形状与相邻牙协调一致即可。人工前牙选择时考虑的因素则较多,除了患者的性别、年龄和面型外,还要考虑患者的性格特征等因素。其原则仍是要与相邻真牙协调一致。长短应与咬合平衡,扭转角度应与牙弓或颌弓外形一致。例如面部较宽大而平展者,应设计和选择较宽大、牙面较平的人工牙;而面部消瘦者,则应选择牙面较窄而略呈弧形的人工牙。

(3) 人工牙颜色的选择:健康而美观的天然牙颜色应呈现乳白色半透明状,近似象牙色。因此,在人工牙的选择和比色时,应首先参照患者的相邻牙和同名牙的色泽,其次参照其他余留牙、对颌牙以及整体牙列的颜色,更主要的是根据天然牙颜色变化的规律以及患者的肤色、个人爱好等进行选择。一般来讲,对肤色较白的年轻人,宜选用亮度较高,彩度较低,色相稍白的牙;而对老人,肤色较黄黑者,宜选用亮度较低,彩度较高,色相偏黄的牙。当然,患者的个人爱好有时会成为主要的参考指标。

(4)人工牙排列位置:人工前牙排列时,原则上应以对侧同名牙作为主要参考依据,与邻牙协调。如缺牙较多,则应注意中线与两中线(面中线、人中线)一致;覆盖和覆𬌗不宜太大,前牙为反𬌗关系时应尽可能排成正常𬌗或对刃𬌗关系;同时注意前牙应尽可能恢复上唇丰满度。当缺牙间隙过宽或过窄需要在排牙期间作相应调整时,调整部位应尽可能靠后。

(5)人工牙的材料:可分为塑料牙和瓷牙。成品的塑料牙有普通型和多层色硬质型。普通型的光泽性较差易变色,不耐磨损,而硬质型多层色的塑料牙色泽美观,形态逼真,韧性好,与其基托结合强度高,表面硬度大、耐磨损。瓷牙的外形和色泽好,硬度高,耐腐蚀,不易磨损,但因其脆性大,易破裂,不易磨改,因而在临床上较少应用。

2. 固位体的美学设计 可摘局部义齿的固位体有防止义齿在行使功能时脱落,抵抗义齿的翘起、下沉、摆动和旋转,将力传递至基牙上的作用。它包括了金属铸造和钢丝弯制两种类型。由于金属色泽与天然牙齿色泽不一致,这就使得位于天然牙面的固位体有碍美观。

(1)为了保持可摘局部义齿与口腔组织及天然牙列的整体和谐之美,可摘局部义齿的固位体应尽量设置在较为隐蔽的部位,或采用最具美学意义的套筒冠、附着体。

(2)在设计和选择固位体时,应注意尽可能少暴露金属,以免影响美观,尽可能把固位体设置在后牙或牙体较隐蔽的部位,以减少对美观的影响。

3. 基托的美学要求 基托在可摘局部义齿的美学修复中,可发挥修复组织缺损,支持唇、颊部软组织,恢复和改善面容的作用。它将义齿各部件连成一个整体,承担、传递和分散𬌗力,恢复软、硬组织缺损,增进义齿的固位和稳定。基托的范围、厚度、磨光面外形,与天然牙的接触关系以及缺牙区的部位等都与美学有很重要的关系。

(1)在不影响固位和支持的情况下,应尽量缩小,有可能的话最好不设计唇侧基托,以使义齿更加小巧。

(2)要求塑料基托其色泽和表面形态近似口腔黏膜。金属基托的优点是强度高,体积小,较薄而舒适,但其色泽和表面形态不太美观。金属-塑料基托采用了金属与塑料两者结合的形式,既展现了塑料的色泽美与形态美,又减少了基托覆盖口腔组织的面积,增加了基托的坚固性。

(3)基托在人工牙的颈缘处应有清晰流畅的颈缘曲线,应与邻牙连续、协调一致。唇、颊侧基托外形应呈现根凸面,形成与天然牙槽外形相似的逼真效果。

(4)选用含有毛细血管丝的仿生基托材料,其色泽应与患者的口腔软组织色泽接近,并达到自然美效果。

4. 基牙预备美学要求 基牙预备时,应依据患者的年龄、性别、素质、个性审美及主诉等综合考虑,做出一个较完美的设计方案,再根据方案进行基牙预备。

第7节 全口义齿的美学修复

案例4-4 患者,女,62岁,退休教师,因牙齿全部缺失要求进行全口义齿修复。该患者脸型呈卵圆形,皮肤白,显年轻,对美观要求高,要求义齿能表现个性。口内检查:牙槽嵴较丰满,黏膜愈合良好,上下颌弓水平正常,颌间距离中等,系带位置正常,舌的大小和位置正常。

讨论分析:请从美学角度试分析如何给该患者进行全口义齿修复?

一、牙列缺失对人体美的影响

牙列缺失是指上颌、下颌或上下颌牙齿全部缺失,是临床上的一种常见病、多发病。

由于天然牙列的支持,使面下部软硬组织处于自然协调的位置,天然牙列维持着人的颜面部形态和比例。当全牙列缺失后,明显破坏了面部形态的完整性,临床上常用全口义齿进行修复,以恢复丧失的咀嚼功能和患者的面部美观。牙列缺失后对人体有以下的影响:

(1)严重影响着咀嚼功能的发挥,妨碍了对食物的切割与研磨,影响消化功能,增加了胃肠道的消化负担,进而影响到全身健康,导致胃肠疾病的发生。

(2)对发音也有明显影响,人在发音、谈话、唱歌时,气流都要从体内经上下牙齿之间冲出口外,故开口的大小与声音的变化有密切的关系。前牙的舌面、切缘又是发音时舌位变化的重要引导标志。假如牙齿缺失了,舌就失去了定位标志,气流经过的路线中少了一道控制的关口,发音就不准确,听起来就像漏风一样。尤其是对一些职业与发音有关的特殊患者(如演员、教师等)造成极大的不便。

(3)牙列缺失后,面下1/3高度变短,唇颊因缺牙而内陷、口周的皱纹增多,面容显得比实际年龄苍老很多,面部的协调与美观的改变,给患者心理上带来了很大的压力。年轻人若患牙周病、严重的龋病,自己的牙齿一个个被拔除,无疑会产生心理创伤,会有一种难以言表的自卑感,认为自己不如别人。表现为性格孤僻,不愿见人,不想参加社交活动,每日的活动范围局限在家庭和工作场所内,这种心理状况会促进人的迅速衰老。

(4)由于缺乏咀嚼运动,面部肌肉出现失用性萎缩,颅骨骨缝变浅、模糊,骨密度减小,骨重量减轻。全口缺牙常是牙齿陆续缺失,患者在较长时间里会单侧咀嚼,进而引起骨骼的偏斜。

二、全口义齿的美学特征

牙齿全部缺失后,采用全口义齿修复,可以恢复大部分的咀嚼功能,改善发音、面容,同时还可缓解由于缺牙而造成的各种心理压力。一副好的全口义齿修复体,除了与解剖生理原则和生物力学要求相适应,其本身还能够多方位、多角度展示出义齿修复体造型的形式美。所谓形式美是指物体的各种形式因素(如线条、形体、色彩等)有规律地组合,构成美在形式上的共同特征,产生一系列的形式美法则,如反复、齐一、对称、均衡、协调、节奏、比例、和谐等。全口义齿修复的全过程是按照美的规律来进行艺术造型的。下面从形式美的规律阐述全口义齿的美学特征。

(一)对称与均衡

人体特别是口腔颌面部的结构体现了这一美的特征,全口义齿则更为凸出,以正中矢状平面为基准,不仅大小、形态、颜色对称均衡,而且在排列上也存在着三维空间的位置对称。总之,对称美在全口义齿的点、线、面、角的几何图形中,无不给人一种美感、均衡,但非常重要的是在正中咬合时上下牙尖窝相对,相互锁扣且上下颌弓形成一定的覆𬌗、覆盖关系。这是全口义齿具有衬托中心和稳定、庄重的美学意义。

(二)单纯与齐一

为同一形式有规律反复出现,也可称之为整齐美。全口义齿人工牙列为一整体,无论从唇颊侧、舌侧、咬合面,牙齿有规律的排列,使人感到有秩序、条理,但由于前牙、前磨牙、磨牙均各有特点,其牙体解剖形态各有不同,整个牙弓是单纯而变化的,没有单调感。牙体功能与形态上的统一,使齐一与变化结合起来,进一步增强了美感。

(三) 比例与和谐

全口义齿的中切牙的大小与面部诸多器官保持一定比例关系,上中切牙的近远中径为面部宽度1/16,是下中切牙宽度的1.5倍,上中切牙宽度是瞳孔间距的1/6.5,这些数据均可作为选择人工牙的参考。前牙的长宽比接近"黄金分割律"比值1.618。选择前牙既要注意患者的面型,又要考虑患者的年龄、性别、肤色。恰当的比例美,构成了全口义齿的比例匀称美。

(四) 调和与对比

调和是差异中趋于统一,对比则是差异中趋向对立,全口义齿的色彩较明显地呈现了调和对比的形式美,切牙的龈端较黄,切端较白,并逐渐移行,无明显界线,唇面光泽逼真。近年来基托材料中加入了适量深红色纤维,仿牙龈中的血管网,使色调更鲜明,对比更醒目。而人工牙是大小宽窄、尖窝、排列高低的对比,使修复体的造型更具特色。

(五) 韵律与节奏

一般认为只有动态的事物才有节奏,其实并非完全如此,绘画中的浓淡层次,建筑中的鳞次栉比,自然景观中的层峦叠嶂皆是如此。全口义齿排列是左右、大小相同,颈缘、殆面、舌面、唇颊面的形态都是高低起伏,尖窝沟嵴相互间隔交错。下颌运动时的咬合运动,周而复始循环往复形成了下颌运动时的全口义齿的节奏美。

(六) 多样统一

多样统一指的是不变中有变,相似中有不似的形式美规则。从人工牙来看,其颜色是黄色与白色的统一;其大小形态并非完全一致,而是有大有小,形态不同且相近的统一。从人工牙排列来看,形成了较多的优美曲线,如横殆曲线、纵殆曲线、牙弓曲线、Spee曲线等,这些优美的曲线有机地统一于全口义齿中。同时,全口义齿正确的垂直距离和咬合关系,使患者面下1/3高度得以恢复,从而保持了颜面的丰富和美观,并保证了义齿能行使咀嚼功能,使形式美和功能美相统一。

● 链接

全口义齿修复细节

从第一次取印模到戴上义齿一般需要就诊四次。全口义齿修复过程:取印模-确定咬合关系-试牙-戴牙。全口义齿戴入后,由于松软、且厚薄不均的黏膜(俗称牙床)夹在了较硬的义齿和牙槽骨之间,黏膜薄的部位就比较容易产生压痛。如出现疼痛或其他不适,还需请医师调改。特别要提醒您注意的是,在复诊的前一天最好能坚持戴用义齿,以便医师利用义齿在牙床上留下的压痕快速、准确地对疼痛部位做出诊断处理。此外,全口义齿的稳固性不如带卡环的义齿,初戴时不习惯,尤其是下颌义齿,说话、吃饭时易松动、脱落。在排除了义齿本身的制作原因后,尚需在医师的指导下进行练习,逐步适应。适应期因人而异,一般需1~3个月。

三、全口义齿的个性排牙法

一般来说,普通排牙法,即左、右侧同名牙按照严格的标准对称排列,很接近"理想殆",

但不考虑患者千差万别的具体情况,形成的人工牙过于整齐,千篇一律而显得呆板,使人一眼就看出是义齿,即所谓的"义齿面容"。当今,人们对全口义齿不再满足于僵化呆板的格局,希望所戴义齿具有一些个性色彩,于是全口义齿个性修复应运而生。

所谓个性排牙法就是超越过于刻板的排牙方式,参照患者千差万别的具体情况,对前牙的大小、形态、颜色进行与面部诸特征相协调的选择,并对前牙的排列方式作适当调整,模拟天然牙列常见的不很整齐状态或微小缺陷,使人工牙列形似真牙的自然、逼真,并体现出各自的个性,既满足功能恢复,又增进美观的"回复自我"的特殊要求。因这种排牙法主要体现性别(sex)、个性(personality)、年龄(age)三大要素,因此又称为 SPA 排牙法。

个性排牙法是建立在全口义齿具有良好的固位、稳定,颌系统功能协调的基础上,配合突出患者的个人气质、生理特征和心理要求为主要目的的一种修复方法。它是医患双方在较高审美层次上的结合,是灵活运用排牙原则模仿自然的创造,其个性表现形式多种多样。根据临床实践,可归纳为以下几种形式。

(一) 牙位的变动

一般只限于对上下颌前牙的个别变动,其中以中切牙变动产生的效果最显著,上侧切牙变动产生的效果次之。常用的变动法有如下。

1. 上颌切牙的个性排列法

(1) 以上颌中切牙的远中接触点为支点,中切牙近中唇向旋转少许,从切端观,呈"∧"形,两牙交角约140°,即呈"内翻式"。

(2) 以上颌中切牙的近中接触点为支点,中切牙远中唇向旋转少许,从切端观,呈"∨"形,两牙交角约140°,即呈"外翻式"。

(3) 上颌侧切牙的近中面向腭向旋转少许,一般用于女性患者。

(4) 上颌侧切牙的近中面稍重叠于上颌中切牙唇侧远中面上,一般用于男性患者。

(5) 上颌中切牙整体向唇向移动少许,使前牙列不呆板。

2. 下颌切牙的个性排列方法

(1) 下颌中切牙呈"内翻式"。

(2) 下颌中切牙呈"外翻式"。

(3) 下颌侧切牙整体向舌向或唇向移动少许,切端略超出𬌗平面。

(4) 一侧下颌中切牙和另一侧下颌侧切牙均向唇向移动少许。

(5) 下颌中切牙整体向唇向移动少许或移动其中一个中切牙。

3. 尖牙的个性排列法

(1) 上颌尖牙颈部稍向唇侧凸出,切部内收。

(2) 下颌尖牙的近中面向唇向旋转少许。

(3) 上颌尖牙整体向唇向移动少许,牙尖离开𬌗平面 1.0 mm 左右,形似"虎牙"。多用于年轻患者,显得活泼有朝气。

链接

切牙的其他个性排列法

1. 个别牙扭转式:将某切牙唇面向近中或远中轻度扭转,呈15°~20°。

2. 过小牙式:将某侧切牙打磨成过小牙或略呈圆锥形,排入相应牙弓内。

3. 牙间隙式:将两中切牙间留微小中缝,不宜超过 1.0 mm,或在几个前牙间排成均等或不均等的牙间隙,呈牙列稀疏状。

4. 变色牙式:对某个侧切牙或尖牙(中切牙是整个牙列的"视觉中心",不宜作变色的个性处理),选择颜色深暗的人工牙,使该牙与其他牙形成色彩和明度上的反差。

5. 牙体缺损式:将某切牙的近中或远中切角磨去少许。

6. 修复体式:在某前牙近远中做片切,制作锤造开面冠或铸造3/4冠,有意微现金属,或在唇侧牙颈部磨成楔形缺损状,用银汞合金充填。

7. 切𬌗式:将上、下前牙排列成切缘对切缘的咬合关系。

8. 反𬌗式:将上、下前牙排列成下前牙覆盖上前牙的咬合关系。

9. 错觉式:适合于特殊面型者,通常采用调磨切角边缘,修整唇面形态,修整龈缘基托,雕刻唇面发育沟等,以改善牙体过大、过小、过宽、过窄、过长、过短的视觉效果。

(二) 唇面、切面、弓形的调整

在个性排牙中一般将女性患者的前牙排列整齐对称,以体现女性的温柔秀丽之美,将男性患者的前牙排列不规则,但整体应协调,棱角应分明,前牙切缘连线起伏不应太大,以体现男性的阳刚之美。

(三) 切缘、颈缘的调整

(1) 人到了中年以后,天然牙的唇面、切角、切缘一般磨损明显,所以对老年患者,全口义齿前牙排列时可将人工牙的唇面、切角、切缘做相应的调整,使之与年龄相符,后牙𬌗面对美观影响不大,可不必处理。

(2) 颈缘的调整。颈缘线随着年龄的增长,牙周组织渐渐萎缩,牙龈缘位置降低,牙颈部暴露部分增多。因此根据患者的年龄,全口义齿人造牙的颈缘线位置也相应变化。

(四) 上下颌弓关系不协调的人工排列

(1) 上颌弓大于下颌弓时,可将上前牙稍向腭侧倾斜,下前牙稍向唇侧倾斜,尽量排成正常𬌗关系,如上颌弓明显前凸,可选用比上前牙小一号的下前牙,也可采用减数等方法(如去除下颌第一前磨牙),以利于人工后牙的排列。上颌后牙可适当排向腭侧,下颌后牙适当排向颊侧,严重者可将下颌后牙排在牙槽嵴顶上,再按正常的咬合关系排好上颌后牙,然后将上颌颊侧基托加厚,以恢复美观和支持颊部组织。

(2) 下颌弓大于上颌弓时,应尽量将前牙排成正常𬌗或对刃𬌗关系,如下颌弓明显前凸,前牙可排成反𬌗关系。上颌后牙可稍排向颊侧,下颌后牙可稍排向舌侧,后牙排列也适当加大横𬌗曲线曲度,严重者,上下颌后牙应相互交换位置排列。

随着社会人群审美意识的增强和对口腔美学的关注,会有越来越多的患者对人工义齿提出一些审美性要求。这些要求或顺乎常理,或观念超前,或突发奇想,有的需要解释,有的是对医生的启迪。因此,个性义齿的出现,对口腔修复科医生和技工而言,是一项审美能力和技巧的重要考验。

链接

个性修复患者的审美心理分析

义齿美学始于患者对美的认识。患者要求在义齿上表现个性,既可还其生理学外表以真实,又可更好地适应社会环境的需要。例如一位供职外贸的专家,要求医生制作两副全口义齿,一副排牙很整齐,以满足出国工作需要,另一副是恢复原天然牙特点的个性义齿,留作回国后戴用。还有人要求在整齐全口义齿的某前牙上制作金属开面冠,给人以只有这颗是义齿,其余都是真牙的错觉。由此可见,个性修复中蕴含着一种跨文化的心理学现象。个性义齿在我国刚刚起步,推广尚需一个过程。由于长期受典型排牙的影响,许多患者不知道人工牙还可以表现个性和回复自我,当了解个性义齿的内涵,或受戴个性义齿者的启发后,会主动提出或在医生引导下接受个性排牙。这类患者一般的学历和知识修养都较高。笔者曾对制作个性义齿患者的职业作过统计,80%以上是知识分子和干部,说明无牙颌者的审美心理与文化背景密切相关。可将患者对个性义齿的认识归纳为3种心态:①原有天然牙较整齐者,多数要求按常规法对称排牙。②原有天然牙有畸形者,其中一部分人仍然希望排成整齐的牙列,以借助义齿改善容貌,增进美观,尤其是女性。③有畸形的另一部分人,视失牙前的轻度异常为自身的特点,愿意保留原牙列的排列方式,通过对天然牙的回忆,激发了对健康和自尊情感的追求。

四、全口义齿基托的美学

全口义齿若要获得科学性、艺术性、审美要求的最佳效果,必须重视义齿基托的美学问题。

(一) 基托的牙龈颈曲线

1. 颈曲线与人工牙形态的一致　人造牙形态的选择应视患者的面型和颌骨的形态来确定。通常一个人的面型、弓形和牙冠是相互协调的,颈曲线可通过其曲度的改变以适应不同形态的人造牙。如方圆形的人造牙、颈曲线曲度应设计得小而平直;尖圆形的人造牙,颈曲度应加大,呈现出较明显的"波峰"和"波谷";椭圆形的人造牙其颈曲度则居上述两者之间,如果将几种不同形态的人造牙采用同一种形式的颈曲线,效果不会令人满意。

2. 颈曲线与年龄的关系　牙龈组织随年龄增长呈一定程度的退缩,使牙龈附着向根面移动,天然牙根部分外露。根据这一变化特征,对年龄较大的患者,牙龈颈曲线的位置应向龈方降低一些,以暴露部分人造牙的牙根部,颈曲度应稍小,是平滑状。龈缘应薄而紧贴牙颈缘,龈乳头以下要适当后缩,形成龈外间隙,而年轻的患者则反之(图4-56)。

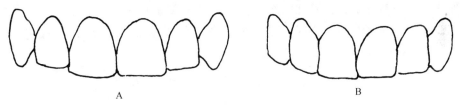

图4-56　颈曲线与年龄的关系
A. 青年人颈曲线;B. 老年人颈曲线

3. 基托龈缘的斜面斜度　正常人的龈缘有约0.5mm宽的天然斜面,且与牙面之间形成呈45°角,这一斜面及斜度的存在,可有利于食物的排溢流通,使食物对天然牙龈有一定的生理按摩作用,而不损伤牙龈,虽然全口义齿的基托不存在牙龈的按摩作用,但对于食物的排溢和义齿的美观还是具有重要意义的。因此全口义齿基托龈缘与人造牙之间应恢复正常的形态关系。

(二) 唇颊侧基托磨光面外形

1. 牙根凸度的形成　为模拟天然牙根部黏膜的形态,在基托唇颊面相当于人工牙牙根的部位,顺着各个牙齿的自然趋势,使根部微微隆起,形成牙根外形。在制作全口义齿时,牙根形态的呈现不仅有利于衬托人工牙的立体感,显得逼真自然,而且有利于食物的排溢流通。但是太长太凸的根部要避免,否则只能出现相反的效果(图4-57)。

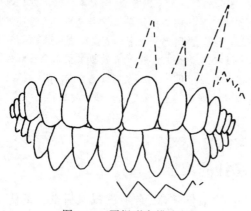

图 4-57　牙根形态模式图

少患者的异物感,使义齿显得美观逼真。

2. 凹斜面固位形　全口义齿行使咀嚼功能时,舌体与颊肌施加于基托磨光面的力量会是一种机械扶持力,有助于固位,故在上、下颌基托的颊侧和下颌基托的舌侧应形成凹斜面,即上颌颊侧向下外,下颌颊侧向上外,下颌舌侧向上内,使基托外形与唇、舌、颊肌的活动协调。

（三）基托的舌侧形态

人工前牙舌面常不具备类似生理的舌面形态,在制作基托时就应使上、下前牙同时形成舌侧牙龈颈曲线,并要求以基托材料形成牙齿舌面的生理形态,会有利于患者的发音、减

（四）恢复腭皱襞形态

全口义齿腭皱襞形态的恢复不仅使义齿显得逼真自然,而且符合生理要求,利用患者发舌腭音时舌的定位,使发音清晰、准确,感觉舒适。腭皱襞可按个人原来形态复制而成,它能使患者更快地适应义齿,发音更准确、清晰。

（五）基托的"仿生"处理

在有基托的活动义齿,尤其是全口义齿修复中,基托的仿生加工特别重要。一副制作工艺精良的全口义齿,再加上栩栩如生的基托的仿生处理后,其实用价值、观赏价值和情感价值都会得到质的升华。基托最好采用 Yi-F 仿生义齿基托树脂。这种树脂具有较好的可塑性和较长的面团充填期,成形后基托无气泡,表面光滑易抛光。抛光后的基托光泽好,色彩鲜艳,基托中呈现出微小血管和天然牙龈组织形态,逼真自然。

总之,最终制成的全口义齿应轮廓自然,色泽晶莹,尤其戴入口中在唾液滋润下更能显出逼真的美学效果,堪称一件艺术品。

五、全口义齿制作不当对面容的影响

全口义齿制作不当是指全口义齿制作过程中垂直距离确定、人工牙选择和排列及基托成形不当造成对全口义齿本身及面容美观性的不良影响。全口义齿美观设计不当的主要影响有以下几个方面。

（一）人工牙选择不当的影响

由于前牙的大小、形态、颜色都和人的面容、性格、气质等有一定的关系,这些关系处理是否得当,将会影响到全口义齿的美观。

1. 人工牙大小选择　前牙大小的选择应以面部标志进行参考,以达到微笑或讲话时只显露上颌六个前牙,且尖牙与口角之间应有适当的间隙。如果选牙偏大,尖牙与口角间的间隙变小或消失,看起来牙齿在面部所占的比例过大,好像口内全被牙齿塞满了一样。如果选牙偏小,会使口角间的间隙过大,显露出第一、二前磨牙,甚至第一磨牙,前牙看起来像乳牙。所以,人工牙偏大或偏小都是不适宜的。

2. 人工前牙的颜色　根据患者性别、年龄以及面部皮肤来选择,同时还应参照患者的爱好与职业等,并征求患者对选出人工牙的意见。一般来讲年龄大、肤色黄黑患者,如人工

牙偏白会十分显眼,很容易看出是义齿;而年纪轻、肤色白者,人工牙偏黑让人认为是"四环素牙",会给人一种不良的感觉。因此在人工牙颜色选择时应尽量注意。

3. 人工牙的形状　牙型应与患者领弓形状、面型相协调,通常临床上是根据患者面型来选择同型的前牙,还要考虑到患者性别、体形。一般来讲,矮胖、面宽的男性患者宜选择方圆形人工牙;瘦长、面形尖圆以及女性患者,宜选用尖圆形人工牙;而多数患者均可选用椭圆形人工牙。如果没有合适形态的人工牙,医生可以将人工牙加工修改,使与患者的体型、面形、性别相适应。

(二) 人工前牙位置的影响

1. 中线偏斜　全口义齿的中线与面部中线一致是非常重要的,但有的全口义齿戴在患者口中后,中切牙交界线却偏向了一侧,或中切牙交界线斜向一侧。中线偏斜破坏的是人体美的重要特征即对称性,严重影响面容美观。

2. 上前牙切缘连线倾斜　上前牙切缘连线与人体的中轴线是垂直关系。如果这条线倾斜,同样会影响人体的对称性。上前牙连线实际上是一条与下唇线一致的曲线,因而给人以和谐感。产生倾斜的原因有:①仅以瞳孔连线或口角连线作为参考指标,当这两条连线出现偏斜时,易导致上前牙切缘连线倾斜;②医师观察确定殆平面时没有站在患者正前方,而是站在患者右前方,从而出现观察上的误差,这多见于初学者。所以,前牙区殆平面的确定,既要参考瞳孔连线、口角连线,还要参考鼻翼连线,并且以后者为主要指标,而且医师应站在患者正前方观察确定殆平面(图 4-58)。

3. 上前牙切缘两侧过高或过低　上前牙连线过高,平时看不到上前牙,犹如未镶牙一样。上前牙切缘连线过低时,上唇下显露的牙冠部分过多,在笑时易显露牙龈,不美观。一般情况下,上前牙切缘连线应保持在上唇下2mm 左右。医师视线与患者上前牙高度一致。造成上前牙切缘连线过高或过低多是由于全口义齿排牙过程中上前牙的多次调改所致。

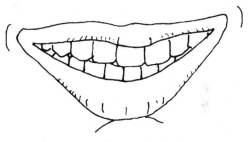

图 4-58　中线偏斜对美观的影响

4. 上前牙过凸　全口义齿完成后,上唇应有适当的丰满度,与口内有天然牙列时的状态一样。如果上前牙排列太靠唇侧,上唇被不适当地衬起,好似上颌前凸,不仅看起来不自然,影响美观,而且上唇的运动易导致上颌总义齿的脱位。多见于上颌前部牙槽骨较丰满的患者。遇到这种情况排牙时应将上前牙舌面颈1/2 处尽量磨薄,使其紧贴牙槽嵴的唇面。有时需将上前牙颈部磨短,使其紧贴牙槽嵴顶,牙面垂直,甚至切端应适当舌向位。有时还需上前牙区唇基托做成翼式,即将上前牙区牙槽嵴侧最凸出的基托去掉,尽量保持上唇黏膜的接触,上唇就不会翘起。下前牙在下牙槽嵴的适度唇向排列,使切缘与上前牙腭侧略加厚的基托磨光面接触,如此排牙既不影响固位,又增进美观,还保持了咬合功能。

5. 唇颊部衬托不足或形成"过小面容"　上颌牙槽吸收严重的患者,由于医师在排牙时为了尽量将人工牙排列在牙槽嵴顶,造成唇颊部衬托不足,使患者戴牙后仍然呈现一种"瘪嘴"状态。这时,一方面可将人工牙稍向唇颊侧排列,使之有所改善,但又不能外移太多,以免影响义齿的固位;另一方面,可将唇颊侧基托适当加厚,以纠正"瘪嘴",但必须注意,这两方面的纠正必须适度,否则会形成面下2/3"过小面容",即面下2/3过于丰满,与实际年龄不符。

6. 下前牙舌向位　对于上前牙区牙槽嵴吸收过多或拔牙前反殆的患者,修复时医师为了排成正常的覆𬌗覆盖关系,不但造成了上唇衬托不足,而且使下前牙舌向移位,结果上下前牙对美观造成严重影响,有时甚至因为影响舌的活动而妨碍下颌固位。这时纠正的方法是注意上前牙的适当前移和唇侧倾斜,为下前牙留出足够前移位置;同时,对拔牙前反𬌗的患者,因上前牙的前移会影响上前牙的美观。可以只将下前牙前移,排成对刃。甚至反𬌗关系可能更为合适。

(三)垂直距离过大或过小对面容的影响

正确确定无牙颌患者的垂直距离是维持患者面下1/3面容的重要环节。当垂直距离过大时,会引起义齿固位不良、颞下颌关节症状、咀嚼疼痛,还会使面下1/3变长,患者表情紧张,口内似乎含有东西,有的其至会使小孩产生恐惧感。当垂直距离过小时,会使患者咀嚼无力、出现颞下颌关节症状、面下1/3变短,嘴瘪,显得苍老。

造成垂直距离不当的原因主要有:①不考虑患者年龄,盲目恢复鼻唇沟丰满度,造成垂直距离过高;②𬌗关系转移完成后、上𬌗架过程中蜡𬌗堤变形,或蜡基托组织面与模型之间有异物衬垫,使垂直距离升高;③上𬌗架时𬌗架没有锁定,造成垂直距离高度降低;④煮盒时(热处理)型盒加压不够,造成垂直距离升高;⑤戴牙时双侧反复多次磨改造成垂直距离降低。

第8节 覆盖义齿的美学修复

案例4-5 患者1,男,62岁。主诉:牙齿不好,腐蚀,剩余12颗牙根,要求不拔除牙根作义齿修复。口腔检查:11、12、13、18、21、23、25、33、34、43、44、46冠部龋坏严重,11、21牙齿松动Ⅱ°,牙周袋5mm,有脓液渗出,龈赤红色,扪诊有波动感,其他正常。处理:参照X线片,计划对残根作根管治疗,11、21拔除,其余残根保留,磨平边缘,涂以氟化钠防龋。次日复诊时查11、21拔牙伤口正常,脓性渗出物消失。乃分别对残根作根管预备,牙胶尖暂封。10日后复诊见无异常,取出暂封物作代桩金属圆锥形顶盖,消毒后用粘固剂粘固在其上,常规完成覆盖义齿修复。

患者2,男,92岁。主诉:要求修复缺失牙,因年事已高,并伴有心脏病,不宜拔牙根。口腔检查:11、12、21、22、23、24、31、32、34、35、41、42均为残根,不松动,12、22、24残根在龈缘下,牙周组织正常,无牙周袋形成。处理:参照X线片,分别对残根作根管治疗,根管口用银汞充填,12、22、24残根缺损在龈缘下可作短顶盖修复缺损,并使顶盖𬌗面升高至龈上,消毒后用粘固剂粘固其上,常规完成义齿修复。

案例讨论:从天然牙列缺失后变为无牙颌到配戴义齿,患者往往在身心上都有异常的感受,发音、味觉、触觉都受到影响,数月以后才能适应,加之义齿的基托覆盖了硬腭及其他组织,因而隔离了一部分神经感受器,对疼痛、压力以及温度的变化反应均较迟钝。利用口内余留牙作覆盖义齿,有支持、稳定、加强固位,保存骨组织较高的触觉鉴别能力的作用,能够将口内所承受的任何力即刻传递到其下的基牙及其牙周膜上。因此,患者的触觉较一般义齿的触觉敏感得多。对于开颌反射,笔者认为是牙周膜本体感受器作用,因为覆盖的基牙,可将基托承受的𬌗力迅速传导到牙周感受器而出现开颌反射。制作覆盖义齿,不仅可以利用其保留基牙的感受作用,还有足够的牙周膜感受器所引起的开颌反射,而且还是口内一切感觉输入的主要来源之一。

一、覆盖义齿的特点

覆盖义齿是指义齿基托组织面直接支持在已做治疗的牙冠或牙根上的一种活动义齿,由于基托下面保留了基牙,所以可以减缓牙槽骨的吸收,从而使义齿的固位、稳定和支持得到加强。覆盖义齿常用于余留牙较少,而无牙区牙槽嵴吸收较严重,行常规义齿修复预后欠佳的患者。

二、覆盖义齿的美学修复特点

(1) 对义齿覆盖下的所有基牙(重度磨损牙)进行完善的根管治疗,是确保覆盖义齿发挥美学修复的基础。

(2) 消除基牙各轴面的倒凹,并适当向切端殆方聚合,顶端切殆面预备成钝圆形,龈端深入到龈下并形成肩台,以有利于覆盖义齿能完整地恢复牙冠形态,并保持良好的龈关系。

(3) 调磨各轴面角及边缘嵴,使之圆滑,保持各基牙间的相互平行,以获得共同就位道。

(4) 人工牙、基托的美学要求及制作中的美学要求同可摘局部义齿及全口义齿美学修复。

(5) 附着体及附加固位装置应完全位于基托组织面内。

(6) 针对覆盖基牙易发生龋病及牙龈炎问题,应制作边缘精密、准确的金属顶盖,利于保持口腔卫生。

(7) 因覆盖基牙唇颊侧有明显骨突,影响基托的外形和美观,必要时可制作唇侧基托义齿。

第 9 节　种植义齿的美学

案例 4-6　患者,女,60 岁,主诉全口牙缺失,已做全口总义齿修复,上颌固位尚可,下颌固位极差,反复做过几副义齿均无法固位。检查见下颌牙槽嵴重度吸收,义齿固位不良,上颌牙槽嵴吸收较少,义齿吸附力尚可。利用患者旧义齿制作暂时义齿,于双侧尖牙处各植入 1 颗 Branemark 种植体,2 周后重衬暂时义齿,4 个月后球帽固位覆盖义齿修复。戴牙后定期复诊,黏膜健康,固位及咀嚼效果良好,追踪观察 10 年,仅在第 3 年和第 6 年更换过橡胶圈,其余仅做常规清洁保养。

牙列缺损或缺失后的种植治疗已经获得成功,成为一种常规的修复方法。基础研究使种植系统和手术方法都大大改进,已经形成了一门崭新的分支学科——口腔种植学。口腔种植学的发展既标志着口腔医学的进步,其产生和发展也代表了人们对口腔美学和功能恢复的追求,是在无数次失败和成功的基础上发展起来的。

口腔种植学是当今口腔领域中发展最迅速、最活跃的一门学科,是口腔医学、生物医学工程和口腔材料学相互渗透和综合发展而形成的。口腔种植学作为一种特殊的口腔修复方式,涉及正颌、颌骨重建、牙周、正畸以及面部赝复体等领域。目前,种植学的发展已逐步成熟,种植体能否成功植入不再是考虑的主要问题,人们更加关注的是种植体及其上部结构所带来的功能恢复和美学效果。

一、种植系统美学

(一) 种植体美学

植入体形似失牙牙根,具有天然牙根的自然美和功能美的特征。植入体表面粗糙,与光滑的穿龈基桩精密连接形成一体。瘢痕化的牙龈袖口与光滑的基桩紧密贴合,形成了类似天然牙牙周组织样的屏障结构。植入体类型及尺寸的选择将会影响到最终的美学修复效果。

(1)螺钉型植入体较圆柱形植入体更便于操作时控制种植体的植入位置,以便获得理想的美学效果。

(2)植入体直径越接近所替代的天然牙颈部釉牙本质界的周径,其美学效果越佳。

(3)愈合基台的直径较大,较有利于牙龈"领口"的塑形,形成逼真的软组织外形。

(4)瓷基台及"个性基台"的应用,配合全瓷冠的上部结构修复,解决了金属色暴露的问题,能获得满意的美学效果。

(二)上部结构美学

植入体的成功植入,只是获得了人工牙根,而上部结构的选择和修复,才是种植的最终目的。上部结构的美学表现在人工牙、支架和基托的美学方面,与牙列缺失缺损的美学修复相类似,属于硬组织美学的范畴。

二、种植技术美学

种植义齿修复计划中需要考虑两个方面:生物力学的合理性及美学追求。种植体植入的正确位置、方向和角度不仅是获得种植义齿合理生物力学支持的基础,也是良好美学效果的基础。尤其在上前牙唇侧微笑线以下露出的"美学区域",与种植义齿修复的美学效果关系最为密切。但是,并非所有的种植义齿在规范操作时都能获得满意的美观效果,还受到植入区软硬组织条件的限制。

(一)硬组织的美学修复

由于失牙后牙槽骨发生的生理性吸收、外伤性骨组织丧失以及其他生理性原因,临床上约40%的缺牙患者在植牙时需要植骨。骨质缺损不仅影响种植体植入的成功,也影响修复后的美观。在前牙个别牙种植修复时,涉及的美学因素包括修复体与邻牙或对侧同名牙在外形、色泽、龈缘形态等方面的对称协调。有时唇侧丰满度欠缺,甚至会引起软组织吸收和萎缩。因此对丧失骨的恢复和再造,关系到美学修复问题。临床上通常使用以下几种技术来修复骨缺损:植骨技术;骨牵引技术;膜引导组织再生技术(图4-59)等。对于骨缺损患者,往往需要同时使用多种组织增量技术,如植骨时往往需要膜引导术,才能获得满意的美学效果。

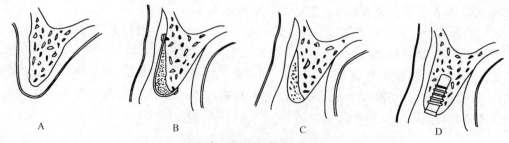

图4-59 膜引导组织再生技术

A.牙槽骨唇侧骨板再生;B.移植颗粒骨,覆盖GTR膜,膜钉固定;C.术后5~6个月骨愈合情况;

D.骨增量后植入种植体

（二）软组织的美学修复

种植体周软组织应与天然牙周组织的形态学特点相同,牙龈色泽红润,具有足够宽度的附着龈,龈边缘和龈乳头形态和谐等。软组织的美学修复往往因种植体植入时牙龈欠缺、早期创伤带来骨及牙龈组织的缺陷、牙槽嵴的吸收、不良或失败的骨改建以及种植手术的术后瘢痕等因素而受影响。

1. 牙龈位置的美学　种植手术时,因骨量和人工牙修复的需要,考虑较多的是植入的位置、方向和角度,却往往容易忽视牙龈的位置。正常的牙龈高度是高低有序、左右对称的,同样在种植修复时,牙龈与人工牙必须是一体的,并与邻牙相协调。因此对龈位置的选择是种植体植入时必须考虑的,即牙龈的唇舌向位置应与邻牙相协调。

2. 牙龈边缘的美学　牙龈边缘美学包括边缘形态和边缘宽度,正常天然牙的龈边缘呈刀边状的弧线形态,边缘宽度与同名牙对称,与邻牙相协调,因此,种植义齿在形成龈袖口时应考虑袖口的形态和宽度。

3. 龈乳头的美学　龈乳头存在与否,直接影响了修复的美观。牙间乳头的高度反映邻牙牙槽嵴的高度,同时也是恢复真实的感觉和形成美观感觉的因素之一。牙间乳头的缺失也是引起食物嵌塞的重要因素。人工牙修复后在邻间隙处易形成"黑三角",即是龈乳头的丧失造成的。因此,在种植手术时应尽量避免伤及龈乳头,而对已丧失的龈乳头还需要手术重建。

4. 软组织美学修复要点

（1）在上颌前牙区美学高度敏感的部位,应正确选择愈合螺帽的高度和宽度,获得合适的牙龈袖口形态。如果形成的龈组织过薄,不易形成龈袖口,致使修复后植入体颈部易透黑线,影响美学效果;而如果龈组织过厚,形成的假性牙周袋过深,则容易引起种植体周围炎。同时,愈合基台放置时间要充足,一般要放置 5~6 周,以获得稳定的牙龈袖口形态,过早修复可能会引起牙龈退缩,影响修复效果。

（2）种植体周围软组织应有足够的骨组织支持,种植体的顶点应位于邻牙釉牙本质界以下 3~4mm,与邻牙最少有 2mm 的骨质（图 4-60）,牙槽骨嵴顶与牙冠邻接点的距离最好不超过 5mm,以利牙龈乳头的形成,避免出现"黑三角"。

（3）即刻种植或延期种植可以防止骨质的明显吸收和软组织萎缩。

（4）条件许可,应尽可能选用预成的柱状临时基台制作临时义齿,不仅有利于软组织塑形,获得良好的美学效果,而且可以在最终修复前对美观和功能进行更直观的预测。

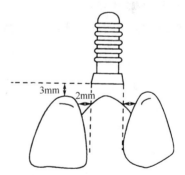

图 4-60　种植体与邻牙的关系

（5）对于牙龈及黏膜外形不良者,可考虑结缔组织移植,目前已有多种牙周成形手术来重建牙间乳头或种植体间的牙龈乳头。结缔组织移植术后效果有赖于其下方良好的骨组织的解剖形态,因此,若种植床骨量不足时,仅采用软组织移植是不够的,应配合适当的植骨技术来获得理想的美学效果。

三、种植义齿的设计美学

种植义齿的美学修复必须建立在生物机械力学原理上和遵循保护口腔软硬组织健康的原则上,增加患者的舒适度,提高患者的生活质量。种植义齿设计时应尽量避免伤及口颌部相邻的组织和器官,兼顾种植体的支持、固位和稳定的性能,满足修复体的美学特性。

（一）种植体的位置、角度和数量

随着种植技术的提高,种植体位置、角度和数量的选择应优先考虑修复后的美观和功能需要。植体的位置可通过预排牙制成的修复模板而获得,角度可以通过基桩调整而尽量引导𬌗力传导向植体骨需要的方向。数量与支持义齿的修复类型、牙槽骨骨量和患者的经济能力有关,而不是种植体数量越多,种植密度越大就越好。

（二）种植体与对颌牙的关系

尽量调整和恢复对颌牙的𬌗曲线曲度,在修复类型的选择时满足种植体与对颌牙的支持力和固位力。如果对颌牙为天然牙,全颌固定式种植义齿应采用尖牙保护𬌗;若对颌牙为可摘义齿,应采用平衡𬌗,以达到在固位、稳定的基础上保证咬合力分散的目的。

（三）种植人工牙的形态

修复前牙时人工牙的形态与同名天然牙形态相同;修复后牙时,人工牙应恢复接触点和生理凸度,但近远中和颊舌向可减径,并降低牙尖斜度。人工牙的高度与种植义齿上部的结构高度有关,其设计应参照正中𬌗垂直距离及对颌牙列的情况来进行。在确定𬌗平面高度时,应充分考虑高度的转矩作用,可通过改变种植体数目、长度等设计来增加对转矩的对抗力。

（四）种植临时冠

种植期间临时冠修复可以暂时解决患者的美观需求和患者日常的生活和工作需要,临时冠的材料一般为塑料,以便对种植体起到应力保护作用,避免过载对种植体的损害。也可选择患者的离体牙冠。临时冠对牙龈形态的形成也具有一定的导向作用。

四、种植工艺技术的美学要求

种植义齿工艺技术复杂,与常规的修复工艺相比,工艺流程、工艺精度、工艺材料以及设备具有较高的要求,义齿制作美学要求较高。

（1）模板要求透明光滑,固位良好,排牙准确,不妨碍外科手术的视野和操作。

（2）制取种植义齿的印模,常规采用个别托盘和硅橡胶材料,采取闭口或开放式取模法。与普通修复取模法的不同之处在于植体的替代品必须精准地放置于印模内。

（3）由硅橡胶形成的人工牙龈具有弹性,可以从模型上反复取下和复位,而不致损坏;可以准确地反映出牙龈的位置,为技工操作提供便利。

（4）各基台应获得共同就位道,义齿就位呈被动形式。

（5）义齿边缘与基桩精密贴合,避免出现细小缝隙。螺丝固位时要求位置准确。

（6）人工后牙烤瓷修复,其接触点呈点状接触,留出适宜的龈间隙便于清洁和排溢食物。后牙牙冠形态减径,降低牙尖斜度。

（7）种植基桩支架材料通常采用铸钛合金,烤瓷冠宜选用贵金属内冠。近年来全瓷修复已经应用于种植修复中,通过铸造或切割制作全瓷修复基台,可获得更理想的美学效果。

（8）临时冠可采用固定或活动形式,应降低咬合避免与对颌牙接触。

🔗链接

种植义齿的适应证和禁忌证

经过多年的临床实践,种植义齿已成为一项成熟的口腔修复治疗手段。为保证高成功率,复杂的治疗程序和漫长的治疗时间在所难免。当前推行"以修复为导向的种植修复",即是要求在种植体植入手术前就应根据修复目标制订详尽具体的计划,否则往往会面临被动局面。仅仅关注种植外科手术的适应证和禁忌证是片面的,从修复的角度看,种植义齿同样有其适应证和禁忌证,在种植修复的设计过程中,这方面的因素应被置于优先考虑的地位。

1. 适应证

（1）主观上不愿接受大量牙体预备作为常规固定桥修复或粘接桥修复。

（2）牙槽嵴严重吸收,承托区软组织耐受力差,常规可摘义齿无法恢复理想功能。

（3）咀嚼系统存在某些行为异常(如下颌过度活动)致使不能戴用可摘义齿者。

（4）因各种原因行颌骨切除术后,常规修复难以实施者。

（5）咀嚼系统的肌肉协调功能障碍者(如帕金森综合征等)。

（6）从心理上抗拒抵制戴用可摘义齿。

2. 禁忌证

（1）全身禁忌证

1）高龄及全身健康状况不良者。

2）代谢性疾病患者,如控制欠佳的糖尿病、骨质疏松症、软骨病、变形性骨炎等。

3）血液病如白血病及其他出血性疾病患者。

4）结缔组织疾病患者,如病理性免疫功能缺陷及结缔组织的炎性变、硬皮病、舍格伦综合征、类风湿关节炎等。

5）种植义齿可能成为感染病灶者,如有细菌性心内膜炎病史者、心脏等器官移植者不宜种植。

6）急性炎症感染期患者,如流行性感冒、气管炎、胃肠炎、泌尿系统感染,在感染未彻底控制之前不宜种植。

7）女性在孕期及哺乳期、生理期期间最好避免手术。

8）长期服用某些药物者,如抗凝血制剂、抗骨质疏松药物等。

9）智力障碍患者、神经及精神疾病患者。

10）过度嗜烟、酒及吸毒者。

（2）局部禁忌证

1）牙槽骨存在病理性改变,如残根、异物、肉芽肿、囊肿以及炎症反应者,应在消除上述病理性改变后再行种植。

2）经过放射治疗的颌骨,由于此类颌骨内的骨细胞及血管经过放疗后都已损伤,易导致种植失败。

3）口腔黏膜病变患者,如白斑、红斑、扁平苔藓以及各类口炎患者。

4）口干综合征患者,因年龄、自身免疫性疾病或长期服用药物所引起的口干,唾液流量减少等,不利于种植义齿的自洁,易导致种植体周围炎的发生。

5）夜磨牙、紧咬牙等副功能未能有效控制,种植体有遭受创伤性负荷的风险。

6）不能有效进行口腔卫生维护的患者。

第10节　口腔正畸美学

口腔正畸是人类追求容貌形态和功能美的主要医疗技术,将正畸和美学有机结合,就形成口腔医学美学的一部分,即口腔正畸美学。口腔正畸美学是遵循口腔医学理论和美学原理,运用口腔正畸技术和应用美学,来维护、矫正和重塑人体容貌的形态美和功能美,以增进人的生命活力美感和提高生命质量。

一、正常𬌗与错𬌗

(一) 正常𬌗

Andrews 提出了正常𬌗的六项标准。

1. 上下牙弓间关系与𬌗面接触关系 上颌第一磨牙的近中颊尖咬合于下颌第一磨牙的近中颊沟,远中颊尖的远中边缘嵴咬合于下颌第二磨牙的近中颊尖的近中边缘嵴,上颌第一磨牙的近中舌尖咬合于下颌第一磨牙的中央窝。上、下颌双尖牙的颊尖为尖对楔状间隙的关系,舌尖为尖窝关系。上颌尖牙正对下颌尖牙与第一双尖牙间隙,上切牙覆盖下切牙,覆盖、覆𬌗正常,上、下牙弓中线一致。侧面观可见磨牙的尖沟,边缘嵴关系,双尖牙与尖牙的尖与楔状间隙关系,以及前牙的覆盖、覆𬌗关系。舌面观可见上、下牙的尖窝关系(图4-61)。

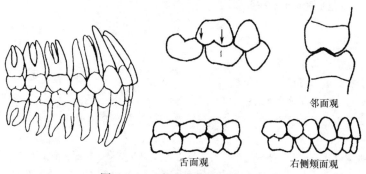

邻面观

舌面观　　　　　右侧颊面观

图 4-61　正常磨牙𬌗与牙尖关系

2. 牙齿近、远中倾斜(冠角、轴倾角)　牙齿临床冠长轴与𬌗平面垂线所成的近远中向角为冠角或轴倾角。切牙、尖牙、双尖牙及磨牙均有正常的近远中向倾斜角度,牙冠的切方斜向近中,龈方斜向远中,冠角为正值(图4-62,图4-63)。

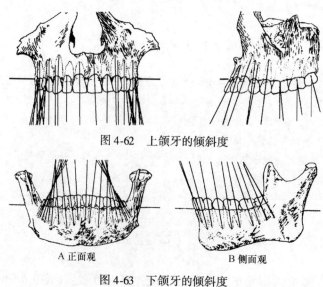

图 4-62　上颌牙的倾斜度

A 正面观　　　　　B 侧面观

图 4-63　下颌牙的倾斜度

3. 牙齿的唇(颊)**舌向倾斜**(冠倾斜、冠转矩) 牙齿临床冠长轴与殆平面垂线间的颊向舌夹角称为冠倾斜或冠转矩(图4-64)。

4. 牙弓内无旋转牙 正常殆牙齿无不适当的旋转。后牙旋转后占据较多的近远中间隙;前牙旋转后留出间隙。

5. 邻面接触 正常殆中相邻牙齿保持互相接触,无牙间隙存在。

6. 殆曲线 Spee 曲线平或有轻度的曲度(范围 0～5mm)(图4-65)。

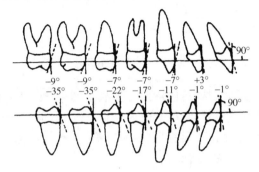

图4-64 牙齿的冠转矩

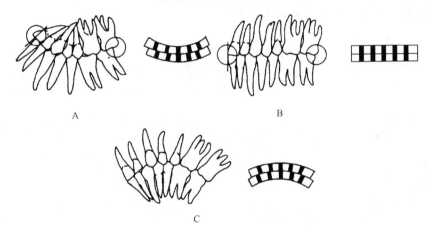

图4-65 三种矢状殆曲线

A.曲线过大;B.曲线平;C.曲线过小

以上六项标准构成了正常殆关系。它反映殆静态时理想的自然状态,而未及殆功能和颞下颌关节的动态状态。如何考虑牙、颌、面相协调,如何将自然与动作相结合,这是正畸治疗的目的,也是医学美学的宗旨。

(二) 错殆畸形

错殆畸形是指儿童在生长发育过程中,由先天的遗传因素或后天的环境因素,如疾病、口腔不良习惯、替牙异常等导致的牙齿、颌骨、颅面的畸形。如牙齿排列、上下牙弓之间的殆关系异常,颌骨大小、形态、位置异常等。错殆畸形易影响颌面部软硬组织的正常发育,影响口腔健康,并对口腔正常功能造成影响,同时错殆畸形也易引起容貌外观的异常。错殆畸形是正畸治疗的内容,也是正畸美学研究的客体。

1. 错殆畸形的临床体征

(1) 个别牙齿错位:包括牙齿的唇(颊)舌向错位、近远中向错位、高位、低位、转位、易位、斜轴等(图4-66)。

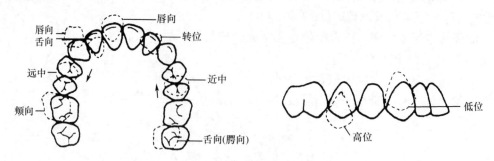

图4-66 个别牙错位类型

（2）牙弓形态和牙齿排列异常：包括牙弓狭窄、腭盖高拱、牙列拥挤、牙列稀松。

（3）牙弓、颌骨、颅面关系异常：包括前牙反𬌗，近中错𬌗，下颌前凸；前牙深覆盖、远中错𬌗，上颌前凸；上下牙弓前凸，双颌前凸；一侧反𬌗，颜面不对称；前牙深覆𬌗，面下1/3高度不足；前牙开𬌗，面下1/3高度增大。

2. 错𬌗畸形的分类

Angle将错𬌗畸形分为三大类(图4-67)。

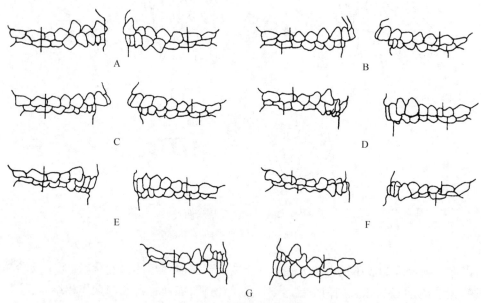

图4-67 Angle错𬌗分类

A.第Ⅰ类；B.第Ⅱ类第1分类；C.第Ⅱ类第1分类亚类；D.第Ⅱ类第2分类；

E.第Ⅱ类第2分类亚类；F.第Ⅲ类；G.第Ⅲ类亚类

（1）第Ⅰ类错𬌗：中性错𬌗。

（2）第Ⅱ类错𬌗：远中错𬌗。

（3）第Ⅲ类错𬌗：近中错𬌗。

Angle分类法是目前临床使用最广泛的错𬌗畸形分类法，但此法有局限，不能完全描述错𬌗畸形长、宽、高的三维动态关系，也未能反映错𬌗畸形的牙量与骨量之间的重要机制关系。毛燮均教授的错𬌗畸形分类法包含了错𬌗畸形的机制、症状和矫治方法，是目前国内较公认的错𬌗畸形的分类法。错𬌗时除以上𬌗型分类法外,还有骨面型分类法,包括矢状骨面型(图4-68)和垂直骨面型(图4-69)。病因学分类法,包括骨性错𬌗、功能性错𬌗、牙性错𬌗和混合性错𬌗。

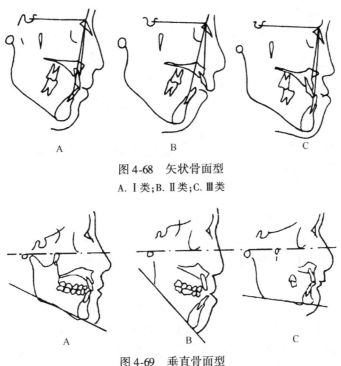

图4-68 矢状骨面型
A. Ⅰ类;B. Ⅱ类;C. Ⅲ类

图4-69 垂直骨面型
A. Ⅰ类;B. Ⅱ类;C. Ⅲ类

3. 错𬌗畸形对美学的影响 错𬌗畸形是牙齿、颌骨、颅骨的口腔硬组织的畸形,不仅会影响口腔正常的功能美,也会危害颜面部容貌的形态美,甚至会引起患者的心理健康。例如严重开𬌗的畸形,上下颌骨双凸,前牙功能丧失,影响发音,颜面部开唇露齿,呈长面型,侧貌为凸面形,牙龈呈慢性炎症的暗红色,极易造成患者的心理压力而导致精神障碍,对患者交友、求偶、择业带来影响。

二、正畸中的审美

口腔正畸学是研究牙颌颅面畸形的发病机制及其矫治的学科。其早期的治疗目的是恢复和重建牙齿的正常排列和美观,本身就是对美的一种追求。近20年来,由于该学科的迅速发展,其范围早已扩大至对牙、颌骨、颅骨、面部形态的畸形以及功能异常的诊断和治疗。

爱美是人的本能,也是人们内心深处最敏感的东西。正畸患者大多因为牙齿排列不整齐而就诊,牙列形态和功能的恢复、重建,仍然是正畸治疗的基本目标。正畸学的审美既包括了牙列形态及面颌形态的对称、和谐、协调等视觉上的审美,也包括了口颌系统功能的健康、舒适、稳定等美感。正畸中的审美属于医学审美,为理性、健康的美。正畸专家通过对美貌人群的面部特征的研究,建立了一定的审美标准。在临床医师的治疗中,以此为标准进行临床实践。

（一）面部的对称美

经人体面部正中线作一垂线,面部左右对称、颏部无偏斜,上下颌牙列中线与此线相一致。只有上下颌牙列中线相对称,并和面部中线协调一致,才能达到最佳的美观效果。一些面部不对称的患者并不愿意进行正颌外科手术,只是作单纯的正畸治疗,这样只能保证尽量排齐上下颌牙列,使上下颌牙列中线相对称,无法与面中线协调一致,仅达到折中的美观效果。

（二）面部的高度比例

面部的高度比例合适对容貌美至关重要,正畸治疗能改善面下 1/3 高度,针对短面型者治疗应增加面下高度,使下颌骨顺时针旋转,针对长面型者治疗则应防止后牙伸长。

（三）面部的侧貌

面部的侧貌轮廓也是患者的主诉内容。正畸通过内收切牙来改善凸面型,通过前移前牙,前牵上颌骨纠正凹面型。

（四）唇形态

正常唇形为唇肌松弛,嘴唇自然闭合,在讲话、呼吸及面部表情等功能活动时应是自如的,与切缘弯曲弧度协调,无紧张感;微笑时,上唇应位于上切牙牙龈位置最为理想。正畸治疗通过内收压低上前牙改善"开唇露齿",合适的前牙转矩使唇形趋于美观。

（五）牙齿因素

牙形态正常,排列整齐,无间隙,正常的轴倾度,合适的转矩,横𬌗曲线、纵𬌗曲线正常等均对美观有重要意义。临床上常有侧切牙缺失,正畸治疗常以尖牙代替侧切牙,治疗后应调改尖牙,使其外形接近侧切牙,必要时可用光敏材料对尖牙改形或采用冠修复以达到美观效果。

（六）笑的状态

每个人都希望拥有迷人的笑容。正畸治疗时应考虑笑线,调整上切牙的位置,使其能在最佳的垂直位置上,避免和矫正"露龈笑"。"露龈笑"是由于上唇过短,下颌骨过于前凸,或者牙龈增生而致。对于轻度露龈患者,由于牙龈的增生而使临床牙冠变短,可通过切除过多的牙龈(2～3mm),来恢复牙龈的美观效果。对于严重露龈的患者,只能通过正颌外科手术加以矫正。

三、常用矫治器的工艺美学要求

矫治器是治疗错𬌗畸形的装置。它可产生作用力或是咀嚼肌口周肌的功能作用力,通过矫治器使畸形的颌骨、错位牙齿及牙周支持组织发生变化,以利于牙颌面正常生长发育。临床上可以根据畸形的部位性质以及患者的年龄、合作程度等设计或选用不同类型的矫治器,常用的矫治器分为可摘矫治器和固定矫治器,而可摘矫治器包括机械矫治器与功能矫治器。可摘矫治器是患者可以自行取戴,固定矫治器则是通过粘接固定在患者牙齿上,患者不能自行取戴。

（一）可摘矫治器

患者可自行取戴,美观影响小,有利于保持口腔卫生和矫治器清洁。矫治器制作时应力求小巧、舒适、美观大方。

(1) 作用力部分要求钢丝质地优良,弯度流畅,无明显钳夹印迹,放置位置得体,弓丝避免出现锐角。

（2）固位装置戴用舒适,固位力强大。

（3）矫治器基托边缘伸展适度,边缘光滑圆钝。缓冲受压部位的基托,注意弹簧、牵引钩、颊侧圆管以及卡环游离端对口腔软组织黏膜的损害。

（4）有条件时尽量用热凝树脂取代自凝,患者戴用无异味。

（5）焊后断端圆滑,无锐利断口,并需磨平磨光。

（二）固定矫治器

固定矫治器能有效控制矫治力的大小、方向,实现多种形式的牙移动,矫治效果良好。固定矫治器由矫治弓丝、带环、托槽及其他附件组成,越来越多的患者选择微型不锈钢托槽,因为其体积小,有一定的美观性。后来的透明托槽大受成年患者欢迎,例如生物陶瓷托槽、全塑料托槽、带不锈钢钢槽的塑料托槽等。但以往的生物陶瓷托槽由于其过于坚硬和拆卸不便,会损及牙釉质而不为正畸医生和患者欢迎,新近出现的新型陶瓷托槽已克服了这些缺点。20 世纪70 年代兴起的舌侧矫治技术解决了固定矫治时的美观问题,但适用人群较少;90 年代出现一种新型矫治器——无托槽矫治器,使矫正可以"隐形",但其适应证较窄。

第 11 节　口腔颌面部畸形及组织缺损的美容外科

案例 4-7　患者,女,68 岁,因左上牙龈肿物、溃烂 4 个月余,于 2011 年 10 月 8 日入院。入院检查:全身一般情况基本正常,T 36.8℃,R 20 次/min,P 78 次/分,BP 120/78mmHg,心肺未见异常,肝脾未触及肿大。专科检查:颌面部外形正常,张口度、张口型正常,口内:左上 5、6 缺失,该处牙龈可见一 2cm×1cm 溃疡,周边稍突起,底部侵及牙槽骨,其余牙齿、口腔黏膜无异常。入院后,经局部活检,诊断为牙龈鳞状细胞癌。

住院期间,经各项术前检查,无手术禁忌,予患者行化疗、免疫治疗及左上颌骨全切手术,术后予抗感染、营养等治疗。住院 45 天,2011 年 11 月 23 日治愈出院。

讨论分析:①手术前如何与患者沟通,做何种治疗准备?②手术后缺损的左上颌骨何时修复,如何进行美容矫形修复?

案例 4-8　梁某,男,38 岁,因右下颌肿物逐渐增大半年,于 2011 年 3 月 15 日入院。入院检查:全身一般情况基本正常,T 36.8℃,R 22 次/分,P 80 次/分,BP 120/80mmHg,面色较苍白,营养欠佳;心肺未见异常,肝脾未触及肿大。专科检查:颌面部外形正常,张口度、张口型正常,口内:右下颌相当于 4、5、6、7 处可见一约 4 cm×2 cm×2 cm 突起肿物,右下颌 4、5、6、7 移位、松动,肿物质地中等,无明显压痛,肿物表面黏膜有上牙咬伤印迹,其余牙齿、口腔黏膜无异常;颌下、颈部未触及肿大淋巴结。

入院后,经下颌骨 X 线检查,右下颌骨体部及下颌角呈多房状改变;局部活检,诊断为成釉细胞瘤。

住院期间,经各项术前检查,无手术禁忌,予患者行右下颌骨 3～8 部分切除手术加自体髂骨取骨植骨术,术后予抗感染、营养等治疗。住院 25 天,2011 年 4 月 10 日治愈出院。

讨论分析:根据患者的缺损情况,可采取哪些美容修复?简述其优缺点。

口腔颌面部由于胚胎早期的多个面突之间融合不完全,会造成颜面部先天性畸形;再者,颌面部暴露于体表,处于全身正前方,易受外伤,会造成后天组织缺损及颌面部畸形。此外,颌面部良恶性肿瘤等术后也会遗留面部畸形。由于颌面部组织缺损及畸形常给患者带来易见的外貌丑陋和功能障碍,急需进行美容外科手术治疗。因此,研究各类美容手术对容貌的影响,熟练掌握颌面部各类畸形的手术方法是口腔颌面美容外科的主要内容。

一、颌面部皮肤及软组织创伤、缺损、畸形的美容外科治疗

（一）皮片游离移植

皮片游离移植是指从身体上切取皮片,游离移植于原有瘢痕切除、皮肤外伤性缺损处创面上的手术方法。根据切取厚度可分为刃厚皮片(表层皮片)、中厚皮片和全厚皮片。

1. 表层皮片移植术　应包括皮肤表皮层及一薄层真皮乳突层,厚度约 0.20mm,这种皮片主要应用于浅表皮肤创面及口腔黏膜创面,起到覆盖创面作用,其特点是成活能力强,可修复有轻度感染的肉芽创面,但其移植后收缩较大,色素沉着显著,表面不耐摩擦,因此不适于较深创面及关节处修复。另外,随着医疗科技的不断进展,该皮片可由组织代用品如可吸收口腔生物膜材料等替代,目前临床应用较少。

2. 中厚皮片移植术　中厚皮片的厚度可达真皮层,一般相当于皮肤全层厚度的 1/3 ~ 3/4,一般为 0.35 ~ 0.75mm 厚。该皮片移植后,收缩程度较表层皮片小,且色素沉着变化轻,外观及功能恢复都较好,在颌面部创伤修复中较为常用。

3. 全厚皮片移植术　全厚皮片即皮肤全层,包括表皮层和真皮层。其优点是移植后肤色好、质地柔软、收缩少、耐磨程度高,可用于关节区植皮。但是其缺点是较断层皮片成活困难、抗感染能力较弱,一般不用于较大面积移植。选材位置常取用耳后、锁骨上下、上臂内侧及胸腹等部位皮肤。

4. 血管网皮片移植　因为真皮下有一层血管网,切取时保留此层及其间少许脂肪组织,移植后通过此层血管网,皮片较易成活。如成活良好,其外形、色泽、质地和功能等均较全厚皮片好。但是其成活率不稳定,常出现表层真皮坏死,呈小泡、斑点等缺点,限制了该种皮片的应用。

5. 皮肤游离移植术在整形外科的临床应用　皮肤游离移植术理论上可用于颜面部任何位置的皮肤缺损,根据缺损部位、状态及缺损涉及层次,选择适宜厚度的皮片修复。但在临床上由于游离移植皮片的感染、挛缩、坏死等术后问题,大大限制了其在颌面部整形学科的应用。

（二）皮瓣移植术

皮瓣是由皮肤全层和皮下脂肪组织组成。一般具有一边或两边与身体相连,其余部分与机体分离。其连接部称为蒂,由蒂部供应皮瓣血运,以保证皮瓣移植过程中顺利生长愈合。其优点是由于皮瓣在移植过程中一直保持血液供应,除能保证生长愈合外,其抗感染能力强、愈合后组织收缩少,从邻近部位取材愈合后,其质地色泽与周围组织协调。因此在颌面创伤组织缺损整形手术常采用皮瓣整复。

1. 皮瓣种类

（1）根据带蒂数目:可分为单蒂皮瓣、双蒂皮瓣、多蒂皮瓣。

（2）据取材部位:可分为邻近皮瓣与远端皮瓣。

（3）据移动方法:可分为滑行皮瓣与旋转式皮瓣。

（4）根据血供类型:可分为随意皮瓣与轴型皮瓣。轴型皮瓣(该种类无蒂,深方仅含一条动脉经过皮下,可灵活移动)及隧道皮瓣(指皮瓣须通过皮下或深层组织转移的皮瓣)。

2. 设计原则　设计皮瓣时,必须注意皮瓣长度与蒂的数目、宽度的关系。因为面部血运丰富,其长宽比例可达 3:1,大于体部皮瓣 2:1 的长宽关系。但需注意皮瓣与血供关系

不仅是长宽比例,而应以皮瓣总面积为准。此外还需注意皮瓣局部动静脉解剖情况,若移植后动脉供血不足呈苍白色;若静脉血运不畅则呈暗紫色,均直接影响皮瓣愈合。

3. 常用的颌面部皮瓣手术方法

(1) Z 形组织瓣整复术:该方法为整形美容手术最常用方法。一般沿缺损或瘢痕挛缩处长轴设计 Z 形切口,其两角以 60°为宜,三边尽量对等,形成两个对偶瓣,其换位后能达到沿 Z 轴方向的组织延长和松解,同时缝合后匀称,外形满意(图 4-70)。

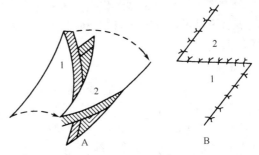

图 4-70 Z 字组织瓣整形术

(2) 多个 Z 成形术:按照单个 Z 成形术原则,连续设计多个 Z 成形切口。主要应用于较长线性或条状畸形和缺损,可获得更大的组织延长和松解作用。

(3) V-Y 和 Y-V 成形术:V-Y 成形术是按 V 形设计切口,形成 V 形组织瓣后将组织向前、向上推移,后成 Y 形缝合。该法亦有延长轴线处组织长度的功能。Y-V 成形术与之相反,能够缩短长轴间距离(图 4-71)。由于这两种成形术皮瓣移动有一定限制,在临床上应用不如 Z 成形术广泛。

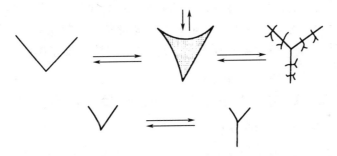

图 4-71 V-Y 和 Y-V 成形术

(4) W 成形术:可理解为连续 V 整形术,理想的 W 成形术,应是每个三角形皮瓣均为 60°的等边三角形。

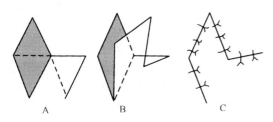

图 4-72 菱形瓣转移术

(5) 菱形瓣转移术:其是为整复菱形或近菱形缺损而设计的一种旋转推进瓣。典型的菱形缺损四个创缘基本相等,对边基本平行,可沿一边邻近皮肤设计一相似形切开游离后完整缝合(图 4-72)。

4. 皮瓣移植术在整形外科的临床应用

目前临床常用手术有:上下眼睑外翻成形术、内眦赘皮成形术、眉毛整复术、小柱缺损整复术、鼻翼缺损整复术、全鼻再造术。皮瓣移植由于血供良好,如设计合理则可大大提高整形外科皮肤缺损手术成功率。

(三) 皮肤软组织扩张术

皮肤软组织扩张术是在患者皮下或肌肉下置入扩张器,通过机体生理性代偿功能,使局部皮肤软组织伸展扩张,达到提供相对大量的皮肤及软组织的手术。该术式由 Radovan

于 1976 年设计并应用于临床。目前已被整形外科医师接受并推广应用。其主要优点是为邻近的皮肤软组织缺损区或需整形区提供质地、色泽、厚度完全相似的皮肤组织来源,外观好;手术简便,避免了远位皮瓣游离移植的血管吻合及可能发生的并发症;克服了常规邻位皮瓣组织量不足的缺点;扩张供皮区常可直接关闭创面,不因供皮区需植皮或转瓣形成新的创面畸形。

1. 扩张器类型

（1）自身扩张器:由 Austard(1976)首先设计,是一个由半渗透性硅胶模制成的封闭囊,囊内含有精制食盐 4~6g,当植入软组织后,因囊内外渗透压力差,组织液可经囊壁渗入囊内而使其逐渐膨大。一般经过 6~8 周膨胀达到高峰。其优点是植入后不需多次注射盐水;缺点是其扩张速度不能由医师控制,一旦皮肤软组织扩张速度跟不上扩张囊扩张速度时,皮肤变为极薄甚至穿破;另外扩张器囊壁一旦破裂,可因囊液外渗造成局部组织坏死。

（2）可控性扩张器:由 Radovan(1976)设计,其结构包括扩张囊、注射壶以及连接两部分的导管组成。本扩张器植入后定期经皮穿刺向注射壶注入不等量的生理盐水,经导管流入扩张囊,达到扩张目的。该扩张器优点是扩张速度可控,不会出现扩张力过大而致皮肤变薄,但需多次经皮穿刺则增大感染可能,目前临床多采用。

2. 皮肤软组织扩张术在颌面整形外科的应用　皮肤软组织扩张术可以在缺损瘢痕等位置就近选取、增大皮肤软组织绝对量,相对于皮瓣移植具有术后软组织张力小,无供皮区瘢痕、皮肤颜色接近等优点,是颌面部皮肤软组织畸形整复较理想方法。但因治疗时间长,置入扩张器后的治疗期间内患者容貌丑陋,临床选择时除选择正确的适应证外,还应与患者沟通清楚,取得同意。

二、口腔硬组织及牙颌面畸形的美容外科治疗

（一）颌面部硬组织缺损的美容外科

颌面部硬组织主要包括颌面诸骨及牙齿。由于颌面部皮肤及皮下组织较薄,颌面诸肌大多为较纤弱的表情肌,虽有咬肌等较强大的骨骼肌保护,但在颌面部软组织损伤的同时,往往伴有颌面部骨组织损伤、缺损,同时颌面部恶性肿瘤术后往往也会造成颌骨缺损或缺失。因此,研究除赝复体以外的手术治疗方式成为颌面部硬组织美容的主要内容,其中最首要的是解决骨缺损区的植骨来源的问题。如其他临床外科一样,颌面整形学科的颌面部硬组织替代也主要包括自体骨移植、异体骨移植、异种骨移植及骨组织代用品等。众所周知,相较这几种修复方式,自体骨移植有着无排斥的最大优点,下面介绍几种自体骨移植方法。

1. 肋软骨切取移植术　颌面部的肋软骨游离移植主要用于修复鼻、颏颧和眼眶等处需要硬组织充填的塌陷畸形和缺损,或作耳郭及鼻再造的支架等。注意,移植肋软骨不应带有骨膜。

2. 肋骨切取移植术　主要用于修复下颌骨、鼻、颧、牙槽突等部位的骨缺损和畸形。带有肋软骨的长条形肋骨适用于修复一侧或全下颌骨缺损。修复下颌骨体部或颏部缺损则不应带有肋软骨。

3. 髂骨切取移植术　切取髂骨骨嵴的用途与肋骨移植基本相同,主要用于下颌骨颏、体部缺损或颌骨大型缺损。髂骨在需骨松质作游离移植时是最好的取材部位。

此外,很多年来,有学者一直致力于研究骨替代品的问题,目前常用到的替代骨松质颗粒植骨的骨粉材料等均得益于该研究。近年来随着组织工程学研究的日益进步,已有不少

学者报道利用组织工程学体外成骨的研究进展,相信在不久的将来随着组织工程与材料工程的进步与结合,口腔颌面部硬组织整形的前景会更加广阔。

(二) 正颌外科

正颌外科是结合正畸和外科手术的方法,用来矫治牙颌面畸形的一门学科,它是一门新兴的综合性边缘学科,也是口腔颌面外科的一个分支。它集合了多种学科的新理论、新进展和新技术为一体,特别是应用新型专用手术器械,矫治通常应用单纯正畸治疗或手术治疗均难以达到的满意效果的骨性牙颌面畸形。取得了形态、功能、美貌俱佳的满意效果,在颌面整形美容外科中进展快速,成为一个新领域。

1. 正颌外科手术治疗的基本原则

(1) 形态与功能并重:改变畸形、创造美的容貌是牙颌面畸形患者的治疗目标。"爱美之心,人皆有之",每个人都希望自己拥有一张英俊或美丽的面容,各类牙颌面畸形都在不同程度上破坏了颜面结构的协调统一和均衡。因此除了恢复功能外,正颌外科美容的要求是改变患者畸形的面容或创造美的容貌,前者目标容易达到,而后者还取决于个体自身基础条件。外科医师不可能按同一审美标准和比例去塑造每一个人的面容。对面容条件各不相同的每一个患者而言,改善容貌是切合实际的要求和可预期得到的治疗效果,对此,医师与患者双方都应该有一个清醒的认识。

(2) 手术与正畸联合治疗:长期临床实践证明,对牙颌面畸形患者单独采用正颌或正畸均难实现形态与功能俱佳的治疗目标。采用两种治疗联合的原则和方法是现代正颌外科取得成功的基本途径。

(3) 严格正确的治疗程序:在牙颌面畸形患者的治疗方案确定后,必须按照严格的治疗程序进行,才能获得最佳治疗效果。目前公认的治疗程序可归纳为术前正畸治疗;确认已定手术计划;完成术前准备;进行正颌手术;术后正畸治疗以及术后随访观察。

(4) 准确的测量分析:牙颌面畸形患者治疗需按选定的最佳治疗方案,通过手术切开并移动牙-骨复合体至理想位置方能达到矫正畸形,重建正常功能的目的。X线投影测量分析可确定牙、颌、面结构和相互关系是否存在异常及性质、部位、程度,继而得出正确诊断,并设计最佳治疗方案的基础。

(5) 遵循生物学基础的手术设计与操作:研究表明,骨切开后血供动力学显著变化,向心性血流成为主要血供来源,这就为各型正颌外科手术的设计、实施提供了科学依据和必须遵守的准则。因此遵照该准则可避免严重并发症的发生,保证手术成功。

(6) 专用手术器械:正颌外科对器械有如下特殊要求,配备有光导纤维冷光源,适用于不同部位和类型手术的牵开器;具有高强度机械能量的微型长柄往复锯,左右摆动锯,矢状切开锯及骨钻,并配有各种类型锯片和钻头。

(7) 牢靠固定和严密的观察:正颌手术通过复合骨瓣的带蒂移位转移实现的,因此在移位骨段骨愈合前必须用牢靠的骨内固定及适当的颌间牵引维持其矫正位。同时上下颌还必须达到牙列的功能咬合位。加之术中很难彻底止血,可致术后早期创腔渗血,因此术毕苏醒期及手术当日必须进行严密监护观察。

2. 常见的正颌手术 目前,随着正颌手术的器械不断改进与发展,正颌外科技术不断提高,治疗效果也越来越好。手术从口内进路,尽量使患者口外不遗留瘢痕,达到了美学效果。

(1) 下颌升支手术:目前常用的经口内途径的下颌升支截骨术有两种术式。

1）升支垂直或斜行截骨术：主要适合轻度后退下颌骨（<10mm）；轻度下颌不对称的后退和垂直向下升支缩短的病例（图4-73）。

2）颌升支矢状截骨术：下颌升支矢状截骨术又称下颌升支矢状劈开术，目前在正颌外科中应用越来越广泛。主要应用在对称性下颌骨前凸、对称性下颌骨后退、小范围不对称的下颌后退、垂直延长下颌升支等病例中。

下颌升支矢状劈开术适应范围广，手术操作简单；口外无瘢痕，手术后骨创面大，有利于愈合。因手术影响咀嚼肌群小，手术效果较肯定，手术后

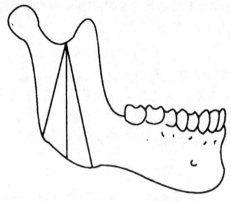

图4-73 下颌升支垂直或斜形截骨术

比较快地恢复正常咀嚼功能（图4-74）。

（2）下颌体部手术：手术通常在相邻牙齿间进行，通过已存在的间隙或拔牙后形成的间隙，进行垂直向截骨。以颏孔为标志，可分为下颌体前部截骨术和下颌体后部截骨术，形成游离骨段，调整到设计所需的部分加以结扎固定（图4-75）。

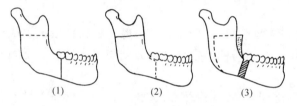

图4-74 下颌升支矢状截骨术

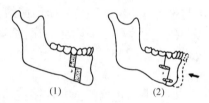

图4-75 下颌体部正颌手术

（3）颏成形术：常作为其他手术的辅助手术，同期进行的常见颏成形术如下。

1）颏扩大成形术：通过颏水平截骨术或用医用材料移植使患者增加颏凸出，从而改变面下1/3高度。

2）颏缩小成形术：主要用于巨颏症患者。根据不同的巨颏症类型，可采用颏水平截骨术、巨颏修复术等方法修整过多过高的颏部组织，达到正常的颏凸度。

3）颏摆正成形术：用在偏𬌗、半侧面部短小、髁状突肥大、颞下颌关节强直、单纯颏不对称等病例。

（4）上颌骨前部截骨术：主要用于矫治上颌前牙及牙槽骨前凸畸形。包括前后向的前凸和垂直向的过长，患者往往表现为上唇不能闭合、露齿等。

（5）颌后部截骨术：主要用于矫治上颌后部反𬌗、后牙开𬌗及向前移动关闭无牙间隙。

（6）全上颌骨正颌手术：又称LeFort Ⅰ型切开术，此手术基本上是按照上颌骨LeFort骨折分类的典型Ⅰ型骨折线走向和部位，截开上颌骨各壁，仅保留腭侧黏骨膜为主要软组织蒂。使离断的上颌骨骨段向上、下、左、右及前方移动，以矫治不同类型的上颌骨畸形。

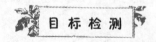 目 标 检 测

A1 型题

1. 关于比色方法正确的是

　A. 医师视觉方向与牙面垂直

　B. 比色时间控制在10秒以内

　C. 可采用尖牙为选择色调的参照牙

　D. 诊室的墙壁的颜色最好为绿色

E. 在不能确定彩度和明度时,应选择彩度高和明度低的比色片

2. 关于人工牙形状和排列的视错觉的性别体现错误的是
   A. 女性的人工牙近中切角宜圆钝
   B. 男性宜选用丰隆大的人工牙
   C. 一侧中切牙牙颈部稍向舌侧,另一侧稍向唇侧,适用于男性
   D. 两侧中切牙远中面向唇侧扭转呈微外翻状适用于男性
   E. 侧切牙小且与中切牙部分重叠,能够展现女性魅力

3. 治疗牙周炎的全身用药的药物是
   A. 甲硝唑　　　　　　B. 碘酚
   C. 复方碘甘油　　　　D. 碘氧液
   E. 口泰

4. 重症氟斑牙治疗方法为
   A. 磨除着色的釉质　　B. 浓盐酸涂擦脱色
   C. 不需治疗　　　　　D. 复合树脂遮色治疗
   E. 前牙选用烤瓷冠

5. 边缘性龈炎时牙龈表现为
   A. 粉红色　　　　　　B. 龈缘菲薄紧贴牙面
   C. 牙龈质地松软　　　D. 牙周袋 5mm 以上
   E. 探诊后牙龈无出血

6. 金属烤瓷冠的唇侧肩台宽度一般为
   A. 0.1mm　　　　　　B. 0.2mm
   C. 0.3mm　　　　　　D. 0.5mm
   E. 1.0mm

7. 关于妊娠期龈炎的说法错误的是
   A. 牙龈肥大鲜红色
   B. 女性激素水平升高是其唯一原因
   C. 触之易出血
   D. 分娩后可自行减轻或消退
   E. 妊娠瘤以下前牙唇侧龈乳头较多见

8. 患者,男,27 岁,有癫痫病史,检查见牙龈增生覆盖牙冠的 1/2,袋深 4~6mm,前牙有移位。最可能的诊断是
   A. 糖尿病型牙周炎　　B. 增生性牙龈炎
   C. 牙龈纤维瘤病　　　D. 药物性牙龈增生
   E. 维生素 C 缺乏症

9. 一患者右下第 1 磨牙大面积银汞合金充填,远中食物嵌塞,要求修复。如果此牙牙髓健康,MOD 银汞合金充填,颊舌侧剩余牙冠硬组织较薄弱,牙冠𬌗龈距短。最佳的治疗设计是

A. 直接全冠修复　　　B. 嵌体冠修复
C. 去髓后桩冠修复　　D. 直接 3/4 冠修复
E. 金瓷冠修复

10. 全口义齿个性排牙法不包括:
    A. 牙位的变动　　　　B. 唇面弓形的调整
    C. 切缘的调整　　　　D. 颈缘的调整
    E. 基托的硬度

11. 嵌体修复时,牙体预备要求哪一项不正确
    A. 去净腐质,做预防性扩展
    B. 洞型底平壁直无倒凹
    C. 预备出 30 度斜面,宽为 1.5mm
    D. 邻面可做片切形
    E. 以上均不是

12. 黄金分割比例是指
    A. 1 : 0.618　　　　B. 1.618 : 1
    C. 0.628 : 1　　　　D. A+B
    E. B+C

13. 固定桥修复的生理基础
    A. 牙槽骨
    B. 牙槽嵴黏膜
    C. 基牙代偿力
    D. 基牙牙周储备力及代偿功能
    E. 以上均不是

14. 固定桥桥体为减轻基牙负担应采取
    A. 减小桥体的颊舌径宽度
    B. 降低功能牙尖的牙尖斜度
    C. 扩大外展隙
    D. 选用无尖牙
    E. 尽可能减少桥体的接触面积

15. 固定桥设计是否合理最重要的是
    A. 基牙牙冠具有足够的长度和体积
    B. 固位体固位形式与种类选择得当
    C. 基牙周组织健康
    D. 借助于机械力学原理
    E. 基牙负重力不超过其牙周组织的最大承受力

16. 为使固定桥充分发挥咀嚼功能,首先需要的是
    A. 良好的固位、稳定
    B. 缺隙区牙槽嵴丰满
    C. 基牙稳固、支持力强
    D. 完好恢复缺失牙的解剖形态
    E. 设计合理

17. 在确定固位修复体龈缘位置时,不必考虑的因素是
    A. 𬌗力大小　　　　　B. 牙周健康状态

C. 口腔卫生状态　　D. 年龄

E. 美观

18. 设计固定义齿时,增加基牙的主要目的是
    A. 为了分担以上松动基牙的负担
    B. 为了尽量分散𬌗力,把基牙的负担降到最小限度
    C. 为了减轻较弱侧基牙的负荷,以分散𬌗力
    D. 为了对称、美观
    E. 以上都是

19. 下列全口义齿基托的美学特征,错误的是
    A. 基托的颈曲线应与人工牙的形态及患者年龄相适应
    B. 唇、颊侧应打磨成光滑平整面,以利固位
    C. 舌侧应形成牙龈颈曲线,利于发音,减少异物感
    D. 注意应恢复腭皱襞的自然形态
    E. 最好选用 Yi-F 仿生基托树脂

20. 面形变长,上下唇张开而不能自然闭合。这说明在全口义齿制作时
    A. 上前牙切缘连线过高
    B. 上前牙切缘连线过低
    C. 垂直距离过大
    D. 垂直距离过小
    E. 上前牙过凸

21. 关于可摘义齿的美学修复,下列哪项是错误的?
    A. 人工牙的外形、大小及色彩应与对侧同名牙一致
    B. 固位体应设置在后牙或牙体较隐蔽的部位
    C. 基托的唇、颊侧打磨成光滑平整面
    D. 尽量选用仿生基托材料
    E. 基牙预备应依据患者的性别、年龄、性格及主诉综合考虑

22. 关于 SPA 排牙法,下列哪项是错误的?
    A. 上颌中切牙近中唇向旋转少许,在视觉效果中牙冠略大,适用于男性
    B. 上颌侧切牙近中腭向旋转少许,用女性患者
    C. 上颌尖牙整体唇向移动少许,近似虎牙,用于年轻患者,显得有朝气

    D. 将女性前牙排列整齐对称,男性前牙排列可稍不规则
    E. 老年人前牙可修改为被磨损的形态

A3 型题

(23~25 题共用题干)

某男性,36 岁,1 个月前因外伤一上前牙冠折。口腔检查:左上 1 冠折,牙冠 1/2 缺损,已露髓,探稍敏感,叩诊阴性,无松动,X 线片未见根折,牙根正常。余牙未见异常。

23. 该牙经完善的根管治疗后多长时间即可行桩核冠修复
    A. 2 天　　　　B. 3 天
    C. 5 天　　　　D. 1 周
    E. 2 周

24. 如用桩核冠修复,桩的长度和直径分别为
    A. 长度为根长的 2/3~3/4,直径为根径的 1/3
    B. 长度为根长的 1/2,直径为根径的 1/3
    C. 长度为根长的 1/3,直径为根径的 2/3~3/4
    D. 长度为根长的 2/3~3/4,直径为根径的 1/2
    E. 以上均不是

25. 如用金瓷冠修复,桩核唇侧应为金瓷冠留出的间隙为
    A. 0.5mm　　　B. 1.0mm
    C. 1.5mm　　　D. 2.0mm
    E. 1.8mm

(26~28 题共用题干)
    A. 可防止义齿𬌗向脱位
    B. 起连接、支持和固位作用
    C. 防止义齿向龈方和侧方移位
    D. 有固位作用和对抗侧向力的作用

26. 可摘局部义齿的基托的作用是
27. 可摘局部义齿的基托边缘的作用是
28. 可摘局部义齿的卡环臂的作用是

(29、30 题共用题干)
    A. 基牙胀痛　　　B. 基牙酸痛
    C. 对𬌗牙酸痛　　D. 牙槽嵴顶压痛

29. 𬌗力较大𬌗支托支持力不够可造成
30. 卡环过紧可造成

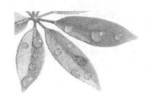

第 **5** 章
口腔颌面美容保健

1. 龋齿和牙周病的预防要点。
2. 刷牙与口腔保健。
3. 食品营养、氟与口腔保健。
4. 儿童、孕妇、老年人与口腔保健。
5. 皮肤的健美标准和保健要点。

精神文明的标志之一是口腔卫生。如果说："眼睛是人们心灵的窗口,而口腔则是我们健康的门户。"一口洁白的、健康的牙齿,不仅保证了咀嚼、消化功能,而且形成了一道防止"病从口入"的屏障。

洁白、整齐、健康的牙齿无疑是人体健美的重要标志之一,它可使我们笑得更自然、更甜美,它也是人们的潇洒风度、美好仪表不可缺少的部分。当我们在社交场合,如果谈吐大方,举止典雅,又有一口整齐而洁白的牙齿,自然会更受人注目和欢迎。相反,如果患了口腔疾病,不仅损害了牙体组织,而且也破坏了消化器官的完整性,降低了消化功能,并有损容貌美。如果发生在儿童时期,还会进一步影响颌骨的生长发育,造成颌面部畸形。

目前,龋齿与牙周病是世界较为常见的慢性疾病之一。任何年龄、性别、民族及不同地区的人,都可不同程度地罹患龋齿和牙周病。据统计资料显示,我国 12 亿人口中约有 7 亿人患有不同程度的牙病,其中 7～17 岁的中小学生最多,他们需要治疗的龋齿约 2 亿颗。因此,世界卫生组织(WHO)已将龋齿列为仅次于癌症和心血管病的三大重点防治慢性疾病之一。龋病不仅会改变天然牙原有的色泽之美,还严重破坏了牙齿自然的美学形态;而牙周病则会引起牙齿的松动脱落、牙周组织色、形、质多方面的改变,破坏牙周组织的正常结构美和功能美。因此,我们应该形成"健康保健可以防治牙病"的新观念。龋病和牙周病都是应该可以减少和控制的。

链接

2005 年由卫生部组织全国第三次口腔健康流行病学调查,调查年龄为 5 岁、12 岁、35～44 岁和 65～74 岁,共调查 93 826 人。调查结果显示:我国 5 岁儿童乳牙患龋率和 12 岁、35～44 岁以及 65～74 岁恒牙患龋率分别是 66%、28.9%、88.1% 和 98.4%。12 岁、35～44 岁和 65～74 岁人群的牙龈出血检出率分别是 57.7%、77.3% 和 68.0%;35～44 岁和 65～74 岁人群的牙周袋检出率分别是 40.9% 和 52.2%。口腔黏膜组织异常在 35～44 岁和 65～74 岁人群的检出率为 10 万人中 4949 人和 7965 人。20～69 岁成年人牙本质敏感的患病率是 32.1%,平均每人口腔中有敏感牙 1.5 颗。12 岁青少年氟牙症患病率为 11.7%,社区氟牙症指数为 0.25。中国大部分牙颌畸形发生在恒牙列,患病率是 72.97%。其次是混合牙列,患病率是 71.21%,儿童乳牙列的牙颌畸形患病率是 51.84%。有 19.5% 的 12 岁学生在过去的 1 年有牙齿外伤的经历。中国 35～44 岁年龄组人群口腔恶性肿瘤患病率为 17/10 万;65～74 岁年龄组人群为 30/10 万。中国 3～5 岁儿童酸蚀症的患病率在 4.5%～12.4%,12～13 岁青少年酸蚀症的患病率在 22.1%～61.8%。35～44 岁中年人牙列缺失率为 0.06%,每人口腔中平均留存 29.40 颗牙齿,但义齿修复率仅为 11.6%;65～74 岁老年人牙列缺失率为 6.8%,每人口腔中平均留存 20.97 颗牙齿,义齿修复率仅为 42.0%。

第 1 节　龋齿和牙周病与口腔保健

案例 5-1　某女,33 岁,刷牙经常出血,临床诊断为牙龈炎,应建议她多长时间做一次洁治?

一、龋病的美学损坏

龋病是以细菌为主的多种因素影响下,牙齿硬组织发生的一种进行性破坏。牙体硬组织崩解、变软,形成龋洞。龋病可分浅、中、深三个不同阶段(图 4-26)。

（一）浅龋的美学损坏

患者可以没有任何症状,但检查时肉眼已能看到牙釉质的损坏和变色,牙体失去原先的光泽而呈现白垩色。如有色素沉积,受损处可变成褐色。

（二）中龋的美学损坏

牙齿破坏严重,已经进展到牙本质层,窝洞形成,牙齿对酸甜、过冷、过热刺激产生敏感,刺激去除后症状立即消失。

（三）深龋的美学损坏

中龋如果不能及时治疗,病变将进展到牙本质深层,窝洞可与髓腔连通,造成牙髓的感染,牙齿遇到冷、热和化学刺激,可有剧烈疼痛。若患者有自发性疼痛,冷热刺激使其加剧,此时病情可能发展到牙髓炎。个别患者如果未能及时处理,可导致根尖炎症。所以龋病必须及时治疗,否则牙齿可能被破坏,最终完全崩解,只残留部分牙冠或牙根。

二、牙周病的美学损坏

牙周病主要包括牙龈病和牙周炎两大类,前者只发生在牙龈组织,而后者则是累及四种牙周支持组织(牙龈、牙周膜、牙槽骨和牙骨质)的慢性感染性疾病,往往引发牙周支持组织的炎性破坏。牙龈炎可视为疾病的早期表现,其主要症状是牙齿颈部有大量软垢和牙石,牙龈充血、红肿,失去原来牙龈的正常形态和色泽。而牙周炎则会形成牙周袋,牙周袋内有大量的病原微生物,细菌在袋内增生、繁殖,滋生大量脓液,使病情进一步发展。感染的脓液可从牙周袋内溢至口腔,患者感到口腔内又黏又臭。紧接着由于牙周组织受到破坏,不能紧固牙根,而发生牙齿松动、移位、咀嚼无力等,严重者牙齿可自行脱落或者导致牙齿的拔除,流行病学调查显示牙周炎是我国成年人丧失牙齿的首位原因。牙齿一旦丧失,将会造成面容衰老和丑陋,给生理和心理健康都带来影响。

三、导致龋病和牙周病的病因

（一）龋病的病因

目前,公认的龋病病因学说是四联因素学说,主要包括细菌、食物、宿主和时间。其主要为致龋性食物(特别是蔗糖)紧紧贴附于牙面,由唾液蛋白形成的获得性膜。这种获得性膜不仅得牢固地附着于牙面,而且可以在适宜温度下,利于细菌有足够的时间在菌斑深层产酸,侵袭牙齿,使之脱矿,并进而破坏有机质,产生龋洞。

（二）牙周病的病因

牙周病的病因大多是局部的菌斑、牙垢、牙石、食物嵌塞、不良修复体等所致。菌斑内含有大量的黑色素拟杆菌和梭形杆菌等革兰阴性菌,这些细菌以牙菌斑的形式附着于牙齿颈部与牙龈相邻接处,产生类毒素刺激牙龈产生炎症。菌斑矿化后形成牙石,牙石危害牙周组织,妨碍了口腔卫生的维护,主要是它构成了菌斑附着和细菌滋生的良好环境,从而更加速了菌斑的形成,对牙龈组织造成了持久的刺激,长期的炎症会使牙周支持组织破坏,牙槽骨吸收,牙槽高度降低,最终造成牙的松动和脱落。此外,部分可由全身系统性疾病所引起,如内分泌失调、营养不良、结核、遗传等。

四、龋齿和牙周病的预防

（一）龋病的预防

龋病是一种多因素疾病,下面就从卫生宣教、定期检查、控制菌斑、改变不合理膳食、提高宿主抗龋能力等方面介绍一些预防方法。

1. 促进口腔健康　普及口腔健康教育,指定营养膳食计划,定期口腔检查。

2. 实行特殊的防护措施　在专业医生的指导下,合理使用各种氟化物防龋措施,进行窝沟封闭,营养防龋涂料等。

3. 控制菌斑　用牙刷、牙膏、牙线、牙间清洁器等保健用品,机械清除口腔内牙菌斑。此外,可应用抗菌剂抑制致龋菌或抗附着剂,如天然植物药类、甲壳素类、酶类等阻止菌斑对牙面的附着。

4. 早期诊断　包括定期检查、X 线片等辅助诊断,在检查诊断基础上做早期充填治疗,一般 12 岁以上的人应每年查一次。

5. 选用糖代用品　蔗糖的致龋性最强,选用木糖醇等替代用品。

6. 改变不合理膳食　平时饮食应多摄入富含钙、无机盐等营养食物,尽可能食用高纤维粗糙食物。

7. 防止龋病的并发症　对龋病引起的牙髓病及根尖周病要进行牙体牙髓治疗以保护自然牙列,防止组织炎症向牙槽骨、颌骨深部扩展。

（二）牙周病的预防

牙周病的预防非常重要,主要目的是消除致病的始动因子及促进疾病发展的危险因素。

预防牙周病应从以下几方面着手。

1. 卫生宣教　以健康教育为基础,增强人群牙周病的预防意识,养成良好的口腔卫生习惯。每天认真有效地刷牙 2 次,特别要注意清除牙齿及边缘处的牙菌斑;使用牙线和其他的洁牙用具清除牙齿邻面的牙菌斑。

2. 吃健康的食物　如肉类、鸡蛋、豆制品、奶制品、各种蔬菜和瓜果等。

3. 戒烟　吸烟是牙周疾病的促进因素,提倡戒烟。

4. 牙周疾病的自我察觉　刷牙时牙刷上有血迹,咬食物时食物上有血迹,提示有牙龈炎;牙齿有不同程度的松动,牙根暴露或牙龈红肿、有脓,说明已发展到牙周炎;有口臭说明可能有牙周炎。

5. 定期检查 定期进行口腔检查,最好每6个月1次;定期进行洁治,清除附着于牙齿上的牙结石,每年不少于1次;牙周病的患者,建议每个季度或半年洁牙1次;早期诊断,早期治疗。

第2节 刷牙与口腔保健

龋病和牙周病的发生与牙菌斑的形成有很密切关系。保持口腔卫生,清除牙菌斑是口腔保健工作十分重要的一环。事实上,经大多学者研究已证实,刷牙是预防牙病、保持口腔卫生的重要方法,特别是控制和减轻牙周炎症的效果较为显著。但要真正达到口腔保健的目的,还应从牙刷的选择、刷牙的方法等方面考虑。

一、牙刷的选择

从20世纪30年代开始,已用尼龙线逐步取代猪鬃做牙刷毛。目前,采用的优质尼龙丝直径为0.18~0.28mm,细软而富有弹性。刷毛可进入牙齿的邻面及龈沟,清除邻面及龈下菌斑。不久前,我国试制一种改良聚酯丝作为刷毛材料。该毛表面光滑度好,有弹性、韧性,又无毒性。此材料制成的牙刷对幼儿、儿童和牙周病患者较为适宜。选择牙刷的基本原则包括:①刷头小,以便在口腔内(特别是口腔后部)转动自如;②刷毛排列合理,一般为10~12束长,3~4束宽,各束之间有一定间距,既有利于有效清除牙菌斑,又使牙刷本身容易清洗;③刷毛较软,刷毛长度适当,刷毛顶端磨圆钝,避免牙刷对牙齿和牙龈的损伤;④牙刷柄长度、宽度适中,并具有防滑设计,使握持方便、感觉舒适。

牙刷应根据不同年龄及口腔情况,选择不同规格的牙刷。下列牙刷的各种规格标准可供参考(表5-1)。

表5-1 牙刷的各种规格标准

	幼儿	7~12岁	13~18岁	成人
牙刷全长(mm)	115~120	150~155	155~160	160~180
头长(mm)	16~18	24~28	26~30	30~35
刷头宽(mm)	8~9	9~11	9~11	10~12
毛束高度(mm)	8~9	9~10	10~11	10~12
毛束排数	2~3	3	3	3~4
刷毛直径(mm)	0.18	0.18	<0.2	0.2~0.3

二、刷牙的方法

刷牙的方法应根据每个人的牙齿、牙周情况来选择。如果刷牙方法不适当,不但达不到刷牙的目的,反会引起各种不良后果,最常见的是牙龈退缩和牙齿颈部的楔状缺损。因此,刷牙的基本要求是既清洁牙齿又不损伤牙周牙体组织。下面介绍几种目前常用的刷牙方法。

1. Bass 刷牙法 将刷头置于牙颈部,刷毛指向牙根方向(上颌牙向上,下颌牙向下),

刷毛与牙长轴大约呈 45°角,轻微加压,使刷毛部分进入牙龈沟内,部分置于牙龈上,来回颤动。洗刷咬合面时,刷毛紧压骀面,使毛端深入裂沟区作前后方向颤动(图 5-1)。这种刷牙方法有效避免了习惯的拉锯式横刷造成牙颈部楔状缺损及牙龈退缩的弊病。

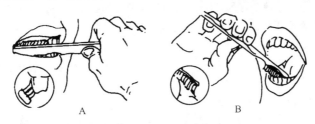

图 5-1　Bass 刷牙法
A. 刷毛与牙面成 45°;B. 刷毛紧压骀面作前后颤动

2. Roll 刷牙法　这种刷牙方法又称扭转刷牙法或称为竖刷法。刷毛置牙槽黏膜上呈 45°角,然后将牙刷毛沿牙龈向牙冠方向转动,这样重复 8 ~ 10 次,在刷洗骀面时,则刷毛置于骀面前后移动(图 5-2)。此法对牙龈有良好刺激,起着按摩牙龈,增进局部血液循环和促进上皮角化作用,有助于增强牙周组织的防御能力,又能清洁到牙间隙中的污垢。

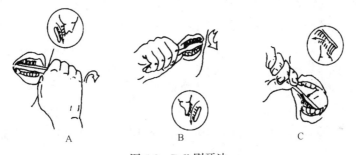

图 5-2　Roll 刷牙法
A. 刷毛置牙龈黏膜上呈 45°角;B. 刷毛沿牙龈向牙冠方向转动;C. 刷毛置于骀面前后移动

3. 生理刷牙法　将牙刷毛与牙面接触,刷毛顶端指向牙冠,然后沿牙面向牙龈轻轻拂刷。这种刷牙方法既能清洁牙面,又能刺激牙龈组织,增进牙周组织的健康。

上述几种刷牙方法,只要经过适当训练,都可达到较好的效果。各人可以根据自己条件选用一种。但应养成早晚刷牙,饭后漱口的良好卫生习惯。晚上睡前刷牙更重要,每次刷牙时间至少 3 分钟,要面面俱到。牙刷毛间往往粘有口腔中的食物残渣,同时,也有许多细菌附着在上面。因此,要用清水多次冲洗牙刷,并将刷毛上的水分甩干,置于通风处,充分干燥,切记不要把用完的牙刷放在密不透气的塑料盒或金属盒中,牙刷应每人一把以防止交叉感染。牙刷不要泡在热水里烫,因为尼龙丝受高温易变形弯曲,变软失去弹性。牙刷应定期更换,牙刷用旧后刷毛卷曲不仅失去清洁作用且会擦伤牙龈。另外,牙刷依靠刷毛末端与牙面接触产生剪切力来清除牙菌斑,但临床试验结果表明,正常使用 3 个月后,刷毛的机械强度会有一定程度的降低,这样的刷毛在正常刷牙压力下就容易弯曲,使得刷牙时刷毛的弯曲部分而非刷毛末端接触牙面,清洁效率会因此下降。并且太旧的牙刷反而会招致病菌滋生,变形的牙刷毛又容易刺伤牙龈。一般应每 3 个月左右更换一把牙刷。目前正在推广一种可以变色刷毛的牙刷,当用到一定时间后,原先颜色会褪色,提示应更换牙刷。

提倡用水平颤动拂刷法刷牙

　　水平颤动拂刷法是一种能有效清除龈沟内牙菌斑的刷牙方法。拂刷就是轻轻地擦过,掌握这种刷牙方法,能够帮助清除各个牙面的牙菌斑,同时能有效地去除牙颈部及龈沟内的牙菌斑。具体操作要领为:①手持牙刷刷柄,先将刷头放置于口腔内一侧的后牙牙颈部,刷毛与牙长轴大约呈45°角,刷毛指向牙根方向(上颌牙向上,下颌牙向下),轻微加压,使刷毛部分进入牙龈沟内,部分置于牙龈上;②以2~3颗牙为一组开始刷牙,用短距离水平颤动的往返动作在同一个部位至少刷10次,然后将牙刷向牙冠方向转动,继续拂刷牙齿的唇(颊)舌(腭)面;③刷完第一个部位之后,将牙刷移至下一组2~3颗牙的位置重新放置,注意与第一个部位保持有重叠的区域,继续进行下一个部位的刷牙;④刷上前牙舌面时,将刷头竖放在牙面上,使前部刷毛接触龈缘,自上而下拂刷,刷下前牙舌面时,自下而上拂刷;⑤刷咬合面时,刷毛指向咬合面,稍用力作前后短距离来回刷。

三、洁牙剂及其应用

　　刷牙同时往往应用一定的洁牙剂。洁牙剂主要有牙膏、牙粉和水剂。目前,应用较为广泛的是牙膏。牙膏的基本成分包括摩擦剂、洁净剂、润湿剂、胶粘剂、防腐剂、甜味剂、芳香剂、色素和水。另外,根据不同的目的加入一些有保健作用的制剂。

　　洁牙剂是通过摩擦作用,去除牙面菌斑达到清洁口腔作用,使牙齿保持洁白、美观。近年来为了达到预防口腔常见病的目的,又在洁牙剂中加入各种药物以期减少和预防龋病和牙周病的发生。药物牙膏目前已在全世界广泛应用,在欧美国家药物牙膏产量已占牙膏总产量80%左右。我国常用的有以下几种类型的药物牙膏。

　　1. 氟化物牙膏　这是目前最常见的一种。其主要作用是利用牙膏中活性氟,促进牙釉质再矿化,增强牙齿抗龋能力。在牙膏中应用的氟化物主要有氟化钠、单氟磷酸钠、氟化亚锡和氟化铵等。

　　2. 氯己定牙膏　氯己定是一种广谱抗生素,它能与唾液糖蛋白结合,使牙面吸附蛋白减少,干扰菌斑形成。除此之外,氯己定可以与细菌细胞外多糖结合,使细菌不易吸附到获得性膜上,达到预防和减少牙周疾病和龋病的目的。

　　氯己定和氟化物合并使用可有协同作用。

　　3. 含酶牙膏　各种影响细菌代谢或蛋白分解的酶,如葡聚糖酶、溶菌酶,都可能抑制菌斑形成。但由于酶活性在牙膏中容易被破坏,不易保存,尚待进一步研究。

　　4. 中医复方牙膏　目前中药牙膏品种不少,但有些尚缺乏可靠药效鉴定和临床观察,也有待进一步探讨和研究。

　　近年来,我国出现很多药物牙膏,药物种类也很多,但药置入牙膏内,在口腔里的作用时间很短,因此很难发挥出它应有的药效。关键还是要认真、仔细地按要求刷牙,不应把牙膏看成是治疗口腔百病的万灵药。

根据口腔健康需要选择牙膏,提倡使用含氟牙膏预防龋病

　　牙膏是辅助刷牙的一种制剂,可增强刷牙的摩擦力,帮助去除食物残屑、软垢和牙菌斑,有助于消除或减轻口腔异味,使口气清新。成人每次刷牙只需用大约1克(长度约1厘米)的膏体即可。如果在牙膏膏体中加入其他有效成分,如氟化物、抗菌药物、控制牙石和抗敏感的化学物质,则分别具有防龋、减少牙菌斑、抑制牙石形成和抗牙齿敏感的作用。

含氟牙膏有明显的防龋效果,其在世界范围的广泛应用是龋病发病率大幅度下降的主要原因之一。使用含氟牙膏刷牙是安全、有效的防龋措施,特别适合于有患龋倾向的儿童和老年人使用。但应该注意的是,牙膏不是药,只能预防口腔疾病,不能治疗口腔疾病,有了口腔疾病还是应该及时就医治疗。

四、牙线的应用

牙线用尼龙线、丝线或涤纶线等纤维制成的细线,是一种清洁牙齿的用品,它可以有效清除牙间隙的菌斑。牙线的种类包括含蜡牙线和不含蜡牙线、聚四氟乙烯牙线、带棒牙线、矫味牙线(如薄荷味牙线、水果味牙线)和无味牙线、带状牙线。这些牙线有共同点,即它们都是柔软的、富有弹性的,使用方便。

临床研究表明,使用牙线可降低邻面龋的发生。牙线的使用方法:取一段长约 25cm 的牙线,将线的两端打双结形成一线圈,或取约 33cm 的牙线,将线的两端绕在二个中指上,用右、左手指将牙线通过接触点。两指间控制牙线的间距约 1.5cm 左右。当有紧而通不过的感觉时,可做前后拉锯式动作,通过接触点,轻柔地到达接触点下的牙面,同时将牙线放到牙龈沟底以清洁龈沟区,注意不要硬压入龈沟以下过深的组织内,将牙线紧贴于牙齿颈部,在牙龈邻面做上下移动,每个牙上下刮 5~6 次(图 5-3 和彩图 53)。

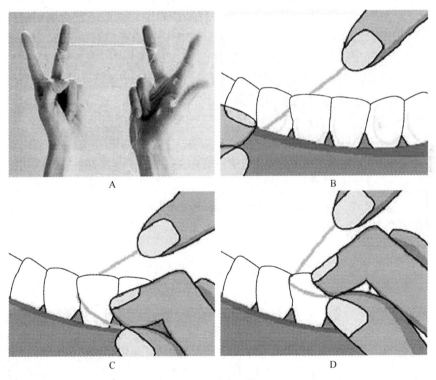

图 5-3　牙线的使用

●链接

提倡选择牙线或牙间刷辅助清洁牙间隙

牙齿与牙齿之间的间隙称为邻间隙或牙间隙,牙间隙最容易滞留菌斑和软垢。刷牙时牙刷刷毛不能完全伸及牙间隙,如果在每天刷牙的同时,能够配合使用牙线或牙间刷等帮助清洁牙间隙,可以达到彻底清洁牙齿的目的。

牙线是用尼龙线、丝线或涤纶线制成的,它有助于邻面间隙或牙龈乳头处的清洁,特别对平的或凸的牙面最合适。牙间刷的刷头为金属丝,其四周附带有柔软的刷毛,适用于牙龈退缩和牙根外露的患者清除牙间隙处的牙面和根面的牙菌斑。使用时应注意,若龈乳头无退缩、插入有困难时,不要勉强进入,以免损伤牙龈。

五、牙签的应用

除牙线外,牙签也是一种常用的自我清洁牙间隙的工具,适用于牙龈退缩和牙周病患者。常用的是竹质和木质制品。将牙签置入龈沟底部,可清除嵌塞食物及邻面菌斑。牙签应有足够的硬度和韧性,避免折断,表面要光滑,没有毛刺,以免刺伤牙龈,横断面可呈扁圆形或三角形。使用牙签时注意动作要轻,以免刺伤龈乳头或龈沟底。近年来用软塑料制成的中空弹性保健牙签,较适合老年人使用。

六、注 意 事 项

刷牙和配合使用牙膏、牙线、牙签等是控制菌斑的基本方法,目的在于清除牙面和牙间隙的菌斑、软垢与食物残屑,减少口腔细菌和其他有害物质,防止牙石的形成。但是,如果方法不适当,不但达不到目的,反会引起各种不良后果。如刷牙使用不适当的方法引起的软组织损伤,最常见的是牙龈组织的退缩,引起牙体硬组织的损伤多为磨损及颈部楔状缺损,并由此而引起的牙颈部敏感。因此在口腔保健的过程中应注意以下几个方面:①牙刷的选择:建议选用软毛牙刷。②牙膏的选择:慎选摩擦剂粗糙的牙膏。③刷牙方法的选择:除采取前面所述的适宜的刷牙方法以外,使用轻柔的力量刷牙也尤为重要。应知道牙齿清洁是通过轻柔的力量进行循环往复动作来实现的,通过相同动作的重复使滞留在牙齿表面大块的食物残渣由大变小,由有到无,达到清洁的目的,而不是通过蛮力来实现。④牙线的使用:大多是一次性的,不可重复使用,因为使用过的牙线上面的污垢、细菌不能用普通的方式(水冲等)进行清洁,重复使用牙线有百害而无一利。⑤牙签应正确使用:牙签使用不当,将导致牙周疾病。如果无塞牙现象而乱剔牙或牙签使用不正确就会造成牙龈炎,因为这样会使本来没有间隙的牙齿牙龈退缩、间隙增大造成牙周病,且影响美观,尤其是儿童应尽量不使用牙签。

第3节 膳食营养与口腔保健

食品营养与口腔保健的关系十分密切。食物中的营养物质通过吸收可以增强抵抗口腔疾病的能力,但食物又可通过菌斑、细菌代谢产物的作用引起牙病。因此,对食物的选择要有一个比较全面的考虑。然而由于年龄、生活习惯、民族特点、经济状况、个人嗜好各有不同,要规定一个口腔保健食谱往往很困难。经过不少学者与专家研究发现,以下一些食品在口腔保健中的作用可供参考。

一、糖 类

糖吃多了牙齿就会"烂",这是人们日常生活中的经验总结,现已有越来越多的证据表明,这种论断是正确的。动物实验证明,蔗糖含量高的饲料可造成实验性龋。患龋率随人类食品结构中蔗糖含量的增加而增加。

据流行病学调查显示,第二次世界大战期间,因蔗糖供应量减少,龋病发病率明显下降。糖类与龋病的关系,在瑞典进行了一个著名的试验,专家们用营养丰富的基础食谱,以不同方式加入定量蔗糖,对 436 人进行了试验。随访观察了 5 年发现,当蔗糖以液体形式供应时,龋齿数并不增加,但是如以黏性糖供应,则龋齿患病率显著增加。停止供应后,龋齿又降低到原来水平。如将蔗糖加入面包或非黏性糖块中,其患龋情况仍较液体形式供应严重,但较黏性糖块为轻。专家们得出最后结论,糖类在口腔内停留时间越长,并有适当细菌参与发酵过程,牙齿龋坏可能性就越大。此外,食用糖类次数频率多少,也与龋病发生有关。专家指出,蔗糖是发生龋病的重要因素。建议必须改变餐间吃甜食的习惯,尤其是睡前吃糖的习惯对牙齿危害最大。

学者 Stephar 通过试验,证实各种食品对龋病发生的影响(表 5-2)。

表 5-2　各种食品对龋病的影响

基础食物加下列食品	平均龋齿数	基础食物加下列食品	平均龋齿数
对照组	0	蜂蜜、饼干	19.2
苏打饼干	0.3	葡萄糖	30.6
洋芋泥	1.6	10% 蔗糖水	32.2
白面包、花生酱	5.2	巧克力奶糖	34.1
白面包、山莓酱	10.2	蔗糖	62.1

从表 5-2 可以看出,食物中糖类,以蔗糖的致龋力最大。为防止龋病,国内外学者尝试以其他甜味剂代替蔗糖,现将常用的几种甜味剂介绍如下。

1. 山梨醇　许多水果,如李子、生梨、苹果、草莓等都会有一定含量的山梨醇。每克山梨醇可产生 4 卡热量,口服后 70% 被吸收,但用量过多可能会造成胃肠功能紊乱。山梨醇与蔗糖比较,龋病发生率显著下降,菌斑集聚也明显减少。山梨醇加入牙膏内可作为甜味剂使用。

2. 木糖醇　各种水果、蔬菜、果实中都含有木糖醇,其甜度与蔗糖相似,有爽口感,曾作为糖尿病患者的蔗糖代用品。人体试验显示菌斑指数较食用蔗糖减少。木糖醇可有效减少口腔内的致龋菌,美国儿童牙科协会建议孕妇在小孩出生前 3 个月就应该适量服用木糖醇来减少口腔中的致龋病菌,防止孩子出生后为孩子咀嚼食物时将病菌传给孩子。孩子出生后继续适量服用木糖醇,除了有效预防龋齿外,还可以大大降低上呼吸道感染及支气管肺炎的发病率。动物实验发现木糖醇防龋效果优于山梨醇,但可使动物生长受限、体质变弱。

3. 环己烷胺磺酸钠　甜度是蔗糖的 30 倍,味道好,易溶于水,经动物实验证实无毒性。但慢性毒性实验发现,可使动物生长率下降,对骨髓细胞线粒体有破坏作用,能否长期使用,仍有待进一步研究。

🔗**链接**

科学吃糖,少喝碳酸饮料

糖是人类的主要营养要素之一,是人体能量的主要来源,是许多食品及饮料的调味剂,同时也是公认的一种引起龋病发生的危险因素。容易引起龋病的主要是蔗糖,其次为葡萄糖、淀粉等。如果经常摄入过多的含糖甜食或饮用过多的碳酸饮料,会导致牙齿脱矿,引发龋病或产生牙齿敏感。

因此,提倡科学吃糖非常重要。吃糖次数越多,牙齿受损机会越大,所以,应尽量减少每天吃糖的次数;少喝碳酸饮料,进食后用清水或茶水漱口,晚上睡前刷牙后不能再进食。

二、蛋　白　质

其与龋病的易感性关系尚未有定论,但动物实验已证明,严重的营养缺乏,可影响牙齿的生长发育和液体分泌,从而增加了龋病的易感性。有学者研究表明,大鼠在妊娠期和哺乳期蛋白质缺乏可导致牙齿变小,萌牙期推迟,易发生龋齿。由此可推理,在牙齿生长发育期,蛋白质缺乏可增加龋病的易感性,故建议妊娠期的妇女和哺乳期的婴幼儿,应适量补充蛋白质。

三、脂　　肪

Williams 动物实验表明,牙齿萌出后,降低患龋率可通过增加食物脂肪的含量,可能是由于在牙釉质表面形成了一层脂肪膜,防治牙釉质脱矿或隔绝了糖类与细菌的接触。还有学者报道,脂肪含量高的食物,可使口腔菌丝明显减少。

花生、胡桃、葵花子等果实都是一些非致龋性食物,是否与其中脂肪含量有关有待进一步研究。

四、维　生　素

1. 维生素 A　缺乏时可引起釉质发育不全、釉质器萎缩、成釉细胞变形,并对成牙本质细胞和牙本质都有一定影响。

2. 维生素 B　是口腔细菌的营养物质,特别是对那些产酸的致龋菌更为重要。食物中维生素 B 族缺乏,可能会减少龋病的发生。

3. 维生素 D　与钙磷代谢有关。有学者认为维生素 D 可促进牙齿中钙、磷的沉积,对预防龋病可能有一定作用。

五、矿　物　质

食物中的矿物质,特别是钙、磷、氟对牙齿的矿化很重要。

1. 钙与磷　是牙齿的主要组成部分,牙齿的生长发育受钙、磷代谢的影响。在动物实验中,钙含量高、磷含量低的食谱,对龋病易感性增加,可造成龋损。正常食谱中如增加适量的磷,可降低患龋率。

2. 铁　从动物实验中发现,食谱中如缺乏铁,不仅造成贫血还容易产生牙病。含 56% 蔗糖的致龋食谱,如果再增加铁的含量其患龋可降低 50%。有专家用蔗糖含量低和缺铁的食物进行动物实验,证明铁对龋病易感性有一定作用。

3. 其他微量元素　微量元素在防龋方面的作用见表 5-3。

表 5-3　微量元素在防龋方面的作用

作用	元素名称
防龋	氟 F、磷 P
轻度防龋	钼 Mo、钒 V、铜 Cu、锶 Sr、硼 B、锂 Li、金 Au、铁 Fe
可疑	铍 Be、钴 Co、锰 Mn、锡 Sn、锌 Zn、溴 Br、碘 I、钇 Y
无作用	钡 Ba、铝 Al、镍 Ni、钯 Pd、钛 Ti
促龋发生	硒 Se、镁 Mg、镉 Cd、铂 Pt、铅 Pb、硅 Si

第 4 节　氟与口腔保健

案例 5-2　女,22 岁,下颌中切牙釉质的白色不透明区不超过唇的 50% 但超过唇面的 25%,按 Dean 氟牙症指数为多少?

氟是人体的营养要素之一,人体的各种组织中都有不同浓度的氟存在,人体需要量主要来自食物。一般情况下,氟的摄入主要来源于饮水和食物,但与年龄、生活习惯、环境条件有密切关系。动物性食品中氟高于植物性食品,海洋动物中氟高于淡水及陆地食品,鱼和茶叶氟含量很高。氟元素在正常成年人体中约含 2～3g,人体含氟约 2.6g,主要分布在骨骼、指甲、毛发中。人体每日摄入量 4mg 以上会造成中毒,损害健康。在牙齿的形成、矿化过程中,全身用氟或牙萌出后局部用氟,都可以收到明显的防龋病的效果。有关氟的防龋机制虽有各种不同见解,但基本上都认为与菌斑的形成和牙体再矿化有关。其中许多问题尚待进一步研究,但氟预防牙病的作用是肯定的。目前,大部分学者都认为氟是防龋的基础。

一、氟化水源

早在晋代嵇康所著《养生论》中,有"齿居晋而黄"的记载,说明当时在山西地区有氟牙症流行。不少学者又发现,凡是氟牙症流行地区患龋率很低。

著名学者 Dean 对美国 22 所城市 7257 名 12～14 岁男女青少年进行了调查,结果表明饮水氟含量与氟牙症呈正相关,与龋病呈负相关。从而进一步证实,饮水氟含量是影响氟牙症和龋病的主要因素。Dean 规定了饮水加氟 3 条原则:①饮水氟含量应保持在 0.7～1.0ppm[①],这样既有利于牙齿硬组织的钙化和代谢,又能有效地预防龋病发生,也不会引起慢性氟中毒。②如饮水氟含量低于 0.5ppm,应考虑人工加氟,以增强牙齿的抗龋能力。③但在考虑加氟前,应首先调查该地区氟牙症的流行情况,如氟牙症指数在 0.6 以上,则无加氟的必要。饮水氟含量超过 1.5ppm 应采取措施,消除过量氟,以防止慢性氟中毒。

氟化水源的目的,是将城镇或社会的供水系统的饮水氟浓度调整到适当水平,以预防龋齿的发生。我国幅员辽阔、人口众多,龋病发生率很高,而口腔医务人员又很少。因此,在有条件的地区可以考虑试行氟化水源预防龋齿发生,但严格管理是氟化水源安全和可靠的保证。在没有自来水供应的广大农村和边远地区,或没有条件进行氟化水源的地区,学校可以用饮水加氟方法来预防龋病。同样,居住在低氟区而又没有氟化水源的居民,为了使供水达到适宜氟浓度,可采用家庭饮水定量氟化法。每 1.0ml 水加入氟化钠 2.2mg,约为 1ppm 氟浓度,也可根据各地饮水氟含量不同有所调整。

二、氟化物的应用

在没有可能或条件试行氟化水源的低氟区采用氟化物的补充,也是一种很有效的预

---

①ppm = 10^{-6}。

防龋齿的措施,如面粉、食盐、牛奶、糕点、成品饮料、鱼肝油等,都可加入适量的氟化物来预防龋齿。Driscoll(1974)从大量资料中发现,自初生婴儿或 2 岁以前的幼儿开始补充适量的氟,3～4 年后乳牙龋可降低 50%～80%,5～9 岁开始补充氟,连续 2～4 年恒牙龋可降低 20%～40%。

临床研究证明,从婴儿期到 12 岁连续补充,可收到最好的防龋效果。

1. 氟片　常用的氟片为中性氟化钠或酸性氟磷酸盐,加香料、甜味剂制成 0.25mg、0.5mg、1.0mg 的片剂。关于氟元素补充量各国学者有不同看法,美国儿科学会食物营养委员会推荐,在饮水氟低于 0.5ppm 地区,从初生婴儿到 3 岁儿童每日给予氟 0.5mg,3 岁以后可给予 1mg。用时将氟片嚼烂,使之布满口腔或含化,半小时内不漱口。瑞典学者则建议,出生后 6 个月以内哺乳期婴儿,可以不必补充氟。

2. 含氟溶液　适量的中性氟化钠水溶液,是补充氟元素的又一种方法。取氟化钠 0.2g 溶于 60ml 蒸馏水中,每日睡前滴 5 滴于口腔内黏膜处或舌体部,滴后暂不漱口也不饮水。

3. 含氟维生素　临床研究证明维生素并不能增强氟的防龋效果。由于婴幼儿常需要补充维生素 A、维生素 D,同时又要补充氟元素,故两者混合使用较方便。

4. 饮茶　茶叶含氟量较高,饮茶能防龋齿。古书中有"食必用茶含漱,去烦腻、齿不蛀而坚"的记载。我国有关专家曾测定了国产茶叶干品共 20 种,其中氟含量达 430～521.5mg/kg 者有 5 种,均属廉价粗茶,可供选择使用。

5. 氟化物的局部应用　自 20 世纪 40 年代起局部应用氟化物防龋,取得不少确切肯定的效果。常用的氟化物制剂可分为溶液、凝胶、糊剂 3 种类型。各类制剂有以下几种。

(1) 氟化钠溶液:先用牙膏清洁牙面,干燥后涂 2% 氟化钠溶液,吹干后保持 3～4 分钟,每周 1 次共涂 4 次。3 岁、7 岁、10 岁、13 岁各用 1 个疗程直至恒牙全部萌出。

(2) 氟化亚锡溶液:10% 氟化亚锡可促使早期龋齿再矿化,局部应用在低氟区可降低龋齿发生率 40%～50%。用法:先漱口、吹干牙面,涂药后再吹干,保持 15～30 分钟。

(3) 酸性磷酸氟溶液(APF):用 1.2% 氟溶于 0.1mol/L 的磷酸液中,此液体氟容易吸收。用法:先用牙膏刷牙漱口,吹干牙面并涂药牙面,保持 4 分钟。每 6 个月 1 次。

(4) 含氟凝胶:①无水氟化亚锡凝胶:是以 0.4% 氟化亚锡加羟甲基纤维素甘油及香料配置成。使用前先清洁牙面,凝胶用等量去离子水稀释,使锡与氟释放出来,然后蘸凝胶稀释液刷洗各牙面。②酸性磷酸氟凝胶:托盘内放入适量凝胶,清洁牙面后,将凝胶布满牙面并挤入牙间隙,保留 4～5 分钟然后取出托盘。30 分钟内不喝水、不进食、不漱口。③ApFI 防龋凝胶:是国内专家研制成功的一种含氟凝胶。本凝胶内含有 NaF、KCl、KH_2PO_4、羟基乙基纤维素等。用法:先漱口,取凝胶一支分别置托盘内。牙托合拢置上下颌牙列上,轻轻上下咬动约 4 分钟。用毕 30 分钟内不刷牙、不漱口和不进食。第 1 年每季度 1 次,第 2 年每 6 个月 1 次。

(5) 含氟牙膏:牙膏中加入氟化物,使氟离子浓度达 1000ppm 左右用来防龋,这是一种容易使用的防龋措施。常用的含氟牙膏有 0.22% 氟化钠牙膏、0.4% 氟化亚锡牙膏、0.76% 单氟磷酸钠牙膏。

(6) 氟液:用氟液漱口是一种简易防龋方法,氟溶液有 0.2% 或 0.5% 氟化钠、0.1% 氟化亚锡、酸性磷酸氟漱口液、1% 氟化钛等,配合早晚刷牙、饭后漱口等卫生措施,防龋效果会更好。

(7) 含氟用品:有含氟牙线、含氟口香糖、含氟涂料等,其预防效果尚需进一步临床证实。

吸烟有害口腔健康

　　吸烟是引起口腔癌的主要危险因素,90% 以上的口腔癌患者是吸烟者。吸烟还是牙周病的主要危险因素之一,吸烟者患牙周病的概率较不吸烟者高出 5 倍。孕妇吸烟或被动吸烟,可以引起胎儿口腔颌面部畸形。吸烟者牙齿表面常常出现褐色烟斑和牙石,引发口腔异味,影响个人外观形象和社会交往。

每年至少进行一次口腔健康检查

　　龋病和牙周病等口腔疾病常是缓慢发生的。早期多无明显症状,一般常不易察觉,等到出现疼痛等不适症状时可能已经到了疾病的中晚期,治疗起来很复杂,患者也会遭受更大的痛苦,花费更多的费用,治疗效果还不一定十分满意。因此,定期进行口腔健康检查,每年至少一次,能及时发现口腔疾病,早期治疗。医生还会根据情况需要,采取适当的预防措施,预防口腔疾病的发生和控制口腔疾病的发展。

提倡每年洁牙(洗牙)一次

　　牙菌斑、食物残渣、软垢在牙面上附着沉积,与唾液中的矿物质结合,逐渐钙化形成牙石。牙石表面粗糙,对牙龈造成不良刺激,又有利于新的牙菌斑黏附,是引起牙周疾病的一种促进因素。自我口腔保健方法只能清除牙菌斑,不能去除牙石。因此需定期到医院由口腔科医生进行洁牙,最好每年一次。洁牙是由口腔医生使用洁牙器械,清除龈缘周围龈上和龈下部位沉积的牙石以及牙菌斑。洁牙过程中可能会有轻微的出血,洁牙之后也可能会出现短暂的牙齿敏感,但一般不会伤及牙龈和牙齿,更不会造成牙缝稀疏和牙齿松动。定期洁牙能够保持牙齿坚固和牙周健康。

第 5 节　儿童口腔保健

　　一个人一生有两副牙齿,即乳牙与恒牙。牙的萌出与替换是有一定规律的,其特点是按一定的先后顺序、左右对称地萌出与替换。

　　根据儿童生长发育,牙齿萌出和乳、恒牙替换的过程,临床上可将儿童时期牙列分为 3 个阶段,即乳牙列阶段、混合牙列阶段、年轻恒牙列阶段。不同时期口腔保健有一定特征和要求,下面就不同时期如何进行儿童口腔保健介绍如下。

一、乳牙列阶段

　　从乳牙开始萌出到恒牙开始萌出前称为乳牙列时期。乳牙是幼儿的咀嚼器官,咀嚼的功能刺激可以促使牙弓和颌骨的正常发育,并可以使恒牙能够正常排列。充分的咀嚼不仅可以将食物嚼碎,并可反射性刺激唾液增加,有助于食物的消化和吸收。这一时期是乳牙患龋率逐渐增多的时期。加强口腔卫生宣教,使家长了解保护乳牙重要性是十分必要的。应让家长重视儿童的口腔卫生习惯,绝不能等待儿童自己能刷牙时才开始培养刷牙习惯。

　　儿童出生后 6 个月左右乳牙已开始萌出,此时在哺乳或进食后,家长应把纱布套在示指上清洁牙面。3 岁前后教会儿童漱口,4 岁前由家长监督,协助儿童刷牙。儿童通常采用顺刷法,需反复练习,养成早晚刷牙和饭后漱口、临睡前不食糖果、糕点的良好习惯。此外,儿童应注意平衡膳食,做到不挑食,特别是应多吃蔬菜和新鲜水果等纤维含量高、营养又丰富的食物,这样,既有利于牙齿的自洁作用、不易患龋病,又有利于口腔颌面的生长发育,促使牙齿排列整齐,增强咀嚼功能。

　　由于乳牙的解剖特点,沟深裂隙多、钙化程度相对恒牙低等因素作用很易龋蚀,且龋蚀进展极快。为保护乳牙有利生长发育以及形成正常恒牙列,定期对乳牙检查和治疗是很重要的。健康的乳牙有助于消化又有利于生长发育,乳牙的正常存在又为恒牙预留空隙。如果乳牙因患病而过早丧失,将会影响恒牙萌出和排列。有学者报道,过早丧失乳牙可使40%恒牙牙列不齐。

尤为重要的是,乳牙的萌出和乳牙列期,正是小儿开始学习发音的主要时期,健康正常的乳牙列有助于小儿正确发音。如乳牙过早损坏或脱落,常常因发音不清而给儿童心理健康带来不良影响。因此在儿童时期,重视乳牙保健非常重要。特别应认识到在乳牙萌出后即加以保护,必须改变乳牙对人只是暂时性而无关紧要的错误观点。

二、混合牙列阶段

从6岁前后,恒牙开始萌出,乳牙依次替换,到12周岁前后乳牙替换完毕。这一阶段口腔既有乳牙又有恒牙,称之为混合牙列时期。这是颌骨和牙弓主要发育成长期,也是建立恒牙𬌗关系的关键期。预防错𬌗畸形,早期矫治,诱导建立正常𬌗是这一时期主要保健医疗工作。这个时期,也是恒牙龋开始发病的阶段,往往最先发生在6岁左右萌出的第一恒磨牙,因此第一恒磨牙又称六龄牙,其保护显得尤其重要,它是决定其他恒牙位置及咬𬌗关系的关键。这个阶段,孩子自律性差,因此,家长必须继续帮助(学龄前期)或监督(学龄期)孩子刷牙,还应做到每半年去正规口腔医疗机构做一次全面口腔检查。

三、年轻恒牙列阶段

12岁前后,全部乳牙替换完毕,到15周岁前后,除第三磨牙外恒牙都已萌出。这时口内已没有乳牙,这一时期称之年轻恒牙列阶段。此时期恒牙虽已萌出,但牙根尚未完全形成,或部分恒牙牙根虽已基本形成,但髓腔仍相对较大。第一恒磨牙在恒牙中萌出最早,其解剖特点𬌗面窝沟较深,龋病发病率较高。第二磨牙虽在12岁左右萌出,但是窝沟龋发病率也高。因此,尽可能早期治疗和保存第一、二磨牙是这个阶段的重要任务。这一阶段,应进行口腔卫生宣教,增加青少年关于菌斑和预防口腔疾病的知识并要求他们的积极参与,这将有助于激发青少年养成良好的口腔卫生习惯。

总之,儿童的口腔保健,不仅与口腔本身状况有关,而且还与全身健康有着密切的联系。当开始孕育新生命时,母亲的全身状况就决定了胎儿的口腔健康;同样,婴幼儿期和学龄前期的全身状况,也决定了儿童的口腔健康。这时期,要做好儿童口腔保健首先需要注意全身保健,全身健康与口腔健康有着密切的联系;其次要养成良好的饮食习惯,如应特别关心儿童的营养、点心的供应及蔗糖的摄入量,培养其养成良好的口腔卫生习惯,这不仅对口腔保健有益,也对全身及儿童终生受益;再次是定期进行口腔检查,对口腔疾病采取预防为主的策略,防患于未然,做到早发现早治疗;最后是强调预防口腔意外伤害,不仅需要儿童、家长,还需要全社会的参与。

第6节 特殊人群的口腔保健

一、孕妇的口腔保健

妊娠期是妇女一生中的重要阶段,也是维护口腔健康的重要时期。妊娠期的妇女生活规律改变,进食的次数增多,爱吃零食又偏爱酸甜食物且常忽略口腔卫生保健。此外,孕妇由于内分泌的改变,若不注意口腔卫生容易患妊娠期牙龈炎,牙龈黏膜充血水肿,牙龈容易出血。这是妊娠期正常的生理反应,只要注意口腔卫生,分娩后能自行好转,症状也会自行消失。如果刷牙不科学、不彻底,口腔卫生习惯差,孕妇比常人更容易患牙病。因此,孕妇要做到早晚刷牙,饭后漱口,并按摩牙龈,改善牙周的血液循环,减轻牙龈充血、水肿和出血的症状。

另外,研究表明孕妇的口腔健康直接影响婴幼儿的口腔健康,所以孕妇的口腔保健显得尤为重要。孕妇的口腔保健主要分为两个时期:孕前和孕中。下面就简要介绍孕妇的口腔保健要点。

(一) 怀孕前口腔检查,消除孕期口腔隐患

怀孕期间各种潜伏的口腔疾病很容易发生。因此,应该在怀孕之前进行全面的口腔检查,及时处理口腔问题,消除所有口腔隐患。

1. 龋齿的充填　及早对龋齿进行治疗以免在妊娠期过程中龋坏加深。对于已经患有牙髓、根尖周炎症的牙齿立即做完善的牙髓、根管治疗,以免妊娠期发作。

2. 妊娠期龈炎与牙周病的预防　已有的牙龈炎进行超声洁治,已有的牙周炎需进行系统的牙周治疗。同时还要注意掌握刷牙等机械控制菌斑的方法。

3. 拔除无保留价值的牙齿　拔除口腔内无法采取充填治疗的残根、残冠以及阻生智齿,消除可能发作的炎性病灶。

4. 修复牙齿缺失　要及时修复缺失的牙齿,以便恢复咀嚼功能,这样有助于食物消化,营养吸收,有利于孕妇健康和胎儿的生长发育。

(二) 怀孕期间注意口腔清洁卫生,掌握正确的口腔清洁的方法

1. 坚持每日 2 次有效的刷牙,提倡使用漱口水　这对预防和控制妊娠期龈炎极为有效。对于易患龋齿的孕妇,可以适当局部使用氟化物,如氟化物涂膜等。

2. 适当运用牙线清除牙齿邻面的菌斑和软垢

3. 使用不含蔗糖的口香糖清洁牙齿　如木糖醇口香糖,可促进唾液分泌、减轻口腔酸化、抑制细菌和清洁牙齿,有利于减少蛀牙的发生率。

(三) 定期口腔健康检查,适时进行口腔治疗

孕期口腔疾病会发展较快,定期检查能保证早发现、早治疗,使病灶限于小范围。对于较严重的口腔疾病,应选择合适的时间治疗。

1. 孕前期(前 3 个月)　胚胎发育的关键时期,易流产。此阶段不建议进行口腔治疗,遇口腔急症仅作简单处理缓解症状。注意避免 X 线照射。

2. 孕中期(4~6 个月)　治疗口腔疾病的适宜时期。可接受洁治;只要确切执行消毒及相关措施,在此期可行补牙和根管治疗;怀孕期间一般不建议拔牙,若因严重的急性炎症或迫切要求拔除智齿的,可在此期权衡利弊后,施行局部麻醉拔除。

3. 孕晚期(7~9 个月)　此阶段子宫较敏感,外界刺激容易引起子宫收缩,治疗时的卧姿还易使孕妇出现躺卧性低血压,应尽可能避免口腔治疗。如无法避免,建议治疗时朝左侧卧或偶尔变换姿势,治疗应简单。

(四) 建立良好的生活习惯

1. 慎重使用药物　许多药物对胎儿颌面部和牙齿的发育有害,如四环素会使宝宝的牙齿变色,口腔常用药甲硝唑(灭滴灵)可能致畸,这些都将影响妇女与儿童的牙齿健美,因此

妊娠期要在医生指导下用药。

2. 不要吸烟和喝酒,避免被动吸烟 孕妇吸烟、喝酒和被动吸烟易导致胎儿发育畸形,如唇腭裂。因此孕妇除自身不要吸烟、喝酒外,还要避免被动吸烟。

(五) 养成良好的饮食习惯,合理膳食营养

1. 妊娠期的妇女要摄取足够的营养 包括蛋白质、各种维生素(尤其是维生素 A、维生素 D)和必要的微量元素以利胎儿的发育、骨骼和牙齿的形成和钙化。

2. 避免过量摄食酸性食物以造成牙本质敏感。

3. 平衡膳食结构 选择有利于身体健康和非致龋性的食物,少吃甜食,减少零食。

二、老年人的口腔保健

口腔的健康状况直接反映了全身机体的功能情况,人到了老年,身体各个组织器官都逐渐衰老和退化。在口腔内表现为临床牙冠长、牙槽骨的吸收、牙龈退缩、牙齿磨耗过度、牙周组织的抵抗力下降。这一系列的生理病理性变化给机体的消化吸收功能带来不利影响。由于食物不能在口腔中充分咀嚼,食物进入胃肠内不易消化吸收,这样将会妨碍营养物质的摄取,影响老年人的健康。对老年人给予合理营养,应注意以下几点。

1. 低脂肪 老人消化力差,对脂肪吸收较慢,过量的脂肪将对心血管和肝脏不利。一般可根据总热能 17% ~ 20% 供给。特别注意少吃动物性脂肪,宜食用植物油。

2. 低糖类 因老年人体力劳动较少,所需热能比青年人少。糖类尤其蔗糖与龋齿发生关系较大,所以老年人每日进食糖量包括主食,不宜过多。

3. 充分的蛋白质 蛋白质是补充身体内组织的耗损,提高体内免疫能力的重要营养物质。老年人应按照自己习惯选择食用动物蛋白,如牛奶、鸡蛋、瘦肉,或植物蛋白如豆类、谷类、土豆、白薯、竹笋等,以保证足够的蛋白质。

4. 高纤维素 不仅有利于刺激牙龈局部血液循环,增强局部抵抗力,而且也能促进消化道的蠕动,减少食物残渣毒素对肠的损害,不容易引起便秘。

5. 高钙 老年人骨质疏松,牙再矿化能力低下,食物中注意增加适量钙质,如牛奶、蛋类、豆类、蔬菜等都是含钙较多的食物。

6. 高维生素 特别是维生素 C 促进体内的氧化还原,促进牙龈、黏膜组织代谢,有利于口腔保健。各种水果、蔬菜和胚芽中都含有维生素 C。

7. 其他 茶含有较大量的氟化物,氟与口腔健康关系已作了专门阐述。有人主张饭后用茶水漱口,是维护牙齿健康预防龋齿的好方法。饮茶又能使人益思、少卧、轻身、明目,但饮茶也要适时、适度,因人而异。

针对老年人生理特点,还应注意保护好口腔内余留下的牙、黏膜组织和牙周组织,以预防龋齿与牙周病的发生。出现口腔疾病应积极治疗,尤其是及时修复缺牙部位的牙齿,保持牙列的完整。恢复良好的咀嚼功能,促进机体对食物的消化吸收。如已做了修复体,更应注意口腔卫生。对义齿上的菌斑、污垢、色素沉着和结石,同样应给予认真清洁和处理。如果是活动义齿,每天睡前要刷洗干净,浸泡在水中,次日再使用。如有条件可做叩齿运动和按摩牙龈等活动。叩齿:每日早晚牙齿与牙齿对咬数十次,咬牙时应铿锵有力。这样能增强牙周组织的功能和抵抗力,保持牙齿自身的稳固。按摩牙床:可在刷牙后进行,用手指在牙龈上或面颊部按摩,次数可依据个人情况而定。按摩同样也能促进牙周组织的血液循环,促进新陈代谢。有条件的老年人,每隔一定时期到口腔科进行检查,一方面病牙可以早

期得到治疗,有些牙病不能自己发现,如牙根的龋损,以及口腔癌前病变等,有时需做病理检查;另一方面可在医师的指导下进行针对性口腔保健。

叩齿可以增进牙周健康

叩齿是我国传统的中医口腔保健方法,每天叩齿 1~2 次,每次叩齿 36 下,可以促进牙周血液循环、增进牙周组织健康,长期坚持可固齿强身。如果牙齿松动、咬合错乱,叩齿往往会造成牙周组织创伤,不宜作叩齿保健。

三、残疾人的口腔保健

残疾人的情况比较复杂,与残疾的性质、程度有关,有些生活基本可以自理,只要重视,口腔疾病是可以避免的。但一部分由于丧失了生活自理能力,需要特殊的口腔保健和常规治疗。残疾人在家庭成员、其他服务人员的照料和护理下,口腔预防保健相对较容易做到,而他们的牙病治疗则要困难得多。因而,残疾人的口腔预防保健更为重要。残疾人的口腔卫生问题主要还是龋病和牙周病,以及有些残疾儿童的错𬌗畸形。

首先,对缺乏生活自理能力的残疾人,至少应帮助他们每天刷牙或清洁口腔 1 次,有效地去除菌斑,必要时用电动牙刷。在可能的条件下,应选择局部用氟方法,如使用含氟牙膏刷牙,含氟漱口水漱口,或由专业人员定期使用局部涂氟措施,如含氟涂料、含氟凝胶与含氟泡沫等均可起到防龋作用。其次,对于残疾儿童来讲,窝沟封闭显得更为重要。在磨牙完全萌出后要尽早进行窝沟封闭。再次,残疾人应加强自我控制能力,严格限制摄入糖与甜食,只在一日三餐时食用。其他时间内补充的膳食,尽可能减少糖和精制糖类的含量。甜度大、黏性大的食物要避免摄取,多喝水少饮用碳酸饮料。最后,口腔专业人员应定期为残疾人进行口腔检查,提供洁治等适当的保健措施,至少应每半年到 1 年检查 1 次,发现问题及时处理。

有几种方法可帮助残疾人握好牙刷,牙刷柄上拴一条弹力或尼龙带;为限制患者的肩膀活动,可用木条或塑料条加长刷柄;将电动牙刷夹在口能够得着的地方,以便于手、肩均有残疾的人使用。

总之,帮助残疾人能做到每日刷牙、定期洁牙,就是最好的口腔保健。

可选择适宜的口腔清洁用品

根据残疾的程度和残疾人的配合能力,选择清洁口腔的适宜用品,如电动牙刷、漱口水、冲牙器等。应尽量减少黏性与含糖食物的进食次数。在可能的条件下,最好选用局部用氟方法防龋,如每天使用含氟牙膏,或用氟水含漱,或由专业人员使用含氟泡沫、含氟凝胶等。

第 7 节　颌面部皮肤保健

一、皮肤健美的标准

世界卫生组织(WHO)给人体健康所作的定义中,有一条是体重得当、身材匀称、皮肤肌肉富有弹性、头发有光泽、牙齿无病痛、步履轻快、能抵挡一般性感冒和传染病"。可见皮肤健康属于人体健康的一个重要方面。虽然美的标准在不同的国家、不同的民族,甚至不同的地区、不同的历史时间和不同的阶层的人们都有着不同,但是皮肤的健美一些标准是共同的,下面就从以下几方面进行分析。

（一）皮肤的外观

从中医的望诊到现代医学的检查,常常从皮肤尤其颌面部皮肤的外观,来推测其整体的健康状态。在日常人际交往中,也常把皮肤(特别是颌面部皮肤),视作身体健康的标志。健康的皮肤外观应该是平整、光滑、不粗糙、无皱纹。色泽红润,有自然光泽,触之柔软而富有弹性。

（二）皮肤的湿度

真皮内有丰富的血管及淋巴管,是人体中仅次于肌肉的第二大"水库",所含水分约占人体含水量的 20% ;在成人表皮、真皮中 70% 左右的重量为水分;皮下组织含水率较小,一般小于 10% 。保持皮肤的湿润是皮肤滋润有光泽的前提,对保持皮肤的营养,防止皮肤干燥、出现皱纹均有重要作用。

在温暖宜人的气候条件下,表皮角质层含水量为 10% ~ 20% ;外界的温度、湿度的变化,都会直接影响角质层的含水量。外界湿度的增加,皮肤水分蒸发减少。湿度降低,水分从皮肤表层向外蒸发,直到角质层表面和外环境的湿度达到新的平衡。当外界温度升高时,通过神经调节,皮肤小汗腺分泌增多。排出的汗液及时补充了角质层在高温环境中蒸发的水分,维持了角质层中正常的含水量。外界温度降低时,汗腺活动降低,分泌量明显减少。当角质层蒸发水分得不到足够的补充,角质层含水量减少时,尤其是颌面部等长期暴露在外的部位,当含水量低于 10% 时,皮肤细胞变脆易裂,这就是秋冬季节在干冷环境中皮肤容易发生干裂的原因。

（三）皮肤的弹性和张力

正常的皮肤具有一定的弹性和张力,柔软而有韧性。

在正常情况下,皮肤的真皮层有弹力纤维和胶原纤维,皮下组织有丰富的脂肪,使皮肤富有一定的弹性,显得光华、平整。而随着年龄增长或身患疾病,皮肤逐渐老化,真皮层萎缩变薄,皮肤的弹力纤维和胶原纤维退化变性,弹力减低,透明质酸减少,皮肤就失去弹性,皮肤松弛,出现皱纹。青年人皮肤各层组织完善丰满,其皮肤富于弹性、光滑而平整。老年人皮肤组织和各种腺体(皮脂腺、汗腺等)衰老萎缩,皮肤弹性与张力减退,出现皮肤皱纹、萎缩和松弛现象,如颌面部鱼尾纹,眼周、口周皱纹以及出现眼袋等。

（四）皮肤的色泽和细度

人们都以皮肤的洁白、细腻为美。皮肤细腻指没有污垢、皮纹细腻、汗孔汗毛细小。而皮肤的色泽、细腻程度常与遗传有关。种族不同,皮肤的色泽与细度也不同。孩提时细腻的皮肤到青春发育期以后,由于皮脂毛囊口的显露而变得粗糙。这在油性皮肤及一些化妆品的使用不当者更为明显。怎样使皮肤变得洁白细腻,目前医学美容尚缺乏有效的处理方法。

（五）皮表脂膜

脂膜是覆盖在皮肤表面角质层上的一层薄膜。它是由毛囊皮脂腺分泌的皮脂和汗腺分泌的汗液,以及角质层的水分等共同形成的乳化的脂质膜,称"皮表脂质膜"或"皮表脂膜"。皮脂是构成脂膜的主要成分,能够滋润、保护表皮、抑制水分蒸发并防止皮肤干燥、皲裂。

皮肤表面的脂膜,当达到一定的厚度(约 100nm)时,皮脂腺的分泌速度会逐渐减慢,最后停止。此时,如果去除脂膜,皮脂腺又恢复分泌皮脂。30 分钟后,皮表脂质膜又恢复到正常厚度。所以,在面部皮肤清洗后 30 分钟走到室外,脂膜就能隔离干冷空气。油性皮肤皮脂腺分泌亢进,脂膜较为明显,可用洗面清洁剂(如洗面奶、洁面乳、洁面膏等)清除。但不久又会恢复如初。如此反复清洗,结果事与愿违,反而促进了皮脂腺的分泌。

研究发现,间断性的两种力量的对抗,决定了皮脂的分泌与否。一种是已排到皮面上的皮脂的对抗力,皮面上的脂膜达到一定厚度,皮面皮脂饱和,对抗力超过了皮脂腺的压力时,皮脂的分泌速度就减慢直到完全停止;另一种是皮脂腺的内压力,当脂膜被去除后,对抗力消失,皮脂腺的压力使皮脂又恢复分泌,这被称作反馈学说。当厚度相同的皮脂时,稠的对抗力比稀的大。

（六）天然调湿因子

水分与皮肤健美有密切关系。表皮角质层位于皮肤的最外层,直接与外环境接触。所含的水分不断地向外界蒸发、散失。水又是角质层细胞不可缺少的,而且含水量需在 10% 以上,否则,皮肤就会出现鳞屑、干燥甚至皲裂。角质层中存在着天然调湿因子,它是一种具有保水作用的吸附性水溶性物质,负担着皮肤保湿的重要任务。天然保湿因子的合成,是一种存在于人体表皮层中的蛋白质-丝聚合蛋白,于角质层的角化细胞内崩解而产生的亲水性吸湿物质。它含有氨基酸、吡咯烷酮羟酸、尿素、乳酸盐、尿酸、有机酸、肽、肌酸、磷酸盐以及氯、钠、钾、钙、镁等多种有机和无机成分。若天然保湿因子缺乏或不健全,便会造成肤色暗沉,产生细纹并变得干燥、敏感。24 小时持续密集的活化皮肤天然保湿因子(NMF),能帮助肌肤恢复健康的吸水、锁水机制,提供肌肤源源不绝的长效保湿效果。

（七）皮肤的酸碱度

成人皮肤的酸碱度即 pH 为 4.5~6.0,新生儿和幼儿为 6.0~7.0。成人皮肤的皮表脂膜中存在着脂肪酸,所以,pH 较低。适合皮肤常住菌群生长的 pH 是 6.5~8.5,因此,新生儿、幼儿的皮肤更适合细菌生长、增殖。所以,婴幼儿发生脓疱疮、毛囊炎、疖、肿的机会较成人多。

二、皮肤保护的要点

随着年龄的增加、营养摄取的不均衡、外界的污染、不合理的生活习惯、超负荷的工作、精神压力等各种因素的共同作用下,往往会导致皮肤肤色不均匀、粗糙、缺乏弹性、皱纹、暗疮等现象,因此,我们要注意平时皮肤的保养,下面就简要介绍皮肤保护的要点。

（一）营养与皮肤健美

皮肤的营养主要来自于食物,经消化吸收后由内而外滋养皮肤,这绝不是营养性化妆品能达到的。因此,全面合理的营养是皮肤健美的关键。根据调查发现目前的饮食结构不是营养不够,而是营养过剩、结构不合理。

1. 多食蔬菜、水果　蔬菜、水果等纤维素食品对皮肤美容十分有益。新鲜的绿叶蔬菜和水果中含有大量的维生素 C,是人体获得维生素 C 的主要来源。若长期缺乏维生素 C,会引起坏血病。就皮肤而言,维生素 C 对皮肤真皮胶原的形成、血管壁的维持也有密切关系。

如人体缺乏维生素 C,皮肤就会显得干燥,创伤不易愈合。稍稍碰撞,皮肤就会出现点状淤血。

维生素 A 是皮肤健美不可缺少的。不少食品如菠菜、胡萝卜、苜蓿、豆苗、韭菜、荠菜、金针菇、辣椒、南瓜、杏、柿、柑橘及草莓等蔬菜水果中都含有丰富的胡萝卜素,它是合成维生素 A 的前体。缺乏维生素 A 除了出现夜盲症外,还会引起皮肤干燥粗糙、毛周角化、皮纹加深、毛发稀少、指甲变形。在一些青年人的肩部、上臂和腿部的前外侧,会发现形状似鸡皮的角化性丘疹。在夏日穿着短袖衣裙时,将会影响外观。询问病史,这些青年常有偏食的习惯,大多不爱吃蔬菜。此外,蔬菜、水果中还含有纤维素、半纤维素、木质素等物质。纤维虽然没有直接的营养作用,但对人体健康有重要影响。它能吸附大量水分,预防便秘。代谢物产物重吸收后对皮肤健康和美容会产生不利影响。

2. 少食高脂肪、高糖食物和烟、酒 长期抽烟者,皮肤缺乏光泽,且伴有色素增深,外观比同龄人明显衰老。大量饮酒使皮肤粗糙,毛细血管扩张。人们爱吃的零食,比如巧克力、奶油蛋糕、冰激凌、油炸食物等均为高脂肪、高糖食物。合理少量进食脂肪、糖类是人体营养所必需的,而过多摄入就不利于皮肤的健美。过量摄入脂肪,储存在皮下,引起人体肥胖、腹部膨隆、体形改变。同时,也为皮脂分泌提供了充足的原料。在颌面等皮脂腺分布较多的部位,皮肤油腻光亮、毛孔粗大。糖类是人体能量的源泉,但摄入过量,也可转化为脂肪。

3. 合理进食蛋白质 蛋白质是构成人体组织的重要原料,人的皮肤在不断地进行新陈代谢,如表皮各层朊细胞(朊即蛋白质)就在不断地代谢更新,需要从食物中补充蛋白质,作为合成皮肤新细胞的原料,因此食物中不能长期缺少蛋白质。另外,不能偏食、挑食,因为不同食物中所含的氨基酸种类不同,混合食用可以使蛋白质互补,从而提高其营养价值。

饮食习惯与皮肤健美的关系很大,有必要合理安排好一日三餐,科学搭配蛋白质、脂肪、糖类三大营养要素。同时,要定时定量有规律地进餐,切勿暴饮暴食。

(二)皮肤的清洁

每天皮肤都会受到一些污染,除有来自外界的灰尘、油垢黏附外,体内汗液排出的人体代谢产物、皮脂腺分泌的皮脂,以及表皮角质层代谢脱落的皮屑,都会在皮肤上积聚。同时,即使在正常人体皮肤表面,也存在着细菌,而且为数不少。一般正常皮肤每平方厘米有细菌 6~8 万个,常见的有表皮葡萄球菌、厌氧类白喉杆菌、需氧类白喉杆菌、需氧性孢子菌等。因此只有保持皮肤的清洁,才会使皮肤健康。

皮肤上的细菌,多数存在于角质层和皮表脂膜之间,和毛囊、汗腺开口之处。正常情况下,由于皮肤的完整性、免疫力和皮表脂膜中的脂肪酸的作用,即使存在细菌也不会引发皮肤疾病。在高温、潮湿的环境下,大量的汗液改变了皮肤的 pH,一时又不能完全蒸发,遂引起汗腺导管口浸渍、阻塞,再加上皮肤表面细菌的作用,就容易导致汗腺管口炎(即痱子)。同时,过量的汗液造成皮肤角质层浸渍,皮肤抵抗力下降,细菌就从毛囊汗腺开口处入侵,而引起毛囊炎、疖、汗腺疖(又称假疖式热疖头)。此外,潮湿温热的皮肤,又十分适合于浅部真菌的生长繁殖。体癣、手足癣的发病率显著增加,甚至面部也可发生体癣。因此,保持皮肤清洁就十分必要。水和肥皂为代表的清洁剂,是清洁皮肤的主要手段。

用流动水清洗皮肤,可以洗掉皮肤表面、毛囊内、汗腺口的细菌和污物。水温不同,作用也有所差异。热水能溶解皮脂,除去皮表脂膜,同时能扩张皮肤毛细血管,开放毛囊、汗腺口,促进污物排出,但会使皮肤松弛、干燥、脱屑。用冷水清洁皮肤,则促使皮肤毛细血管,毛囊、汗腺口收缩。所以,我们主张用冷热水交替洗脸,一般认为 40℃ 左右的温水洗脸,比较适合皮肤健美的要求。

以肥皂为代表的洗涤剂能去污垢,溶解脂类,明显减少存在于皮肤的细菌和病毒微生物的数量。但固态肥皂包括香皂,其皂基明显偏碱性,即使多脂性香皂 pH 也在 7 以上。而液态皂其生产工艺中,不采用氢氧化钠等强碱皂化,所以,其 pH 明显低于固体皂,多呈中性。香皂溶解脂类的作用强,但同时皮肤长期脱脂后可引起皮肤干燥、脱屑、粗糙,易发生浅皲裂。所以,不宜长期用来清洁面部皮肤,尤其是干性皮肤者和中老年人,更应适量应用。

（三）皮肤的休整

和人需要适时休息一样,皮肤作为人体的一部分也需要合理的休息和呵护。

长期夜生活者和三班制职工,面容憔悴,皮肤缺乏光泽,眼周皮肤常出现色素沉着,这些都是皮肤没有得到休整的疲劳表现。

皮肤的代谢在晚间最为旺盛,其血液供应也是在睡眠时间最为充足。此时,人体的肌肉、脏器尤其是消化系统都处于相对平静的状态。血液可充分达到皮肤层,为其提供充足的营养,消除疲劳,起到预防和延缓皮肤衰老的作用。所以,人们常说皮肤的美丽是在睡眠中孕育的。

（四）皮肤的防晒

过度的日光照射,会加速皮肤老化,日光中的紫外线会对皮肤引起伤害。通过棱镜片可以看到太阳光具有 7 种颜色,即红、橙、黄、绿、青、蓝、紫,是为可见光。除此之外,太阳光还包括紫外线和红外线。不同波长的紫外线作用于皮肤的深度不同,波长愈长其穿透力愈强。波长 290~320nm 的中波紫外线主要由表皮吸收,并可部分达到真皮上部,可引起日晒伤和皮肤慢性损伤,发生皮肤红斑、皮肤衰老退行性变、增生,甚至癌变。波长 320~400nm 的长波紫外线可达真皮,可作用于血管和其他组织,引起色素沉着雀斑、皮肤变黑等。

因此,要尽量避免在烈日下暴晒,使用遮阳伞和涂抹防晒霜等。防晒霜,是指添加了能阻隔或吸收紫外线的防晒剂来达到防止肌肤被晒黑、晒伤的化妆品。

具体而言,阻隔紫外线的防晒剂一般是指物理性防晒成分,其原理犹如打伞戴帽,可以将照射到人体的紫外线反射出去,主要成分有氧化锌、二氧化钛、物理性防晒粉体 280~370nm（防晒黑）、物理性防晒粉体 250~340nm（防晒伤）。吸收紫外线的防晒剂一般是指化学性防晒成分,可以吸收紫外线的能量而发生化学反应。

选购防晒霜时,要看光保护指数（SPF）指数,一般说来,SPF 指数越高,所给予的保护时间越长。适合黄种人使用的是 SPF 在 10 左右的中效防晒遮光剂。皮肤白皙容易晒黑的人,应使用 SPF 在 15 以上的防晒霜。在药物方面,维生素 B 有助于降低皮肤的光敏感性。

（五）皮肤的防干、防粗糙

1. 保持皮肤的水分　保持皮肤柔软、富有弹性的要素是水分。水含量在 10%~20% 时是最理想的状态,皮肤滋润而富有弹性。

保持皮肤适当的水分,除了食用含水量丰富的食品、多饮水外,还应涂抹薄薄的一层脂性护肤品。这是因为,单纯的食补并不能起到保湿的效果,皮肤干燥的根源在于皮肤缺乏油脂的保护后,使水分过量蒸发,令细胞因干燥的环境而缺水。

2. 避免外界刺激　尽量避免外界对皮肤的不良刺激,如夏日的曝晒、冬季的寒冷。有空调的办公室、居室中,其室内空气往往偏干燥。长期生活在其中的人,尤其属干性皮肤的女性有必要在面、颈部等暴露部位涂搽润肤露。

(六) 皮肤的防冻

寒冷是对皮肤健美的一大不利因素。在寒冷干燥的环境下,皮肤血管收缩,血流量减少,组织供氧降低,皮肤的营养明显受到影响。同时,皮脂腺、汗腺的分泌也明显减少,而暴露在干燥寒冷空气中的皮肤表层,还在不断地蒸发水分。因此,常会引起皮肤干裂、脱屑、粗糙。在寒冷而潮湿的环境中,皮肤表层的隔热作用因表皮潮湿而消失,对冷刺激敏感者就会发生皮肤小动脉痉挛性收缩。时间一长,血管麻痹、扩张,继而发生静脉淤血、造成微循环障碍。当毛细血管扩张伴通透性增加、血浆外渗而造成皮肤局部水肿时,冻疮、寒冷性多形红斑等。因寒冷而引起的皮肤病就相继发生。若不及早治疗,就会出现水疱、溃破、糜烂、渗出和结痂等。严重者可发展为溃疡或继发感染,留下色素沉着斑或萎缩性瘢痕,明显影响皮肤的外观。

防止皮肤冻伤应从气候刚变冷时就开始。要在膳食中适当添加一些维生素(尤其是维生素 A 和维生素 D)及脂肪含量丰富的食物,如牛奶、猪肉、蛋黄、动物内脏、胡萝卜等。在容易冻伤的部位抹上一层薄薄的护肤霜,并按摩一下,再戴上手套、棉鞋、厚衣服、袜子、耳罩等。在防冻的同时,要有意识循序渐进地锻炼身体,提高抗寒能力,如多参加户外活动。另外,要逐渐缩小室内外的温差,不要把房间里的温度调得太高,以免骤冷骤热引起皮肤冻伤。

案例 5-1 分析 医生应建议她 6 ~ 12 个月洁牙一次。洁牙太勤易伤牙体组织,时间间隔太长,易造成牙龈炎症反复。

案例 5-2 分析 按 Dean 氟牙症指数为 2。按 Dean 氟牙症指数分级:正常是 0;牙面上有散在白点是可疑,记 0.5;白色色变不超过牙面 1/4 是极轻,记 1;白色色变超过牙面 1/4 不超过牙面 1/2 是轻度,记 2;牙面深度染色是中度,记 3;牙体形态缺损是重度记 4。案例上提及的是轻度,故记为 2。

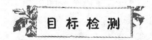

目 标 检 测

A1 型题

1. 最常用的口腔清洁方法是
   - A. 刷牙
   - B. 漱口
   - C. 使用牙签
   - D. 使用牙线
   - E. 以上都是

2. 造成牙周病最直接的因素是
   - A. 牙石
   - B. 牙菌斑
   - C. 全身疾病
   - D. 遗传因素
   - E. 内分泌因素

3. 造成龋病的因素有
   - A. 细菌
   - B. 口腔环境
   - C. 食物
   - D. 时间
   - E. 以上都是

4. 良好的刷牙习惯说法错误的是
   - A. 早、晚刷牙,饭后漱口
   - B. 刷牙后将刷头清洗干净,尽量甩去刷毛的水分
   - C. 牙刷头应向下放在漱口杯
   - D. 不要把牙刷泡在热水里烫
   - E. 牙刷使用一段时间后应定期更换

5. 有关食品营养与口腔保健说法错误的是
   - A. 食物中糖类,以蔗糖的致龋力最大
   - B. 蛋白质营养缺乏可增加龋病的易感性
   - C. 有关学者证明,脂肪含量低的食物,可使口腔细菌数量明显减少
   - D. 维生素 A 缺乏时可引起釉质发育不全、釉质

器萎缩、成釉细胞变形

E. 正常食谱中如增加适量的磷可降低患龋率

6. 氟牙症指数在多少以上时,则无加氟必要

  A. 0.2   B. 0.3

  C. 0.4   D. 0.5

  E. 0.6

A2 型题

7. 在旁听口腔健康教育课时,王教授注意到卫生老师关于儿童口腔保健的说法下面哪一个是不正确的

  A. 健康的乳牙有助于儿童消化又有利于生长发育

  B. 混合牙列阶段要特别注意,因为这是乳牙龋齿高峰期

  C. 乳牙萌出后应立即注意保护

  D. 恒牙发育钙化主要在婴儿期,要注意补充钙、磷、氟和维生素

  E. 刷牙可以有效预防窝沟龋和光滑面龋

8. 口腔保健咨询时,患者关于牙签的提问,杨大夫的回答错误的是

  A. 牙签要有足够的硬度和韧性

B. 表面光滑没有毛刺

C. 置入牙间隙,轻轻运动清洁,避免损伤牙龈乳头

D. 自己喜欢的方法,随便用

E. 置入牙间隙,轻轻清洁菌斑和嵌塞食物

A3 型题

(9~10 题共用题干)

某女,24 岁。体重得当,身材匀称,面部皮肤肌肉富有弹性。

9. 关于其皮肤保护说法错误的是

  A. 多食蔬菜、水果

  B. 合理安排一日三餐、科学搭配蛋白质、脂肪、糖类

  C. 宜采用热水洗脸和高温蒸汽熏脸

  D. 避免烈日暴晒,使用遮阳伞

  E. 坚持参加各种体育锻炼,增强皮肤毛细血管对寒冷的耐受力

10. 关于其皮肤的健美主要取决于

  A. 色泽和细度   B. 酸碱度

  C. 弹性   D. 湿度

  E. 以上均是

目标检测答案

第1章

1. E 2. B 3. A 4. E 5. D 6. C 7. E 8. C 9. A 10. E

第2章

1. A 2. A 3. D 4. E 5. D 6. B 7. ABD 8. ABC 9. ABCDE 10. ABC

第3章

1. B 2. C 3. E 4. C 5. E 6. B 7. C 8. C 9. B 10. C 11. C 12. D 13. C 14. A 15. A

第4章

1. C 2. C 3. A 4. E 5. C 6. E 7. B 8. D 9. B 10. E 11. C 12. B 13. D 14. A 15. E 16. A 17. A 18. C 19. B 20. C 21. B 22. A 23. D 24. A 25. C 26. B 27. D 28. A 29. D 30. A

第5章

1. A 2. B 3. E 4. C 5. C 6. E 7. E 8. D 9. C 10. E

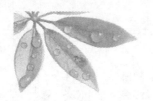

实 践 指 导

实 践 一　美 学 欣 赏

【目的要求】

1. 掌握对美欣赏的基本方法。

2. 提高对美的欣赏能力。

3. 促进日常生活工作中自觉运用和创造美的能力。

【实践内容】

1. 教师讲解对书画艺术或照相艺术和音乐艺术欣赏的基本方法。

2. 学生看《礼物》、《世界末日》或听《二泉映月》,以小组为单位讨论作品的中心思想内容,作者表达的主题是什么,体现作者怎样的内心世界。

【实践器材】

多媒体设备,含《礼物》(实践图 1-1)、《世界末日》(实践图 1-2) 或《二泉映月》的光盘,笔,纸。

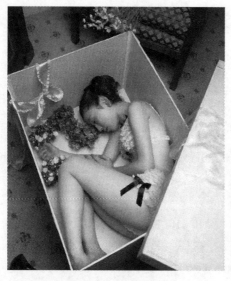

实践图 1-1　礼物　　　　　　　　　　　实践图 1-2　世界末日

【方法步骤】

1. 教师讲解美学艺术欣赏的基本方法

(1) 了解作品产生的历史时代背景。

（2）了解作者的生活、经历、思想倾向。

（3）仔细品鉴作品。

1）先从整体观摩作品,定欣赏作品基调是崇高或优美或喜剧或悲剧等。

2）关注作品的每一个构成单元的基本状态及他们的位置,出现的频率、空间、时间等,提炼出主题、中心思想等。

3）结合作品的名字,作者的生活、经历、思想倾向,作品产生的历史时代背景等,深刻理解作者表达的意图和作者的内心世界。

2. 学生按老师的讲解欣赏另一幅画作或音乐,以小组为单位讨论作品的中心思想内容,作者表达的主题是什么,体现作者怎样的内心世界,并作书面记录。

3. 教师对学生的理解做最后的点评。

实践二　医学容貌美的认知

【目的要求】

1. 掌握医学容貌美评价的基本方法。

2. 提高对容貌美的欣赏能力。

3. 促进日常工作中自觉运用容貌美的规律维护和创造容貌美。

【实践内容】

1. 教师讲解对医学容貌美认知的基本方法。

2. 学生两人一组,相互认知对方容貌,掌握医学容貌美的认知方法。

【实践器材】

钢尺,游标卡尺,笔,纸。

【方法步骤】

1. 教师讲解医学容貌美欣赏的基本方法

（1）容貌美的结构特征

1）比例与和谐

A. "三停"与"五眼"（图 2-1 ~ 图 2-3）。

B. 黄金分割比:鼻翼宽度与口裂长度之比、口裂长度与外眦间距之比、下颌中切牙与上颌中切牙近远中向宽度之比、天然前牙的冠宽与冠长之比以及人工前牙冠宽与冠长之比,以及正面观察时,每一个牙齿宽度与其近中邻牙宽度之比。

C. $\sqrt{2}$ 规律（图 2-4,图 2-5）:在设定虹膜宽度为 1 时,面容美丽者各面部器官中存在着一系列以 $\sqrt{2}$ 为基数的递增关系。如上下唇缘距离 $(\sqrt{2})^2$、鼻宽度为 $(\sqrt{2})^3$、口角间距为 $(\sqrt{2})^4$、上唇缘到颏下点距为 $(\sqrt{2})^4$、眉到下唇缘距为 $(\sqrt{2})^6$、面宽度为 $(\sqrt{2})^7$。

虹膜宽度:上中切牙宽度:上前牙总宽度 $=1:\sqrt{2}:4$。

上前牙总宽度:瞳孔间距:外眦间距 $=1:\sqrt{2}:2$。

D. 审美平面（图 2-6,图 2-7）:东方人上下唇较接近审美平面。

E. 美容方程式:眼宽为同一水平线上面宽的 3/10,下巴长度为面长的 1/5,瞳孔中心到眉毛下缘的距离为面长的 1/10,鼻子表面积小于面部总面积的 5%。如果上述比例相差在 5%,即可使面部魅力变化较大,超过 10%,面部的吸引力大大下降。

2）对称与非对称:颜面部的平均非对称率仍在10%以内,应视为"对称",超过10%,可以认为有一定程度的不对称存在。

3）差异性:容貌的差异性包括种族差异、性别差异、年龄差异等。

（2）容貌美的皮肤特征:肤色色彩具有强烈的表情性。黄种人健美的肤色为微红稍黄（俗称白里透红）,青年女性的肤色以浅玫瑰色为最美。

1）水色:滋润、细腻、柔嫩、光洁、明亮。

2）血色:红润、健康。

3）气色:精神状态、喜悦、自然、自信。

2. 学生两人一组,相互认知对方容貌。

实践三　色彩的调和

【目的要求】

1. 掌握三原色及其调色理论。

2. 掌握调色基本技法。

【实践内容】

1. 使用"伊登十二色彩环"了解原色、二级色和三级色的基本变化,并使用原色依次调出间色和复色。

2. 通过加入无彩色改变色彩的明度与彩度。

【实践器材】

"伊登十二色彩环"彩色挂图,调色板,毛笔,颜料。

【方法步骤】

1. 展示"伊登十二色彩环"彩色挂图(实践图3-1),讲解原色、间色和复色概念及调色理论与基本技法。

2. 色彩调和示教

（1）使用原色调出间色(实践图3-2)

1）红+黄→橙。

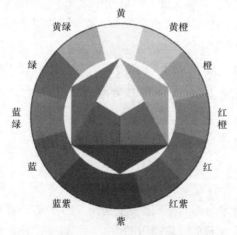

实践图3-1　伊登十二色彩环

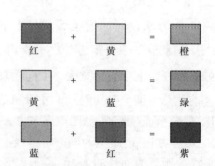

实践图3-2　使用原色调出间色

2）黄+蓝→绿。

3）蓝+红→紫。

（2）使用原色和间色调出复色

1）红+橙→朱红。

2）橙+黄→琥珀。

3）黄+绿→黄绿。

4）绿+蓝→碧绿。

5）蓝+紫→靛青。

6）紫+红→紫红。

（3）加入无彩色改变色彩的明度与彩度

1）向颜色中掺入白色:提高颜色的亮度,使其更加鲜明,得到明调,同时彩度降低。

2）向颜色中掺入黑色:降低颜色的亮度,使其更加黯淡,得到暗调,同时彩度降低。

3. 学生按示教步骤练习,教师指导。

实践四　修复体比色

【目的要求】

1. 掌握临床比色的方法。
2. 掌握临床比色的技巧。
3. 掌握九区牙齿颜色记录方法。

【实践内容】

1. 掌握 Vitapan Lumin Vacuum 比色板和 Vitapan 3D-Master 比色板的使用方法和技巧。
2. 每两位实习生互相比色。
3. 用九区牙齿颜色记录法记录比色结果。

【实践器材】

光源,Vitapan Lumin Vacuum 比色板,Vitapan 3D-Master 比色板,九区牙齿颜色记录单。

【方法步骤】

1. 可选择光源有　①标准光源。②日光(上午 10 点至下午 3 点之间避开太阳直射的自然光)。③白炽灯或荧光灯。

2. 中性颜色环境的布置　实验室的墙壁、天花板和用具应是中性色,并将其光泽度降到最低,推荐的颜色为灰色,身着艳丽服装的同学,应覆盖中性灰色的治疗巾。若有口红应去除口红等面部化妆。

3. 讲解 Vitapan Lumin Vacuum 比色板和 Vitapan 3D-Master 比色板的颜色结构特点。

4. 比色方法和技巧示教

（1）Vitapan Lumin Vacuum 比色板

1）选择色调:在 A、B、C、D 四组牙面中选择最接近的色调,选择色调时要根据天然牙中饱和度较高的区域,如尖牙、牙颈部等来选择。

2）选择饱和度:在已决定的色调组中选择与天然牙最接近的饱和度。

3）选择亮度:注意金瓷冠的亮度可通过瓷粉中添加白粉或表面上色等方法进行小范围的增高或降低。

（2）Vitapan 3D-Master 比色板

1）选择亮度：从 1~5 五个亮度等级中选择与天然牙最接近的亮度。具体方法是把五个亮度等级组中色调为中间 M 的色卡组取出用于亮度选择。

2）选择饱和度：在 1~3 之间的饱和度等级中选择合适的饱和度。具体方法是在已决定的亮度组中，将中间色调 M 的色卡组取出，选择与天然牙最接近的饱和度。

3）确定色调：将天然牙的牙色与第二步中从 M 组里选中的、饱和度相对合适的色卡相比，看天然牙的牙色是偏黄还是偏红。

（3）比色的技巧

1）比色前可先凝视蓝色背景或灰色的治疗巾。

2）选择亮度时环境光线不要过强，可用半闭眼睛方式进行。

3）采用尖牙为选择色调的参照牙，对极具颜色个性的牙齿部位采用中性色板遮盖的方法。

4）比色时间控制在 5 秒以内，以第一印象较准确。

5）在不同的光源下比较所选牙色的差异，以避免同色异谱现象。

6）在难以选到相似的牙色时，应选择最接近的低饱和度、高亮度的牙色。

5. 填写九区牙齿颜色记录单。

6. 学生按示教步骤练习，教师指导。

实践五　修复治疗中的美学实践

【目的要求】

1. 掌握修复治疗中美学实践的基本步骤。

2. 提高临床工作中自觉运用和创造美的能力。

【实践内容】

1. 教师讲解修复治疗中的美学实践基本步骤。

2. 学生两人一组相互检查修复（模拟 12、11 缺失）。

【实践器材】

口镜，镊子，探针，橡皮碗，调刀，比色仪、Vitapan 3D-Master 比色板（实践图 5-1），托盘，雕刻刀，酒精灯，镜子，数码单反相机，反光板，颌架，多媒体，计算机，印模材，石膏，模型蜡等。

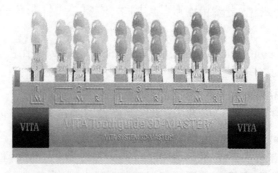

实践图 5-1　Vitapan 3D-Master 比色板

【方法步骤】

1. 教师讲解修复治疗中的美学实践基本步骤(重点是术前美学信息交流)。

(1)术前评估:通过初步检查,听取患者主诉、需求、分析患者心理、了解患者实际情况,确定美学修复病例。

(2)美学分析:获取比色信息。

1)比色仪选色。

2)根据比色仪选色结果,用比色板进行复查、校正。

3)用数码相机拍摄比色板比色过程。同时拍摄高明度色片、低明度色片对比比色结果、微笑口唇像、大笑口唇像、不同光线下和不同角度的比色结果。

(3)医患交流:镜前美学信息交流、按照患者实际情况在计算机中选择相应的图片进行交流,初步确定美学目标。

(4)医技交流:把以上比色信息以光盘或电子信息形式交予技工,作出牙面色彩分布图。

(5)制作修复体:取牙颌印模,制作模型和修复体。

(6)验证比色结果:可以在计算机上模拟试戴修复体和/或直接在患者口内试戴修复体。在不同的光线和角度下观察修复效果,征求患者的意见,进行必要的调整,达到患者满意。

(7)修复体就位。

2. 学生两人一组相互检查修复(模拟12、11缺失)。

参 考 文 献

戴晓钟.2002.中国科学美容大典.北京:人民军医出版社

潘可风.2009.口腔医学美学.北京:人民卫生出版社

肖云.2008.口腔医学美学基础.北京:人民卫生出版社

余占海.2003.口腔颌面美容修复学.北京:军事医学科学出版社

杜晓岩,商维荣.2012.口腔医学美学.北京:人民卫生出版社

肖京华.2003.美学基础.北京:科学出版社

王翰章.2011.中华口腔科学(上卷).北京:人民卫生出版社

刘绍仁,叶文忠.2005.口腔医学美学.北京:科学出版社

王伯钧.2006.口腔医学美学.北京:高等教育出版社

孙少宣.1994.口腔医学美学.合肥:安徽科学技术出版社

刘峰.2007.口腔美学修复临床实战.北京:人民卫生出版社

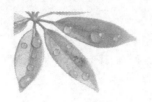

教学基本要求

　　《口腔医学美学》是介绍与口腔医学有关的美学的基础理论、基础知识和基本技能一门课程,是口腔医学专业、口腔工艺技术专业的相关课程。

　　本课程的内容包括美学基础、医学美学基础、口腔医学美学、口腔医学美学的临床应用和口腔颌面美容保健等,其任务是使学生具备高素质劳动者和中、初级专业人才所必需的口腔医学美学的基本理论、基本知识和基本技能,并用之指导口腔医学临床实践,初步具备解决实际问题的能力,从而提高口腔医疗的美学效果,为更好地从事口腔专业实践打下基础。使口腔疾病患者从心理、形态结构等方面达到或恢复健与美的境界。同时培养学生具有辩证思维能力和创新意识,加强学生的职业道德观念。

一、课程教学目标

　　(一)基本知识教学目标

　　1. 了解美学和医学美学的基础知识。

　　2. 理解正常人体头部容貌美学的基本结构特征。

　　3. 熟悉正常口腔的美学法则及其在检查、治疗上的意义。

　　4. 掌握口腔医学美学的评价标准,并应用于口腔工艺修复技术的操作。

　　(二)能力培养目标

　　1. 学会将口腔医学美学知识应用于口腔修复的设计和制作中。

　　2. 能够协助和指导患者应用口腔医学美学知识,进行口腔自我保健和口腔病的防治。

　　(三)思想教育目标

　　1. 初步具有辩证思维能力和创新意识。

　　2. 具有热爱科学、实事求是的学风和认真、严谨的学习态度。

　　3. 具有良好的职业道德,能够理解、关心和尊重患者。

二、教学内容和要求

　　本课程教学内容分为基础模块、实践模块两部分,重点、难点都不画勾者即为一般了解内容。

（一）基础模块

教学内容	教学要求		教学内容	教学要求	
	重点	难点		重点	难点
一、美学基础			1. 光色理论		√
（一）美的基本概念			2. 色彩的生理与心理特点		√
1. 美学的起源	√		3. 天然牙的色彩	√	
2. 感性的美	√		4. 皮肤与牙龈颜色特征及其对牙齿色彩的影响		√
3. 理性的美	√				
4. 美的本质		√	（六）微笑美学		
（二）美的基本形式	√		1. 微笑审美	√	
（三）美的基本范畴		√	2. 微笑设计		√
（四）形式美及其组成的基本规律			3. 微笑重建		√
1. 形式美的概念	√		四、口腔医学美学的临床应用		
2. 形式美的感性因素	√		（一）口腔医学美学的临床检查及病历书写	√	
3. 形式美的基本规律		√	（二）口腔色彩学的临床应用		√
（五）美感与审美		√	（三）牙体硬组织损容性疾病的美学修复	√	
二、医学美学基础			（四）牙周组织损容性疾病的美学修复	√	
（一）医学美学的概念及其发展史	√		（五）牙体缺损的美学修复		√
（二）医学美学研究内容		√	（六）牙列缺损的美学修复		√
（三）医学人体美学	√		（七）全口义齿的美学修复		
（四）医务人员的美学修养			1. 牙列缺失对人体美的影响		
1. 医学审美教育与修养	√		2. 全口义齿的美学特征	√	
2. 医学审美创造		√	3. 全口义齿的个性排牙法	√	
3. 医学审美评价		√	4. 全口义齿基托的美学		√
（五）人的健康标准	√		5. 全口义齿制作不当对面容的影响		√
三、口腔医学美学			（八）覆盖义齿的美学修复		
（一）口腔医学美学发展史		√	1. 覆盖义齿的特点	√	
（二）口腔医学美学概述			2. 覆盖义齿的美学修复特点		√
1. 口腔医学美学的定义	√		（九）种植义齿的美学		√
2. 口腔医学美学的美学价值	√		（十）口腔正畸美学		√
3. 口腔医学美学的研究范畴	√		（十一）口腔颌面部畸形及组织缺损的美容外科		√
4. 医师与技师的协调美		√			
（三）口腔医学中的数学美	√		五、口腔颌面美容保健		
（四）口腔软硬组织美学			（一）龋齿和牙周病与口腔保健	√	
1. 面部软组织美学特征	√		（二）刷牙与口腔保健	√	
2. 口唇的美学	√		（三）膳食营养与口腔保健		√
3. 颏的美学	√		（四）氟与口腔保健		√
4. 牙齿的美学	√		（五）儿童口腔保健	√	
5. 牙周组织的美学		√	（六）特殊人群的口腔保健	√	
（五）口腔色彩学			（七）颌面部皮肤保健		√

（二）实践模块

教学内容	重点	难点	教学内容	重点	难点
一、美学欣赏	√		四、修复体比色		√
二、医学容貌美的认知	√		五、修复治疗中的美学实践		√
三、色彩的调和		√			

表头："教学要求" 下分 重点、难点

三、说　明

1. 本大纲的使用范围和使用方法

（1）本大纲适用于普通高等医学专科学校口腔医学专业、口腔工艺技术专业以及中等职业学校医药卫生类口腔工艺技术专业使用。

（2）本大纲教学内容采用模块教学结构,包括基础教学模块和实践教学模块。总课38学时,其中理论课26学时;实践课10学时,机动2学时。基本教学模块和实践教学模块中的重点、难点内容应该完成,而了解的内容可根据情况选择学习。

2. 教学建议

（1）在教学中要积极改进教学方法,按照学生学习的规律和特点,从学生的实际出发,以学生为主体,充分调动学生学习的主动性和积极性。

（2）课堂教学应采用教具、实物、模型标本和多媒体等现代教学技术,以增加学生的感性认识,提高学习效果。强调理论与实践相结合,既要学习基本理论知识,又要注重实践操作,着重培养学生具有观察、分析问题的能力和较强的动手能力。

学时分配建议（38 学时）

课程内容	理论	实践	合计	课程内容	理论	实践	合计
美学基础	4	2	6	口腔颌面美容保健	2		2
医学美学基础	4	2	6	机动	2		2
口腔医学美学	6	2	8	合计	28	10	38
口腔医学美学的临床应用	10	4	14				

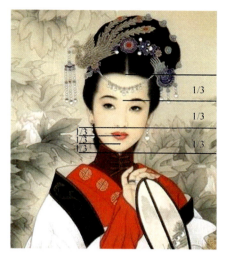

彩图1 正面"三停"、小"三停"

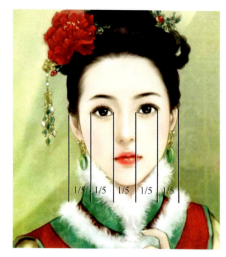

彩图2 容貌"五眼"

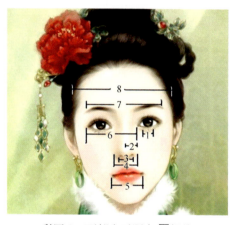

彩图3 面部水平距离$\sqrt{2}$规律

1.虹膜宽度；2.中线-鼻翼距离；3.鼻孔外点间距；4.鼻宽度；5.口角宽度；6.内外眦间距；7.外眦间距；8.面宽度

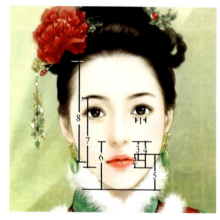

彩图4 面部垂直距离$\sqrt{2}$规律

1.虹膜宽度；2.上下唇缘距离；3.鼻尖-口角距离；4.鼻尖-下唇缘距离；5.上唇缘-颏下点距离；6.鼻尖-颏下点距离；7.眉-下唇下缘距离；8.发际-口角距离

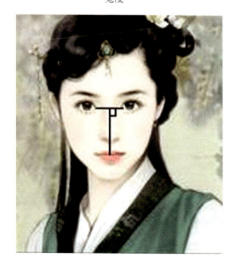

彩图5 北条健三的中线确定法

内眦连线中点至上唇中点的连线

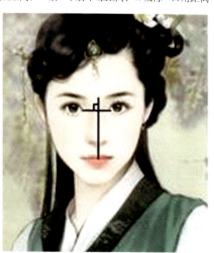

彩图6 渡边一民的中线确定法

眉间点与眼耳平面垂直的线

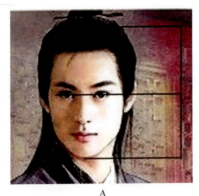
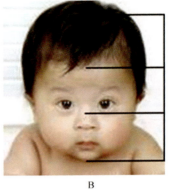

A   B

彩图 7 容貌美的年龄差异

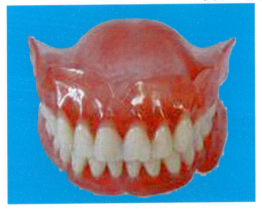

彩图 8 全口义齿

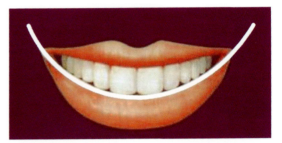

彩图 9 切牙曲线

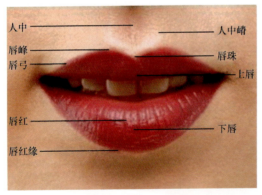

人中 ———————   ——————— 人中嵴
唇峰 ———————
唇弓 ———————   ——————— 唇珠
                      ——————— 上唇
唇红 ———————   ——————— 下唇
唇红缘 ———————

彩图 10 唇部表面结构

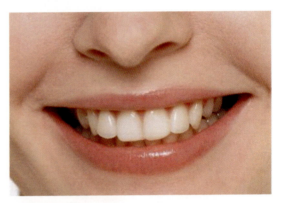

彩图 11 健康的天然牙

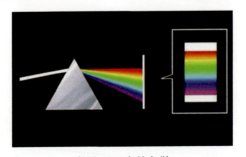

彩图 12 光的色散

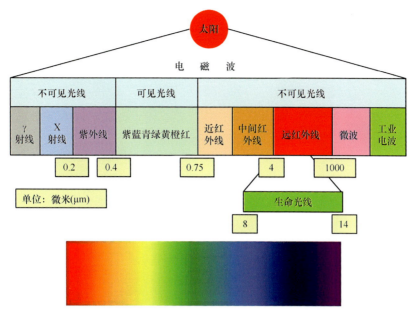

彩图 13　光谱图

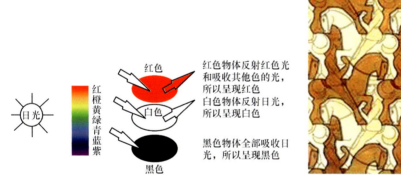

彩图 14　日光的反射、吸收与物体的颜色

彩图 15　埃舍尔木刻版画《骑士》

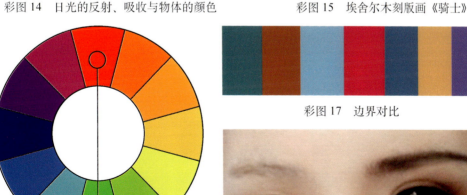

彩图 17　边界对比

彩图 16　在色轮上相对分布的两种颜色
即为"互补色"

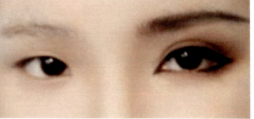

彩图 18　轮廓对比

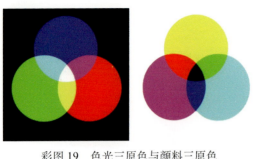

彩图 19　色光三原色与颜料三原色

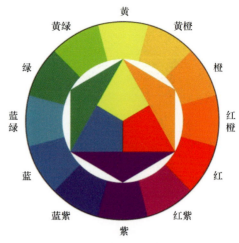

彩图 21　伊登十二色彩环

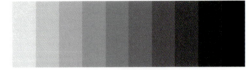

彩图 20　明度的渐变

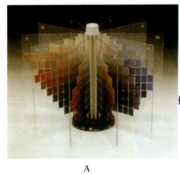

A

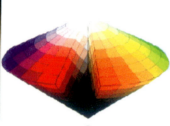

B

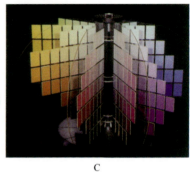

C

彩图 22　各种色立体

A.孟塞尔色立体；B.奥斯特瓦尔德色立体；C.日本色立体

彩图 23　5Y8/8

彩图 24　N8/

彩图 25　N8/（Y，0.2）

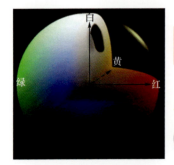

彩图 26　正常牙齿色彩在
　　　　L*a*b*表色系的位置

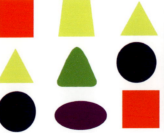

彩图 27　色彩与形状的关系（伊
　　　　登）

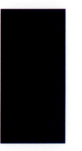
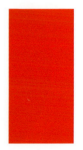

彩图 28　法国国旗

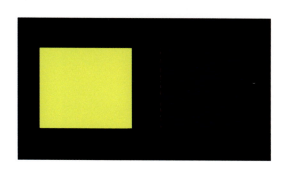

彩图 29　前进色与后退色

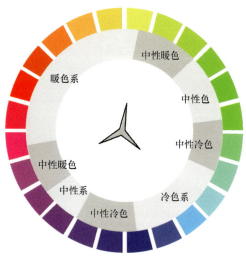

彩图 30　冷暖色系图

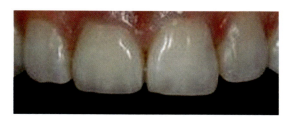

彩图 31　牙齿切端透明度

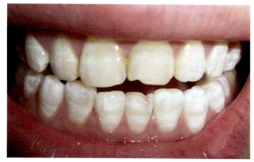

彩图 32　牙齿表面磨耗与白垩色

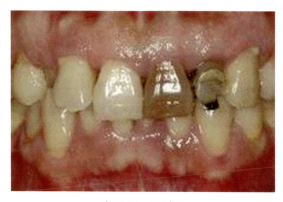

彩图 33　死髓牙

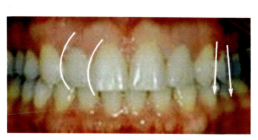

彩图 34　各牙齿与远中牙齿弧度协调并廓影其近中

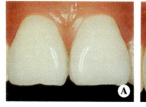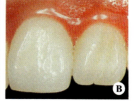

彩图 35　天然牙表面质地光滑（A）、有纹理（B）

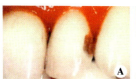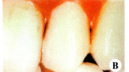

彩图 36　光固化复合树脂充填修复
A. 治疗前；B. 治疗后

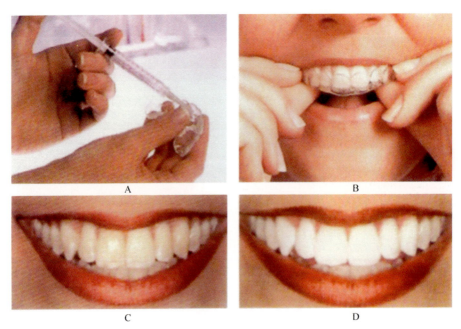

彩图 37　着色牙外漂白

A.涂布美白凝胶；B.戴入托盘；C.牙齿美白前；D.牙齿美白后

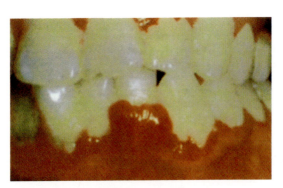

彩图 38　妊娠瘤

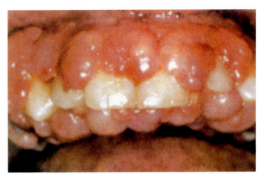

彩图 39　药物性牙龈肥大

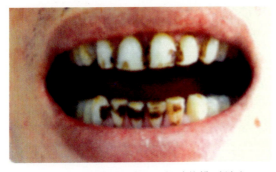

彩图 40　前牙牙周病Ⅱ°松动伴排列稀疏

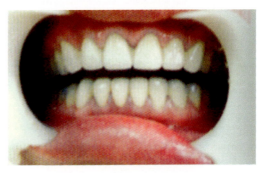

彩图 41　上下前牙烤瓷联冠修复

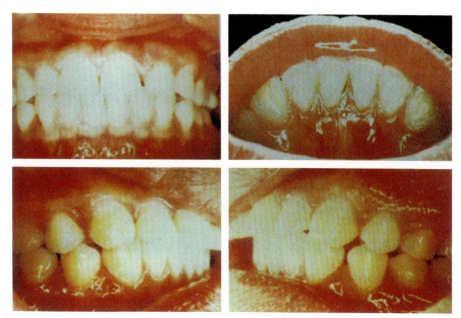

彩图 42　青少年牙周炎

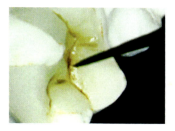

彩图 43　树脂嵌体

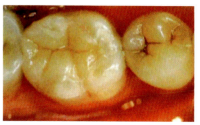

彩图 44　瓷嵌体

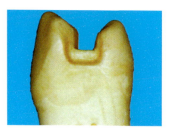

彩图 45　嵌体洞型无倒凹

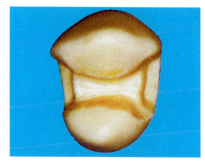

彩图 46　MOD 嵌体洞型

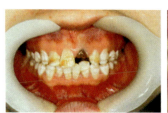

彩图 47　氟牙症瓷贴面修复前、后

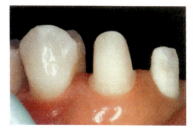

彩图 48　全瓷冠牙体预备形态
（唇面观）

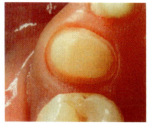

彩图 49　全瓷冠牙体预备
形态（𬌗面观）

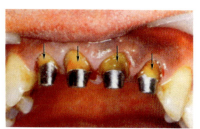

图 50　牙本质肩领

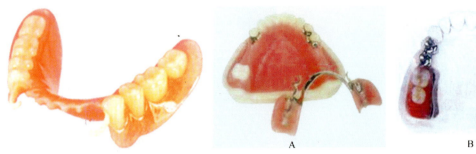

彩图 51　美学卡环活动义齿

彩图 52　附着体活动义齿

A

B

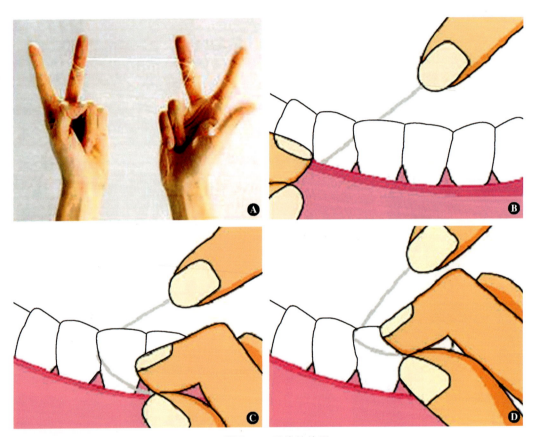

彩图 53　牙线的使用